"十二五"职业教育国家规划教材
经全国职业教育教材审定委员会审定

供高专高职医药卫生类专业使用

病理学与病理生理学

第四版

主　　编　丁运良　王见遐　郭家林

副 主 编　杨美玲　秦　皓　齐贵胜　王志红　朱莉静

编　　者　（以姓氏汉语拼音为序）

白玉勤（赤峰学院医学院）

丁运良（商丘工学院医学院）

郭家林（遵义医药高等专科学校）

李　辉（邢台医学高等专科学校）

刘　茜（贵阳护理职业学院）

齐贵胜（聊城职业技术学院）

秦　皓（贵阳护理职业学院）

石娅莉（四川护理职业学院）

田晓露（红河卫生职业学院）

王　锦（河西学院医学院）

王见遐（承德护理职业学院）

王志红（兴安职业技术学院医学分院）

吴晓岚（辽宁医药职业学院）

杨美玲（宁夏医科大学高职学院）

朱莉静（曲靖医学高等专科学校）

卓　刚（临汾职业技术学院）

科学出版社

北　京

内　容　简　介

本教材共 26 章，涵盖病理学和病理生理学内容。前 15 章为总论，重点叙述疾病的基本形态、功能代谢变化及基本病理过程；后 11 章为各论部分，主要叙述常见病及多发病的病因、发病机制、病理变化与临床病理联系。各章后附有目标检测，以方便学生巩固知识、灵活运用。全书内容丰富，图文并茂，具有较强的临床指导性。

本书主要供高专高职医药卫生类专业学生使用，也可作为在职人员的培训教材。

图书在版编目 (CIP) 数据

病理学与病理生理学 / 丁运良，王见遐　郭家林主编 . —4 版 . —北京：科学出版社，2016.7

"十二五"职业教育国家规划教材

ISBN 978-7-03-048540-3

Ⅰ. 病… Ⅱ. ①丁… ②王… ③郭… Ⅲ. ①病理学 - 高等职业教育 - 教材 ②病理生理学 - 高等职业教育 - 教材　Ⅳ. R36

中国版本图书馆 CIP 数据核字 (2016) 第 123193 号

责任编辑：许贵强　丁海燕 / 责任校对：李　影
责任印制：徐晓晨 / 封面设计：张佩战

科学出版社 出版

北京东黄城根北街 16 号
邮政编码：100717
http://www.sciencep.com

北京虎彩文化传播有限公司 印刷
科学出版社发行　各地新华书店经销

*

2003 年 8 月第　一　版　开本：787×1092　1/16
2016 年 7 月第　四　版　印张：16 1/4
2021 年 7 月第二十四次印刷　字数：385 000

定价：69.00 元
（如有印装质量问题，我社负责调换）

前　言

　　《病理学与病理生理学》第四版是由科学出版社组织，为满足国家技能型创新创业人才培养的需要，推进职业教育综合改革，坚持全面贯彻党的教育方针，落实立德树人根本任务编写。本教材坚持创新引领创业、创业带动就业，以推进素质教育为主题、提高人才培养质量为核心、创新人才培养机制为重点。本书是在科学出版社 2012 年出版的第三版教材基础上进行修订，保留原教材优点，并对在使用中存在的不足进行修改，并对内容进行增删和调整。并着重突出体现"三基"（基本知识、基本理论、基本实践技能）、"三特"（特定对象、特定要求、特定限制）和"五性"（思想性、科学性、启发性、先进性、实用性）。

　　本书共 26 章，涵盖病理学和病理生理学内容。为了利于教学，在编写时，两者紧密融合，溶为一体，而章内容相对独立，以适应不同学制、不同专业、不同院校、师资状况不同的教学需要。前 15 章为总论部分，重点叙述疾病的基本形态、功能、代谢变化；后 11 章为各论部分，增加了常见肿瘤内容，主要叙述常见病和多发病的病因、发病机制、病理变化、临床病理联系等。为了增强学生的创新精神、创业意识和创新创业能力，每章都有学习要求、链接、目标检测，教材后有参考文献。全书配有 200 余幅彩图，在形式上更加丰富、生动、形象，在内容上强调职业需求，尽量将行业领域中新知识、新技术、新方法、新思想等编写在教材内。各院校可根据各自教学计划和教学大纲要求，结合本校实际情况，对教材中的内容及章节顺序灵活运用，选用必修内容，以适应本专业需要，其余可作为自修内容。

　　本书在编写过程中，各位参编人员认真负责、团结协作、精益求精，并得到了参编院校的领导大力支持，参考并吸收了高等医学院校有关教材的新知识，在此一并表示诚挚的感谢和敬意！

　　编写本书的人员均为具有多年教学、临床病理诊断经验和有多次编写国家规划教材经历的专家、教授。由于编者的学术水平和编写能力有限，难免有纰缪之处，恳请使用本版教材的师生批评指正。

编　者

2016 年 2 月

目　录

绪　论

学习要求

　　掌握病理学与病理生理学的任务和主要研究方法；理解病理学与病理生理学的研究方法及其在临床医学中的应用；了解病理学与病理生理学的学习方法及发展简史。

　　病理学与病理生理学是研究疾病的原因、发生机制、病理变化（形态、功能、代谢）和经过的一门医学基础学科。在临床医疗实践中，正确认识疾病的本质及发生、发展规律，才能为疾病的诊断、防治和护理提供科学的理论基础。

一、病理学与病理生理学的教学内容

　　本书分26章，1～15章为总论内容，包括细胞组织的适应、损伤与修复、局部血液循环障碍、休克、缺氧、炎症、肿瘤等，为不同疾病的共同病理变化及共同规律。第16～26章为各论内容，如呼吸系统疾病（慢性支气管炎、肺炎等）、心血管系统疾病（动脉粥样硬化、高血压等）、消化系统疾病（肝硬化、消耗性溃疡病等）、泌尿系统疾病（肾小球肾炎、肾盂肾炎等）、传染病（结核病、淋病等）和心功能不全、呼吸功能不全等，阐述了各系统常见疾病的特殊规律。总论和各论之间，既有共性和个性关系，又有着十分密切的内在联系，学习时应互相参考，不可偏废。

二、病理学与病理生理学在医学中的地位

　　病理学与病理生理学是基础医学和临床医学之间的桥梁。基础医学的许多学科（人体解剖学、组织学和胚胎学、生理学、生物化学、病原生物学和免疫学等）是认识疾病病因和发病机制的基础，有助于理解患病机体形态、功能和代谢的变化；病理学与病理生理学所揭示的疾病发生、发展规律，又是临床医学（内科学、外科学、妇科学、产科学、儿科学、中医学、危急重症监护等）的重要基础，可为临床认识疾病本质、解释临床症状、判断预后提供理论依据，具有承前启后的作用。此外，病理学与病理生理学的研究方法，如活体组织检查、尸体解剖等，可直接对疾病做出诊断，作为指导治疗、护理和判断预后的依据。故美国著名医生和医学史专家威廉·欧斯勒（William Osler）称病理学为"医学之本"。

三、病理学与病理生理学的主要研究方法

　　1.尸体解剖检查（autopsy）　简称尸检，即对死者遗体进行病理解剖检查。观察器官、组织的大体形态和组织学改变，对疾病做出诊断，查明死亡原因。它可帮助临床验证诊断，总结经验，提高医疗水平，及时发现传染病、地方病和新发生的疾病，为疾病防、治、护提供科学依据；完成医疗事故的鉴定、明确责任；广泛收集病理学标本，供教学使用。因此，应大力宣传尸体剖检的意义，死亡后将尸体献给卫生事业。

　　2.活体组织检查（biopsy）　简称活检，即对活体局部组织采用切取、钳取、粗针穿刺、

细针吸取、搔刮等方法进行取材检查。其目的是对疾病作出诊断；协助临床医生选择最佳的手术治疗方案；定期活检可了解病情变化，判断疗效；还可采用组织化学和细胞化学等方法进行更加深入地研究。它是临床上最常用的一种病理形态学诊断方法，在疾病的正确诊断起着不可替代的作用。活检时，应注意部位准确，已取组织应及时放入盛有固定液（10%的福尔马林，即商品甲醛1份加水9份或95%乙醇）的容器内，注明患者姓名、标本名称，认真填写病理申请单等，以利于病理诊断。

3. 细胞学检查　即采集病变处的细胞，制成细胞学涂片，进行光镜观察，做出细胞病理学诊断。临床常用的细胞学检查有以下几种：①脱落细胞学检查：如呼吸系统的痰涂片、泌尿系统的尿液涂片、阴道分泌物涂片等；②印片细胞学检查：如体表溃疡、手术切除新鲜组织等直接用玻璃片印沾病变的细胞；③刷片、刮片细胞学检查：如与外界相通内脏器官借助内镜进行涂片，如食管、子宫颈、膀胱、肺等；④穿刺细胞学检查：深部组织病变利用细针头穿刺取出细胞进行检查，如乳腺、淋巴结、肝等。此方法具有设备简单、操作简便、患者痛苦小等优点，主要用于肿瘤诊断、健康普查、测定激素水平（阴道脱落细胞涂片）及为细胞培养提供标本等。

4. 动物实验　即在实验动物身上复制人类疾病的动物模型，并通过疾病的模型复制过程研究疾病的病因、发病机制、病理变化和经过，验证药物疗效等。例如，可在疾病的不同时期进行活检，观察疾病不同阶段的病理变化及其发生发展过程；可观察药物或其他因素对疾病的影响。此外，还可开展一些在人体上不能进行的研究，如致癌物质的致癌作用和癌变过程的研究等。

5. 组织培养和细胞培养　即采用组织培养和细胞培养技术，通过对离体组织、细胞生存条件的改变，观察其形态和功能代谢的变化。该技术对于肿瘤细胞的生长、细胞癌变、病毒复制、染色体变异以及组织损伤后细胞生长调节等方面的研究有重要意义。

6. 病理学与病理生理学的观察方法和新技术的应用　随着学科间的相互渗透和新技术的应用，极大推动了传统病理学的发展，但形态学观察方法仍为基本的观察方法。目前，病理学与病理生理学研究的方法和技术主要有大体观察、组织和细胞学观察、超微结构观察、组织化学观察、免疫组织（细胞）化学观察、流式细胞术、分子生物学技术、图像分析技术等。

四、病理学与病理生理学的学习方法

病理学与病理生理学是一门理论性和实践性较强的学科，在学习过程中，应注意以下几点。

1. 重视病理学与病理生理学总论与各论之间的密切联系　病理学与病理生理学总论是学习各论的基础，学习各论的同时，要不断地复习总论，应注意两者的密切结合。

2. 重视病理学与病理生理学理论课学习与实验课的联系　注意大体标本、病理切片、动物实验的观察，进一步证实所学过的理论知识，做到理论联系实际。

3. 重视动态地认识疾病的形态、功能、代谢的变化　同一疾病的不同时期，其病理变化不同，其病理过程也不同。讲授疾病的各期，观察的大体和切片标本，仅是病理过程中某一时期的病理变化。应注意认识疾病过程中动态变化，才能学习好病理学与病理生理学，并能更好地应用于临床及护理。

4. 重视形态、功能和代谢三者之间的相互联系　在学习病理学与病理生理学时，通过形态、结构的改变，理解功能、代谢的变化；由功能、代谢的变化，联想形态的改变，全面认识病变的实质。

5. 重视病变局部和整体的联系　局部病变可累及全身，但又受整体所制约；全身性疾病表现为局部病变。因此，学习病理学与病理生理学时，既要注意局部，也不能忽视整体。

6. 重视病理变化与临床联系　应用病理学知识解释临床表现，由临床表现联系病理变化，有利于认识和处理疾病。

7. 重视病理学与相关学科的联系　必须掌握正常人体形态、功能和代谢特点，以正常为标准，判断患病机体的各种变化，理解其发生机制。

总之，在学习病理学时，要注意独立思考、综合分析、认识疾病的病因、发病机制、病理变化、病理临床联系、病理过程和转归，通过标本观察、动物实验、多媒体教学、网络学习及开展病例分析等手段，提高学习效果。

临床病理讨论会（clincal pathological conference，CPC）是由临床医师和病理医师共同参与的学术性活动。专家从各自不同的角度，对疾病进行分析、综合，提高诊、治、护水平，促进医学事业的发展。

链接

五、病理学与病理生理学的发展简史

随着医学科学的发展，病理学与病理生理学学科体系逐渐完善，如肉眼观察器官病变，称解剖病理学（anatomical pathology）；借助于显微镜进行组织学或细胞学研究，称组织病理学（histopathology）或细胞病理学；利用电子显微镜技术，观察病变的超微结构变化，称超微结构病理学（ultrastructural pathology）。近年来，随着各学科间的互相渗透，使病理学出现了许多新的分支学科，如免疫病理学（immunopathology）、分子病理学（molecular pathology）、遗传病理学（genetic pathology）和定量病理学（quantitative pathology）等，对疾病的研究从器官、组织、细胞和亚细胞水平，深入到了分子水平；使形态学观察结果从定位、定性走向定量。对疾病的观察和研究也从个体向群体、社会发展、环境相结合，出现了地理病理学、社会病理学等。这些发展大大加深了对疾病本质的认识。同时，也为各类疾病的防、治、护开辟了光明的前景。

（丁运良）

目　标　检　测

1. 名词解释　病理学与病理生理学、尸体解剖检查、活体组织检查、细胞学检查、病理变化
2. 试述病理学与病理生理学的研究方法及在临床

医学中的应用。
3. 简述病理学与病理生理学在医学中的地位及学习方法。

第1章 疾病概论

一、健康、亚健康和疾病

1. 健康（health） 世界卫生组织（World Health Organization，WHO）的定义为：健康不仅仅是没有疾病或病痛，而且是一种躯体上、精神上和社会适应上处于完好的状态。认为健康包括躯体健康、心理健康、社会适应良好和道德健康。健康观念使医学模式从单一的生物医学模式演变为生物－心理－社会医学模式。它既考虑到人的自然属性，又考虑到人的社会属性，从而摆脱了人们对健康的片面认识。

2. 亚健康（sub health） 即指机体介于健康与疾病之间的状态，故又有"次健康""第三状态""中间状态""游移状态""灰色状态"等之称。世界卫生组织将机体无器质性病变，但是有一些功能改变的状态称为"第三状态"，我国称为"亚健康状态"。据世界卫生组织最新公布的一项预测性调查表明：按照健康的定义，经过严格的统计学分析，全世界真正健康（第一状态）的只有5%，亚健康（第三状态）人口总的比例已经上升到了75%。"亚健康状态"处理得当，则身体可向健康状态发展；反之，则向疾病方向转化（第二状态）。

> **健康教育**
>
> 健康教育是一门研究传播保健知识和技术，影响个体和群体行为，消除危险因素，预防疾病，促进健康的科学。
>
> 链接

3. 疾病（disease） 是指机体在一定病因的作用下，自稳调节发生紊乱而导致的异常生命活动过程。表现为疾病过程中体内一系列功能、代谢和形态的异常变化，从而引起各种症状，即患者主观上的异常感觉，如头痛、恶心、畏寒、不适等；体征即患者客观上的表现，如肝大、心脏杂音、肺部啰音、神经反射异常和行为异常等，特别是对环境适应能力和劳动能力的减弱甚至丧失。

二、病因学

病因学（etiology）是研究疾病发生的原因和条件的科学。

1. 疾病发生的原因 简称病因，也可称致病因素。病因是指能引起某一疾病的特定因素，并决定该疾病的特异性。病因分类很多，一般可分为以下几类。

（1）生物性因素：是比较常见和重要的一个因素，包括病原微生物（如细菌、病毒、真菌、立克次体、衣原体、支原体、螺旋体等）、寄生虫（如原虫、蠕虫等）。生物性因素作用机体能否引起疾病，取决于病原微生物的侵袭力、毒力、进入机体的数量以及机体的免疫力。侵袭力指病原生物侵入机体并在体内扩散蔓延的能力。

（2）化学性因素：是指有机或无机化学物质，作用于机体后可造成化学性损伤或中毒，如强酸、强碱、有机磷农药、汞、砷等。

（3）物理性因素：是指各种机械力、温度、气压、电流、噪声、电离辐射等因素作用于机体引起的疾病，如骨折、冻伤、电击伤等。

（4）营养性因素：是指机体代谢所需要的各种营养物质，包括维持生命活动的基本物质，如氧、水等；各种营养素，如糖、脂肪、蛋白质、维生素、无机盐等；某些微量元素，如锌、碘等以及纤维素等。这些物质的缺乏或过多均可引起相应的疾病，如肥胖症、佝偻病、甲状腺肿、缺铁性贫血等。

（5）遗传性因素：①遗传性疾病是指由于亲代生殖细胞中遗传物质基因突变或染色体畸变而引起后代患病，如血友病、白化病、21- 三体综合征（先天愚型）、色盲等。②遗传易感性是指某些家族人员具有易患某种疾病的倾向性，需与环境因素相互作用才引起的疾病，如糖尿病、原发性高血压、精神分裂症等。

（6）先天性因素：是指能够损害胚胎发育的因素，由先天性因素引起的出生前而患的疾病，称先天性疾病，如先天性心脏病、无脑儿等。

（7）免疫性因素：①变态反应性疾病，如过敏性休克、荨麻疹等；②自身免疫性疾病，如类风湿关节炎、全身性红斑狼疮等；③免疫缺陷病，如获得性免疫缺陷综合征（艾滋病）。

（8）精神、心理、社会因素：疾病的发生又与人们所处的社会环境、社会关系、社会活动息息相关。社会、心理、精神因素引起的疾病越来越受到重视，这些因素都直接或间接影响着疾病的发生和发展，因此重视这些因素对机体的影响也是防治疾病的一个重要措施。

2. 疾病发生的条件　疾病发生的条件是指病因作用于机体的前提下，影响疾病发生发展的因素。它们本身虽然不能引起疾病，但可加强病因作用或促进疾病的发生，也称为诱因。

三、发 病 学

发病学（pathogenesis）是研究疾病发生、发展过程中的一般规律和共同机制。主要体现在以下四个方面。

1. 自稳调节紊乱　疾病时，由于致病因素对机体的损害作用，使自稳调节的某一些方面发生紊乱，引起相应的功能障碍。例如，某些原因所致的胰岛素分泌不足，血糖升高，引起糖尿病，出现糖代谢紊乱。

2. 因果转化规律　在疾病的发展过程中，一种致病原因作用机体后，机体产生一定的变化（果），这些变化在一定的条件下又会成为原因引起另一些变化（果），原因和结果相互作用，使疾病不断地发展变化。由于因果相互转化和交替，即使原始病因已不存在，上述的因果转化仍可推动疾病过程不断发展（图 1-1）。因此，正确认识各种病理现象之间的因果联系，就能掌握疾病的发展趋向和发病的主导环节，从而采取有效的治疗。

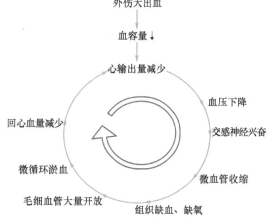

图 1-1　外伤大出血时因果转化

3. 损伤和抗损伤反应　损伤与抗损伤反应始终贯穿于疾病的过程中，两者相互联系又相互斗争，推动疾病的发展和转归。损伤是指致病因素引起的机体形态、结构的改变，如组织细胞坏死、血管破裂出血等。抗损伤是机体对损伤所发生的防御、代偿适应反应。一般情况，损伤对机体有害，抗损伤对机体有利，如血管破裂出血可引起血管收缩、心率加快，这些都是机体对损伤所发生的抗损伤反应。但如果这种反应持续时间较长，也会转化为损伤。因此，应正确认识疾病过程中损伤与抗损伤的关系，积极治疗，促进疾病的好转和痊愈。

4. 局部与整体互相影响　在疾病过程中，局部与整体反应互相影响。例如，疖和痈是一种皮肤局部炎症病变，病情严重时可引起发热、白细胞升高等全身性表现。

四、疾病的经过

由于致病因素造成机体的损伤和机体抗损伤反应，促进疾病不断发展和变化，构成了疾病的不同阶段，一般分为四期。

1. 潜伏期　是指从致病因素作用于机体开始到机体出现最早症状之前的阶段。不同疾病的潜伏期长短不一，有些疾病无潜伏期（车祸、意外伤亡等），短者数小时、数天，长则数月、数年不等。在潜伏期内，患者没有自觉症状，故临床上不易发现。

2. 前驱期　是指从机体出现最早期症状开始到出现该疾病典型症状之前的阶段。临床上可出现低热、全身不适、乏力、食欲缺乏等非特异性症状。认识此期的特点，有助于对疾病的早期诊断、早期治疗、早期护理。

3. 症状明显期　是指相继出现疾病的典型症状和体征的时期。临床上常以此作为疾病诊断和鉴别诊断的重要依据，及时对患者进行治疗和护理。

4. 转归期　是指疾病过程的最后阶段。疾病的最后结局取决于机体损伤和抗损伤反应及是否得到及时、合理的治疗和护理。

（1）完全康复（complete recovery）：是指致病因素消除，发生疾病时所产生的损伤性变化消失，功能、代谢、形态均恢复正常。

（2）不完全康复（incomplete recovery）：是指致病因素引起的损伤性变化得到控制，主要症状、体征消失，但形态和功能代谢没有完全恢复，或留有后遗症，机体通过代偿机制来维持相对正常的生命活动。当机体免疫力下降或外界环境剧烈变化时，机体可因代偿失调而使疾病复发，如心瓣膜病引起的心力衰竭，经过有效治疗，患者主要症状消失，但当某种原因或诱因导致心脏负荷加重时，心力衰竭可再次发作。

（3）死亡（death）：是指生命活动的终结，也是生命的必然规律。长期以来，人们一直把永久性的"心跳停止""呼吸消失"作为死亡的标准。根据传统的观念，死亡包括濒死期（中枢神经系统脑干以上的部分处于深度抑制状态）、临床死亡期（患者心跳和呼吸完全停止）和生物学死亡期（各细胞器官功能代谢完全停止）。

近年来，随着复苏技术的普及与提高、器官移植的开展，对死亡有了新的认识。目前认为，死亡是指机体作为一个整体的功能永久性停止，但并不意味各器官组织同时死亡，因此提出了脑死亡的概念。脑死亡（brain death）是指脑干或脑干以上全脑功能的永久性丧失。脑死亡的确立可协助医务人员判断死亡时间和确定终止复苏抢救的界限，为器官移植创造了良好的时机和法律依据。脑死亡的标准：①不可逆性深昏迷，无自主性肌肉活动，对外界刺激毫无反应，脊髓反射可存在；②呼吸心跳停止，自主呼吸停止可作为临床脑死亡的首要指标；③瞳孔散大或固定；④脑干神经反射（如瞳孔反射、角膜反射、咳嗽反射及吞咽反射等）消失；⑤脑电波消失；⑥脑血液循环完全停止。脑死亡的人捐献的器官质量很高，移植效果较好。

脑死亡与植物人

脑死亡有别于"植物人"，"植物人"只是由于大脑皮质受到严重损害或处于突然抑制状态，患者可以自主呼吸；而脑死亡则无自主呼吸，是永久的、不可逆性的。

（秦　皓）

目 标 检 测

1. 名词解释　疾病、前驱期、症状明显期、脑死亡
2. 简单叙述疾病的各期特点。
3. 病例讨论

　　患者男性，50 岁。于当日清晨 4 时在蔬菜温室为火炉添煤时，昏倒在温室里。后被其家人发现，急诊入院。体检：体温 37.5℃，呼吸 22 次 / 分钟，脉搏 105 次 / 分钟，血压 110/75mmHg。神志不清，口唇呈樱红色。其他无异常发现。入院后立即吸氧，不久苏醒。给予纠酸、补液等处理后，病情迅速好转。

　　问题：该患者处于疾病的哪个时期？该患者症状和体征分别是什么？

第2章 细胞、组织的适应、损伤与修复

学习要求

掌握萎缩、肥大、增生、化生、变性、坏死、肉芽组织的概念，坏死的基本病变和类型，肉芽组织的结构特点；理解萎缩、肥大、化生的原因和分类，细胞水肿、脂肪变性、玻璃样变性的病变特点，创伤愈合的基本过程、愈合类型、再生的类型、各组织的再生能力；了解萎缩、肥大、增生、化生、变性、坏死的结局。

人体受有害因素刺激强度、持续时间长短及受害人体反应性的不同，细胞、组织的损伤程度也不同。若有害因子作用轻微，持续时间短暂，细胞、组织和器官表现为适应；若有害因子作用超过了细胞、组织的适应能力，则可能引起损伤。较轻的细胞损伤是可逆的，即变性，但较重的损伤是不可逆的，即细胞死亡，相继导致细胞、组织的修复，出现各种形态结构、功能和代谢方面的变化。

哪些因素可引起细胞和组织损伤？

常见因素有缺氧（动脉血流受阻、严重贫血等）、物理因素（高温、低温、电流、放射线等）、化学因素（药物、自由基等）、生物因素（病毒、细菌、真菌、原虫、寄生虫等）、免疫因素（变态反应、免疫缺陷等）等。

链接

第1节 细胞、组织的适应

适应（adaptation）是指细胞、组织或器官受内、外环境的各种刺激得以存活，而在代谢、功能和形态结构上发生非损伤性应答反应的过程，其形态表现为萎缩、肥大、增生和化生，涉及细胞数目、细胞体积或细胞分化的改变。

一、萎 缩

萎缩（atrophy）是指发育正常的器官、组织、细胞的体积缩小。组织、器官的萎缩可伴有实质细胞数量的减少。萎缩与发育不全及未发育是不同的，后两者是指器官或组织未发育至正常大小，或处于根本未发育的状态。

1. 原因和分类 萎缩分为生理性和病理性。生理性萎缩是指随着人的生长发育和衰老过程自然发生的萎缩，如青春期后的胸腺萎缩，妇女绝经期后的卵巢、子宫、乳腺的萎缩，老年人全身脏器不同程度的萎缩等。病理性萎缩按其发生原因分类如下。

（1）营养不良性萎缩：分为全身性和局部性。全身性萎缩见于慢性消耗性疾病，如恶性肿瘤晚期、结核病、严重贫血、长期饥饿等引起全身脂肪、肌肉的萎缩等；局部营养不良性萎缩见于局部缺血，如动脉粥样硬化使血管腔狭窄、血流减少而引起心、脑、肾等器官的萎缩等。

（2）去神经性萎缩：因运动神经元或轴突损害引起的效应器功能障碍导致萎缩。如脊髓灰质炎患者，因脊髓前角运动神经细胞损伤，它所支配的肌肉发生萎缩等。

（3）压迫性萎缩：器官或组织长期受压迫所致的萎缩。如输尿管阻塞引起肾盂积水，导致肾实质受压而萎缩（图 2-1）；侧脑室积水导致脑实质受压而萎缩等。

（4）失用性萎缩：是指器官、组织因长期工作负荷减少和功能代谢低下所致。如骨折后石膏固定的患肢或久卧不动时的肌肉萎缩和骨质疏松等。

（5）内分泌性萎缩：如垂体肿瘤或缺血坏死等致垂体功能不足时，可发生甲状腺、肾上腺、性腺甚至全身器官萎缩，如西蒙兹综合征（Simmonds 综合征）。

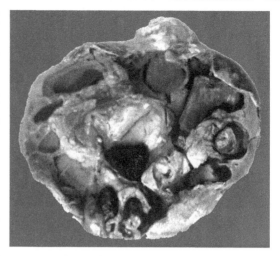

图 2-1　肾压迫性萎缩（肉眼观）
肾盂、肾盏内见多个结石，肾实质受压萎缩

某种萎缩可由多种因素所致，如骨折后肌肉的萎缩，可能是营养性、失用性、神经性甚至是压迫性（石膏固定过紧时）等因素共同作用的结果。

2. 病理变化　肉眼观，萎缩器官体积缩小，重量减轻，被膜皱缩，色泽变深。心脏萎缩的冠状动脉纤曲呈蛇行状；萎缩大脑的脑回变窄，脑沟变宽（图 2-2）。压迫性萎缩的肾体积增大，外形不规则，切面肾盂扩张，肾实质变薄。镜下观，细胞体积变小，胞浆减少，胞浆内可见脂褐素颗粒。在萎缩的肝细胞及神经细胞，脂褐素位于核周，萎缩的心肌细胞，脂褐素位于核两端。

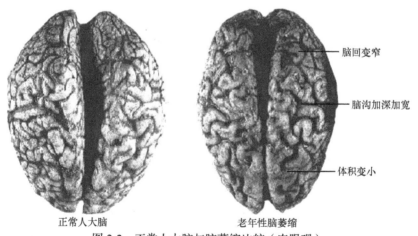

正常人大脑　　老年性脑萎缩
图 2-2　正常人大脑与脑萎缩比较（肉眼观）

脑回变窄
脑沟加深加宽
体积变小

脂　褐　素

脂褐素（lipofuscin）是一种蓄积于细胞浆内的黄褐色微细颗粒，其中脂质含量占50%。常见于萎缩器官，使其颜色加深呈褐色，所以又称褐色萎缩。

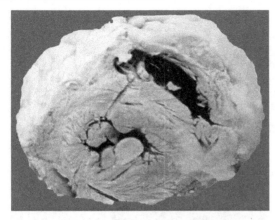

图 2-3　左心室向心性肥大（肉眼观）
心室壁增厚，乳头肌增粗，心室无扩张

3.临床意义　萎缩一般是可复性的，若病因消除，可恢复正常，如果萎缩细胞组织持续存在，长期不能消除，最终可发展为死亡，如肾和脑的压迫性萎缩。

二、肥　　大

肥大（hypertrophy）是指细胞、组织或器官体积增大。肥大的细胞、组织或器官的功能常增强，代谢旺盛。再生能力差的细胞，如心肌、骨骼肌，常为单纯性实质细胞体积增大而数量不增加。再生能力强的组织，如肾小管、乳腺、前列腺等，其实质细胞体积增大的同时常伴细胞数量增多。按其发生原因可分类如下。①代偿性肥大：多因器官或组织的工作负荷增加而引起，如运动员的骨骼肌肥大；高血压病的左心室壁肥大（图 2-3）等。②代偿性肥大：多见于双侧脏器，如一侧肾损坏或切除后，对侧肾肥大。③内分泌性肥大：内分泌激素作用于靶细胞引起的肥大，如妊娠期的子宫和哺乳期乳腺的生理性肥大，病理情况下，如生长激素分泌增加引起肢端肥大等。

三、增　　生

增生（hyperplasia）是指器官或组织内实质细胞数目增多，常导致组织或器官的体积增大。按其发生原因可分类如下。①生理性增生：如女性青春期的乳腺发育、子宫内膜的周期性增生及妊娠期的子宫。②病理性增生：甲状腺功能亢进时，甲状腺滤泡上皮过度增生等。

肥大和增生是两种不同的病理过程，但引起细胞、组织、器官的肥大和增生的原因，往往十分雷同，因此两者常相伴存在。

四、化　　生

化生（metaplasia）是指一种分化成熟的细胞类型被另一种分化成熟的细胞类型所取代的过程。化生并不是由一种分化成熟的细胞直接转变成另一种分化成熟的细胞，而是由该处具有多向分化潜能的干细胞（上皮组织的储备细胞和间叶组织中的未分化间充质细胞）分化而来。因此，化生只出现在具有增生能力的细胞。化生通常只发生在同源细胞之间，如上皮细胞之间或间叶细胞之间。常见的化生类型包括以下几种。①鳞状上皮化生：如慢性宫颈炎时，宫颈管的柱状上皮发生鳞状上皮化生（简称鳞化）；长期吸烟及慢性支气管炎时，气管、支气管的假复层纤毛柱状上皮鳞化（图 2-4）等。②肠上皮化生：慢性萎缩性胃炎时，部分胃黏膜上皮转变为含有帕内特细胞或杯状细胞的小肠或大肠上皮组织（图 2-5）。胃黏膜的肠化与胃癌的发生有一定相关性。③间叶组织的化生：纤维结缔组织可化生为骨、软骨或脂肪组织等，如骨化性肌炎时骨组织的形成等。

化生对机体利弊兼有，如支气管黏膜上皮的鳞化增强了局部抗御有害因子刺激的能力，但却削弱了局部黏膜的自净能力。更为重要的是，若引起化生的因素持续存在，化成上皮可癌变。

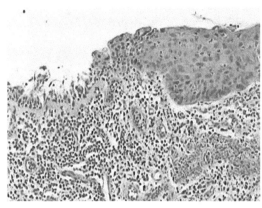 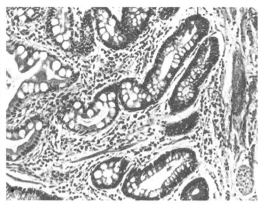

图 2-4 支气管纤毛柱状上皮发生鳞状上皮化生 　图 2-5 　胃黏膜上皮发生肠上皮化生（镜下观）
（镜下观）

第 2 节 　细胞、组织的损伤

损伤（injury）是指细胞、组织遭到不能耐受的有害因子刺激后，引起细胞及其间质的异常变化。轻度的损伤原因消除后，可恢复正常（变性等），称可逆性损伤；严重的细胞损伤是不可逆的（细胞死亡等），称不可逆性损伤。

一、变　　性

变性（degeneration）是指在各种致病因子的作用下，细胞、组织发生了物质代谢障碍，引起细胞或细胞间质出现某些异常物质或原有正常物质积聚过多的现象。变性的细胞和组织往往功能下降。常见的类型如下。

1. 细胞水肿（cellular edema） 　是指水、钠在细胞内过多积聚所致的细胞肿胀。主要发生在肝、肾、心等实质性器官的实质细胞。

（1）原因：缺氧、感染、中毒等因素使线粒体受损，生物氧化功能降低，ATP 生成减少，细胞膜钠泵障碍，使水和钠在细胞内过多积聚。凡是能引起细胞液体和离子内稳态变化的损害，都可导致细胞水肿。

（2）病理变化：肉眼观，病变的脏器体积增大，包膜紧张，切面隆起，边缘外翻，颜色苍白而无光泽，似沸水里煮过。光镜下观，病变细胞体积增大，胞浆内布满红染的细小颗粒状物，又称颗粒变性，电镜证实为肿胀的线粒体和内质网。若进一步发展，细胞更趋肿大，胞质疏松、淡染，称为水变性。最严重时，整个细胞高度膨胀，圆而透亮，称气球样变（图 2-6），如病毒性肝炎（图 2-7）。

（3）临床意义：细胞水肿是细胞轻度损伤后的早期病变。常见于病毒性肝炎、病毒性心肌炎及高热时的肾小管上皮细胞。

2. 脂肪变性（fatty degeneration） 　是指正常不含脂滴的细胞内出现了脂滴，或含有少量脂滴的细胞（饱食后的肝细胞）脂滴增多。常见于肝、心、肾等实质性器官的实质细胞，其中以肝为最多见。

（1）病因：感染、中毒（乙醇、四氯化碳）、缺氧、营养缺乏（蛋氨酸、胆碱、磷脂）等因素，可使脂肪吸收过多、氧化障碍、脂蛋白合成障碍，从而导致脂肪变性。

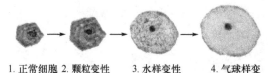

1. 正常细胞 2. 颗粒变性　3. 水样变性　4. 气球样变
　　　　　　（轻度）　　　（中度）　　　（重度）

图 2-6　细胞水肿各阶段病变的发展过程模式图

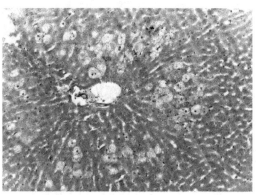

图 2-7　急性病毒性肝炎（镜下观）

肝脂肪变性的机制

　　肝是脂质代谢的主要场所，在肝内进行氧化、合成、转运等代谢过程。任何环节发生障碍，都可能导致肝脂肪变性。其机制如下：①进入肝的脂肪酸过多，超过肝细胞的氧化利用和合成脂蛋白能力，如摄入过多、糖尿病等；②脂肪酸氧化障碍，如缺氧、ATP 生成不足等；③脂蛋白合成障碍，如营养缺乏、中毒等，可破坏粗面内质网的结构或抑制酶的活性从而导致脂蛋白合成障碍。

链接

　　（2）病理变化：脂肪变性的细胞体积增大，胞浆内充满大小不等的脂滴。石蜡切片中，脂滴被乙醇、二甲苯等有机溶剂溶解，表现为大小不等、境界清楚的空泡，严重时可融合为一个大空泡，细胞核可被挤压而偏于一侧，状似脂肪细胞（图 2-8）。在冰冻切片中，脂滴可被苏丹Ⅲ染成橘红色，被锇酸染成黑色。肝重度脂肪变性，称为脂肪肝（图 2-9），肉眼观，肝体积均匀性增大，边缘钝，包膜紧张，色淡黄，质软，相对密度减轻。切面有油腻感，正常肝纹理消失，实质隆起，间质下陷。慢性肝淤血时，小叶中央区缺氧严重，故脂肪变性首先发生在该区；消化道有机磷中毒常是在小叶周边带；严重的中毒和传染病时则常累及全部肝细胞。心肌脂肪变常累及左心室内膜下和乳头肌部位，脂肪变的黄色条纹与未受侵及的暗红色心肌相间排列，构成状似虎皮的斑纹，故有"虎斑心"之称。这种分布可能与

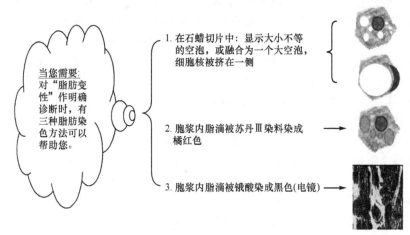

当您需要：对"脂肪变性"作明确诊断时，有三种脂肪染色方法可以帮助您。

1. 在石蜡切片中：显示大小不等的空泡，或融合为一个大空泡，细胞核被挤在一侧

2. 胞浆内脂滴被苏丹Ⅲ染料染成橘红色

3. 胞浆内脂滴被锇酸染成黑色（电镜）

图 2-8　肝脂肪变性肝细胞内脂滴特点

乳头肌内的血管分布有关。黄色条纹相当于血管末梢分布区，因缺血缺氧程度重，病变明显；而近血管供应区则缺氧程度轻，病变轻或无病变。

（3）临床意义：轻度脂肪变性是可复性的，脂肪变性如加重或持续，肝细胞可发生坏死，并刺激纤维组织增生，导致肝硬化。

3.玻璃样变性（hyaline degeneration）　是指在细胞内或间质中出现半透明状蛋白质蓄积，又称透明变性。纯属形态学命名，HE 染色呈现嗜伊红均质状，常见类型有以下三种。

（1）血管壁玻璃样变性：常见于良性高血压的细动脉，尤其是肾、脑、脾及视网膜的细动脉，由于细动脉持续痉挛，使内膜通透性增大，血管腔内血浆蛋白渗入内膜沉积于血管壁。病变使血管壁增厚变硬、弹性降低、管腔狭窄甚至闭塞（图2-10）。

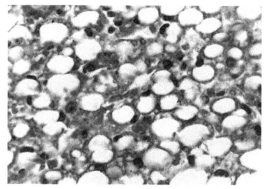

图 2-9　肝脂肪变性（镜下观）

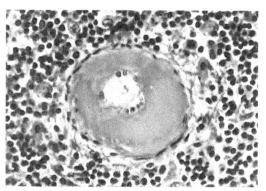

图 2-10　脾中央动脉玻璃样变性（镜下观）

（2）结缔组织玻璃样变性：常见于瘢痕组织、动脉粥样硬化斑块、肾小球纤维化、浆膜粘连、血栓或坏死组织的机化等。肉眼观，病变组织为灰白、质韧半透明、弹性消失（图2-11）。镜下观，胶原纤维增粗、融合、形成均匀、红染的条索状或片状结构。

（3）细胞内玻璃样变性：为多种原因引起细胞浆内出现大小不等、均质红染的圆形小体，如肾小管上皮细胞内的玻璃样小滴（肾疾病时，有大量蛋白自肾小球毛细血管漏出，

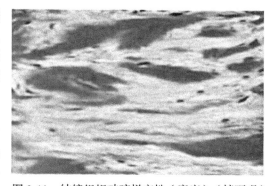

图 2-11　结缔组织玻璃样变性（瘢痕）（镜下观）

经肾小管上皮细胞吞饮，在胞质内融合而成）；酒精性肝病时肝细胞内中间丝前角蛋白变性，形成马洛里小体（Mallory body）；浆细胞浆内粗面内质网中免疫球蛋白的积聚形成罗素小体（Russell body）。

二、细胞死亡

细胞死亡（cell death）是指细胞因遭受严重损伤累及细胞核时，出现代谢停止、结构破坏和功能丧失，发生不可逆性变化。细胞死亡分为坏死和凋亡两种类型。

1.坏死（necrosis）　活体内局部组织、细胞的死亡称为坏死。坏死细胞的质膜崩解、结构自溶，并引发周围组织的炎症反应，导致组织自溶（坏死细胞被中性粒细胞释放的溶酶体酶消化）。

（1）原因：①局部缺血；②生物、理化因素（高温、强酸）；③由可复性损伤（细胞水肿、脂肪沉积）逐渐发展来。

（2）病理变化：细胞死亡数小时后，镜下才能观察到坏死的形态特征。细胞核的改变是坏死的主要形态学标志。

1）细胞核的变化：①核固缩，由于细胞核染色质 DNA 浓聚、皱缩，使核缩小，核膜皱缩，嗜碱性增强；②核碎裂，核膜破裂，核染色质崩解成小片；③核溶解，在 DNA 酶和蛋白酶的作用下，染色质中的 DNA 和核蛋白被分解，核淡染，见核的轮廓（图2-12）。核固缩、核碎裂、核溶解并不一定是一个循序渐进的过程。

2）细胞浆和细胞膜的变化：因细胞浆内嗜碱性核糖体减少或解体，故对嗜碱性染料的亲和力下降而与嗜酸性染料的结合力增强，细胞浆嗜酸性增强而红染。细胞浆内的细胞器崩解呈颗粒状。最后细胞膜崩解，细胞内容物溢出，引起周围组织的炎症反应。

3）间质的变化：实质细胞坏死后，细胞外基质也逐渐崩解液化。最终死亡细胞与崩解的间质融合成一片无结构、红染的颗粒状物或液状物。

坏死的大体形态学变化：浑浊无光泽，颜色苍白；失去弹性；无血管搏动，切开无新鲜血液流出；无运动功能，无感觉。

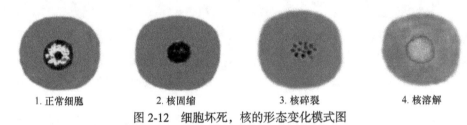

1. 正常细胞　　　2. 核固缩　　　3. 核碎裂　　　4. 核溶解

图 2-12　细胞坏死，核的形态变化模式图

（3）坏死的类型：根据坏死的原因和特点，分类如下。

1）凝固性坏死（coagulative necrosis）：以组织坏死后蛋白质变性凝固占优势。常见于含蛋白质丰富的实质性器官，如脾、肾、心等。肉眼观，坏死组织呈灰白或土黄色、质实而干燥，边缘有暗红色充血、出血带，与健康组织有明显的分界。镜下观，坏死细胞的微细结构消失，但仍可见组织结构的轮廓（肾小球、脾索）残影（图2-13）。

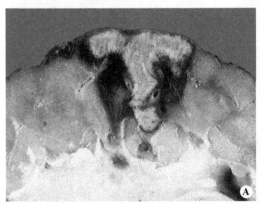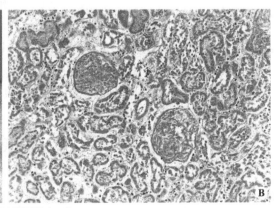

图 2-13　肾凝固性坏死

A. 肉眼观，肾凝固性坏死灶，土黄色与周围组织分界清；B. 镜下观，坏死细胞的微细结构消失，组织结构的轮廓（如肾小管、肾小球）残影

干酪样坏死（caseous necrosis）是彻底的凝固性坏死，是结核病的特征性病变。镜下观，

坏死部位原有组织轮廓完全消失，呈现一片红染无结构的颗粒状物质。肉眼观，坏死呈白色或微黄，质松软、细腻，似奶酪，因而得名。

2）液化性坏死（liquefactive necrosis）：细胞坏死后以酶性消化、水解占优势，坏死组织溶解呈液态。常见于含脂质多、蛋白质少的器官（脑和脊髓）或蛋白水解酶多的器官（胰腺组织）。化脓、脂肪坏死、脑软化都属于液化性坏死。

脂肪坏死（fat necrosis）常见于急性胰腺炎。受损胰腺组织的胰脂酶外溢，使胰腺自身和胰周脂肪组织消化分解为甘油和脂肪酸，甘油很快被机体吸收，而脂肪酸与钙结合成钙皂。肉眼观，质硬的白色斑点或小结节。镜下观，组织轮廓模糊，嗜碱性颗粒性物质散在分布。

3）坏疽（gangrene）：是指局部组织坏死后继发腐败菌感染。根据坏死的原因、条件及形态特点不同，坏疽可分三种类型。①干性坏疽（dry gangrene）：发生在动脉阻塞、静脉畅通的四肢末端。多见于血栓闭塞性脉管炎、严重糖尿病、重度动脉粥样硬化及肢体冻伤的患者。由于静脉回流畅通，加上水分蒸发，患肢干燥、皱缩、色黑（这是由于坏死组织经腐败菌分解而产生硫化氢，硫化氢与红细胞破坏后游离出来的铁离子结合产生硫化铁所致）、与正常组织分界清楚（图 2-14），腐败变化较轻。②湿性坏疽（moist gangrene）：多见于与外界相通的内脏器官如肺、肠、子宫、胆囊、阑尾等；也可发生于动、静脉均阻塞的体表组织。因局部水分多，腐败菌易于繁殖，局部肿胀明显，污黑或灰绿色，与正常组织分界不清（图 2-15）。坏死组织经腐败菌分解产生有恶臭的分泌物如吲哚、粪臭素等；毒性产物及细菌毒素吸收过多，全身中毒症状重。③气性坏疽（gas gangrene）：系深达肌肉的开放性创伤伴厌氧菌（如产气荚膜杆菌、恶性水肿杆菌、腐败孤菌等）感染。细菌分解坏死组织，产生大量气体，使坏死区肿胀，呈蜂窝状，按之有捻发感。细菌随气体的扩展而播散，病变发展迅速，中毒症状极严重。

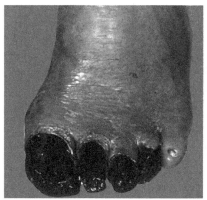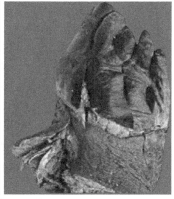

图 2-14　下肢的干性坏疽（肉眼观）

三种类型坏疽的病变特点归纳如图 2-16。

4）纤维素样坏死（fibrinoid necrosis）：发生于结缔组织和血管壁，常见于风湿病、肾小球肾炎、类风湿关节炎、系统性红斑狼疮、结节性动脉炎等。镜下观，病变结缔组织或小血管为强嗜酸性的颗粒状、束状或丝状无结构红染物质，与纤维素染色性质相似。纤维素样坏死的机制可能与胶原纤维肿胀崩解、免疫复合物沉积以及纤维蛋白渗出有关。

（4）坏死的结局：组织坏死后，在体内成为异物，刺激机体产生以下反应。

1）溶解吸收：较小范围的坏死组织，可被坏死组织本身或周围渗出的中性粒细胞释放的各种水解酶分解、液化，经淋巴管、毛细血管吸收。不能吸收的组织碎片则由巨噬细胞吞噬清除。小的坏死灶溶解吸收后，常通过修复使功能和形态结构部分恢复。大的坏死灶溶解后不易完全吸收，可形成囊腔。

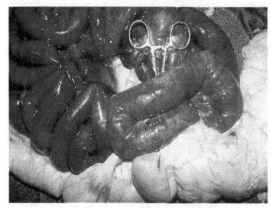

图 2-15　肠湿性坏疽（肉眼观）

坏疽类型
- 干性坏疽
  - 部位：动脉阻塞、静脉畅通的四肢末端
  - 病变：局部干燥、皱、黑、与正常组织界清，中毒症状轻
- 湿性坏疽
  - 部位：通外界的内脏器官，如肠、肺、子宫、阑尾、胆囊
  - 病变：局部湿肿、黑或灰绿、恶臭、界不清、中毒症状重
- 气性坏疽
  - 部位：深部肌肉的开放性创伤
  - 病变：局部蜂窝状、大量气体、捻发感、中毒症状重

图 2-16　三种类型坏疽的好发部位、病变特点

2）分离排出：较大范围的坏死组织难以完全溶解吸收时，其周围出现炎症反应，渗出的中性粒细胞将局部坏死组织溶解、液化，与健康组织分离，通过各种途径排出体外。表皮、黏膜的浅表性坏死性缺损称糜烂（erosion），深者称溃疡（ulcer）；肾、肺等器官的坏死物液化后，可通过自然管道（如输尿道、支气管）排出，残留的空腔称空洞（cavity）；组织坏死后形成的只开口于皮肤黏膜表面的深在性盲管，称窦道（sinus）；连接两个内脏器官或从内脏器官通向体表的具有两端开口的通道样缺损，称瘘管（fistula）。

3）机化（organization）：新生肉芽组织长入并取代坏死组织、血栓、脓液、异物的过程称机化。

4）包裹（encapisulation）：若坏死灶太大，不能完全机化，则由增生的肉芽组织将其包绕，并与健康组织分隔开，这一过程称包裹。

5）钙化（calcification）：是指骨与牙之外的部位有固体的钙盐（磷酸钙、碳酸钙）沉积。坏死组织若未被及时清除，则日后可有钙盐或其他矿物质沉积称为钙化。当钙盐在组织中沉积到一定量时，肉眼观，颗粒状或团块状坚硬的质块，触之有沙粒感或硬石感。镜下观，钙化物呈不规则颗粒或团块状，苏木素伊红染色染成蓝色，硝酸银染成黑色。因机体对钙盐难以吸收而长期存在，可刺激周围纤维组织增生将其包裹，X 线检查显示不透光的高密度阴影。钙化的类型有两种。①营养不良性钙化：是指钙盐沉积于变性、坏死组织、血栓、寄生虫和虫卵、动脉粥样硬化的纤维斑块等；②转移性钙化：由于全身性钙、磷代谢失调引起，血钙和（或）血磷升高，钙沉积在肾小管基膜、胃黏膜上皮、肺泡壁等处。见于甲状旁腺功能亢进、骨肿瘤的骨质严重破坏等。

2. 凋亡（apoptosis）　是在基因调控下活体内个别细胞的程序性死亡，以凋亡小体形成为特点，不伴有细胞自溶和急性炎症反应。电镜观，凋亡细胞出现细胞皱缩，胞质致密，核染色质浓缩、边集，而后胞核裂解，胞质生出芽突并脱落，形成含有核碎片和细胞器的膜包被凋亡小体。凋亡细胞的质膜和细胞器膜多是完整的。凋亡小体在局部被巨噬细胞和相邻的其他细胞（上皮细胞）吞噬、降解。光镜观，凋亡小体多呈圆形或卵圆形，大小不等，胞浆浓缩，强嗜酸性，可有可无固缩深染的核碎片，故又称之为嗜酸性小体（图 2-17）。

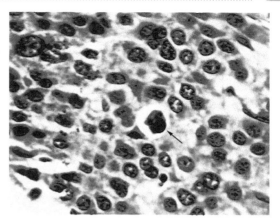

图 2-17　瘤细胞凋亡（镜下观）
箭头所指细胞皱缩，胞质浓缩强嗜酸性，核固缩深染

细胞凋亡具有重要的生物学意义：①生理过程中，如胚胎时期器官发生过程中，肢端部分细胞凋亡而形成指、趾；机体在发育过程中衰老和突变细胞的清除。②病理过程中，如某些病毒感染（病毒性肝炎中的嗜酸性小体），某些激素依赖性器官因激素的退化而器官萎缩，高温、射线、缺氧、抗癌药的作用及移植物抗宿主反应。凋亡对维持机体正常生理功能和自身稳定具有重要作用。

第 3 节　损伤的修复

修复（repair）是指机体部分细胞、组织损伤后，机体对组织缺损进行修补、恢复的过程。

一、再　　生

再生（regeneration）是指由损伤周围的同种细胞分裂增生来完成修补恢复的过程。

1.再生的类型　可分生理性再生和病理性再生。生理性再生见于表皮脱落由基底细胞再生、补充；血细胞的更新；月经期子宫内膜脱落后又被新生内膜代替等。病理性再生是指细胞、组织在缺损后发生的再生，分为两种形式。①完全性再生：是指受损组织或细胞完全由结构和功能相同的组织或细胞修补，见于受损轻、再生能力强的组织。②不完全性再生：缺损的组织或细胞不能完全由结构和功能相同的组织来修补，而是由结缔组织来替代，最终在损伤处形成瘢痕，又称瘢痕性修复。

2.各种细胞的再生能力　按其再生能力的强弱分三类。

（1）不稳定细胞（labile cells）：又称持续分裂细胞。这类细胞总在不断地有丝分裂，以代替衰亡或破坏的细胞，见于表皮细胞，呼吸道、消化道和泌尿生殖器官的黏膜被覆上皮，淋巴及造血细胞，间皮细胞等。

（2）稳定细胞（stable cells）：又称静止细胞。这类细胞在正常状况下不表现出再生能力，而受到损伤后，则表现出其较强的再生能力。见于各种腺体或腺样器官的实质细胞（肝、内分泌腺、汗腺、涎腺、皮脂腺及肾小管上皮细胞等）及成纤维细胞、血管内皮细胞、骨膜细胞、骨细胞、脂肪细胞等。平滑肌细胞属稳定细胞，但再生能力较弱。

（3）永久性细胞（permanent cells）：又称非分裂细胞。属于这类细胞的有神经细胞、骨骼肌细胞和心肌细胞，受损后一般由瘢痕组织取代。神经纤维受损在神经细胞存活的前提下，如果再生的轴突不能到达远端，常与增生的结缔组织一起卷曲成团，形成所谓创伤性神经瘤，伴有顽固性疼痛。

3.各种组织的再生方式

（1）被覆上皮的再生：鳞状上皮受损后，其创缘或底部的基底层细胞分裂、增生，向缺损中心迁移，先形成单层上皮，以后逐渐增生分化为鳞状上皮。黏膜，如胃肠黏膜上皮也可以同样方式修复，新生的黏膜上皮起初为立方形，最后形成柱状上皮。

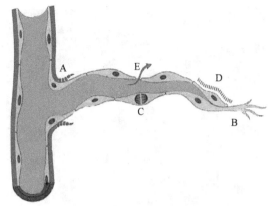

图 2-18　毛细血管再生模式图

A.基底膜溶解；B.细胞移动和超化；C.细胞增生；D.细胞
管腔形成、成熟及生长抑制；E.细胞间通透性增加

（2）腺上皮的再生：腺体缺损而基膜完整性未被破坏，可有残存细胞分裂补充，可以恢复原来腺体结构；如腺体结构（包括基膜）完全破坏，再生就难以实现。肝细胞再生情况取决于肝小叶网状支架的完整性。若网状支架完整，再生的肝细胞可沿支架延伸而恢复原来的结构；若网状支架塌陷，网状纤维转化为胶原纤维，炎症刺激所致大量纤维组织增生，最后形成肝硬化。

（3）血管的再生：①毛细血管的再生：毛细血管的再生是以生芽的方式完成。首先在受损处血管内皮细胞分裂增生形成突起的幼芽，随着内皮细胞向前移动形成实心细胞索，数小时后便可出现管腔，形成新生的毛细血管，进而彼此吻合构成毛细血管网（图 2-18）。增生的内皮细胞分化成熟时还分泌Ⅳ型胶原、层粘连蛋白和纤维连接蛋白，形成基膜的基板；周围的成纤维细胞分泌Ⅲ型胶原及基质，组成基膜的网板，本身则成为血管外皮细胞，至此毛细血管的构筑逐渐完成。新生毛细血管基膜不完整，内皮细胞间空隙较大，故通透性较高。为适应功能需要，这些毛细血管还会不断改建，有些管壁增厚发展为小动脉或小静脉。②大血管的修复：如果较大的血管断裂，需施行断端缝合，然后其内皮细胞分裂增生恢复原来内膜结构，但离断的肌层由结缔组织增生来实现。

（4）纤维组织的再生：由于损伤的刺激，局部幼稚的成纤维细胞分裂、增生。成纤维细胞可由局部静止的纤维细胞转变而来，或由未分化的间叶细胞分化而来。幼稚的成纤维细胞体积肥大，胞核圆，胞质两端突起或呈星状，胞浆略嗜碱性。当成纤维细胞停止分裂后，便开始合成并分泌前胶原蛋白，在细胞周围形成胶原纤维。完成修复后，成纤维细胞转变为长梭形、胞质少、胞核纤细的纤维细胞（图 2-19）。

二、肉芽组织

肉芽组织（granulation tissue）是由新生毛细血管和增生的成纤维细胞构成，并伴有多少不等的炎细胞浸润。肉眼观，鲜红色、颗粒状、湿润、柔嫩的组织，似鲜嫩的肉芽。

1. 肉芽组织的结构　肉芽组织形成初期，成纤维细胞和毛细血管内皮细胞增生活跃，间质疏松、水肿，并有多少不等的巨噬细胞、中性粒细胞和淋巴细胞浸润。新生毛细血管为实心条索，继而出现管腔，并开始有血液通过（图 2-20）。肉眼观，正常肉芽

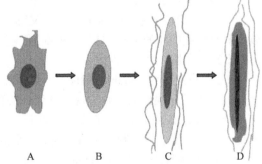

图 2-19　成纤维细胞的来源及结局

A.幼稚的成纤维细胞；B.细胞分化；C.分泌前胶原蛋白，
形成胶原纤维；D.纤维细胞

组织表面呈颗粒状、鲜红色、湿润、柔嫩、触之易出血。早期无神经纤维，故无痛觉。不良肉芽组织色苍白、水肿状，松弛无弹性，表面颗粒不匀，不易出血，分泌物多甚至有脓。1 周后，成纤维细胞向细胞外分泌大量胶原蛋白和基质；2 周后，肉芽组织逐渐成熟，表现

为间质水肿消退，炎细胞减少，毛细血管部分闭塞，部分改建成为小动脉或小静脉，数量减少，成纤维细胞产生越来越多胶原纤维，然后变为纤维细胞。最后肉芽组织转变为主要由胶原纤维组成的、结构致密的瘢痕组织肉芽组织。

2. 肉芽组织的功能　主要是：①填补创口及其他组织缺损；②抗感染保护创面；③机化或包裹血凝块、坏死组织、炎性渗出物及其他异物。只有当血凝块、坏死物被肉芽组织完全机化后，才能给伤口愈合创造良好的条件。

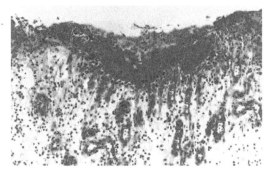

图 2-20　肉芽组织（镜下观）

毛细血管增生，间质水肿，炎细胞浸润，表面覆盖炎性渗出物

三、创伤愈合

创伤愈合（wound healing）是指因外界因素作用引起的组织离断或缺损，精神、心理伤害后的愈复过程。包括各种组织的再生、肉芽组织增生和瘢痕形成，心身功能恢复等。以皮肤创伤愈合为例分述如下。

（一）创伤愈合的基本过程

1. 创伤早期的变化　创口局部组织坏死和出血，数小时内创口及其周围出现不同程度炎症反应，如充血、浆液渗出、中性粒细胞等炎症细胞浸润，局部红肿。渗出物的纤维蛋白原和血液很快可凝固形成凝块，有的凝块表面干燥形成痂皮，起着填充和保护的作用。

2. 创口收缩　2～3天后，创缘皮肤和皮下组织向中央移动，创口迅速缩小，直到14天左右停止。其意义在于缩小创面，以利于创口愈合。伤口收缩是由伤口边缘新生的肌纤维母细胞的牵拉作用引起的。

3. 肉芽组织增生和瘢痕形成　从第3天开始创口边缘及底部长出肉芽组织，填平创口。肉芽组织中没有神经，故无感觉。从第5～6天开始成纤维细胞产生胶原纤维，其后1周，胶原纤维形成活跃，以后缓慢，逐渐开始形成瘢痕组织，至伤后1个月瘢痕完全形成。

4. 表皮再生　伤后24小时内，创口边缘的基底层细胞开始分裂增生，向创面中心或痂皮下迁移，逐渐形成单层上皮，覆盖在肉芽组织表面。当这些细胞相互接触时，则迁移停止，开始增生并分化成复层鳞状上皮。若肉芽组织感染或异物刺激生长过度，高出表面，会影响上皮覆盖，临床常需要将其切除。若伤口过大（超过20cm），再生上皮难以将其覆盖，往往需要进行植皮。

（二）创伤愈合的类型

1. 一期愈合（healing by first intention）　见于组织缺损小、无感染、创缘整齐或可严密缝合的创口，其中仅有少量血凝块，炎症反应很轻，故在1周内可拆线，只形成少量瘢痕组织，几乎不影响功能（图2-21）。

2. 二期愈合（healing by second intention）　见于缺损较大、创缘不齐、无法整齐对合或伴明显感染的伤口。与一期愈合相比，二期愈合伤口的特点为：①控制感染、清除坏死组织后，健康的肉芽组织才能生长；②伤口过大，伤口收缩明显，长出多量的肉芽组织才足以填满伤口；③所需时间长，形成的瘢痕大，常影响组织和器官的外形或功能（图2-22）。

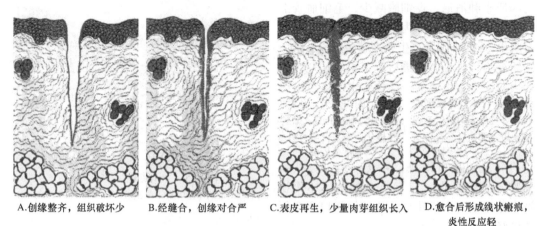

A.创缘整齐，组织破坏少　　B.经缝合，创缘对合严　　C.表皮再生，少量肉芽组织长入　　D.愈合后形成线状瘢痕，炎性反应轻

图 2-21　创伤一期愈合过程（模式图）

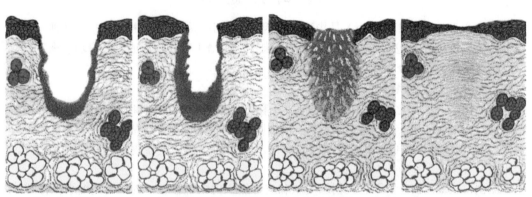

A.创口大，创缘不齐　　B.创口收缩，炎性反应重　　C.较多肉芽组织生长，填补创口　　D.愈合后瘢痕大

图 2-22　创伤二期愈合过程（模式图）

3.痂下愈合（healing under scar）　常见浅表性皮肤擦伤，伤口表面的渗出物、血液和坏死组织凝固、干燥形成硬痂，在痂下进行愈合的过程。上皮再生完成后，硬痂脱落。痂皮对创口具有一定保护作用，但痂下渗出物较多时，它会影响渗出物排出，对愈合不利。

（三）影响创伤愈合的因素

伤口愈合过程与组织损伤程度、组织再生能力、有无坏死及感染等有关。包括全身和局部因素。

1.全身因素

（1）年龄因素：儿童和青少年的组织再生能力强，愈合快；老年人则相反，这与老年人组织再生能力差、血管硬化、血供减少有关。

（2）营养状况：蛋白质、维生素及微量元素对组织再生均起重要作用。例如，①含硫氨基酸（胱氨酸、甲硫氨酸）缺乏，使伤口中肉芽组织和胶原形成不良；②氨基酸（脯氨酸和赖氨酸）经过羟化，才能形成前胶原分子，维生素 C 具有催化羟化酶的作用，当维生素 C 缺乏时，前胶原分子难以形成，从而影响胶原纤维的形成；③微量元素锌的缺乏也会影响愈合。

（3）药物影响：肾上腺皮质激素和促肾上腺皮质激素能抑制炎症过程，抑制肉芽组织生长和胶原合成、加速胶原分解。抗癌药中的细胞毒药物也可延缓愈合。

（4）某些疾病影响：糖尿病、心力衰竭、尿毒症、肝硬化及某些免疫缺陷病对愈合不利。

2. 局部因素

（1）局部血液循环：局部血液循环是组织得到氧和营养、坏死物质得以吸收和排出的重要保证。如局部血液供应不足或静脉血液回流不畅则导致该处伤口愈合迟缓，见于局部有静脉曲张、动脉粥样硬化病变或伤口包扎、缝合过紧时。

（2）感染：局部感染对细胞再生十分不利。①细菌产生的毒素和酶能加重局部损伤，进一步使伤口组织坏死，胶原断裂，基质溶解；②感染伤口产生大量渗出物，增加了局部张力，使伤口范围扩大，甚至裂开。只有避免和控制感染后，才能使愈合顺利进行。

（3）异物：伤口内存有异物（如丝线、纱布、金属碎屑、泥沙等）及多量坏死和出血时，常难以吸收、机化，妨碍愈合，易于感染。这种情况下，需施行外科清创术以清除异物、坏死组织和细菌，在确保没有严重感染时，再缝合伤口，促进愈合。

（4）神经支配：失去神经支配的组织会影响细胞再生，如麻风引起的溃疡不易愈合。因此，对有神经损伤的伤口要进行缝合和处理，以促进神经纤维再生。清创时也应注意勿伤及神经。植物神经的损伤会影响血管的舒缩而使局部血液循环发生变化，对再生不利。

（吴晓岚）

目 标 检 测

1. 名词解释　萎缩、肥大、增生、化生、变性、脂肪变性、坏死、坏疽、机化、凋亡 溃疡、空洞、再生、肉芽组织、创伤愈合
2. 阐述适应的常见类型及临床意义。
3. 阐述玻璃样变性的常见类型。
4. 描述坏死的常见类型、病理特点及结局，干性坏疽与湿性坏疽的区别。

5. 肉芽组织的主要功能是什么？
6. 简述一期愈合和二期愈合的主要区别。
7. 病例讨论

患者女性，35 岁，感冒发热 1 周，饮水少，尿色黄，浓稠，尿液检查正常，尿蛋白阳性。临床诊断排除肾原发性疾病。

讨论：解释尿蛋白阳性的机制。

第3章 局部血液循环障碍

学习要求

掌握淤血、血栓形成、栓塞、梗死的概念；淤血的病理变化及其后果；血栓形成的条件；梗死的类型及其病理变化。理解血栓的类型、结局以及对机体的影响；梗死的原因。了解血栓形成的过程；梗死对机体的影响。

血液循环障碍可分为全身性和局部性两类，两者之间既有区别又有联系。本章着重介绍局部血液循环障碍。全身血液循环障碍见于心力衰竭、休克等；局部血液循环障碍常表现为充血、淤血、出血、血栓形成、栓塞、梗死等。

第1节 充血和淤血

一、充 血

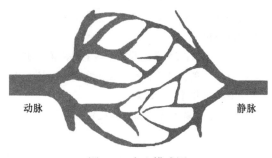

图3-1 充血模式图

充血（hyperemia）是指由于动脉输入血量增多，导致器官或局部组织小动脉和毛细血管内血液含量多于正常（图3-1）。

1. 充血类型 充血可分为生理性充血和病理性充血。

（1）生理性充血：是为适应组织、器官生理上的需要或者生理代谢增强所致，如进食后胃肠道黏膜充血，运动时骨骼肌充血等。

（2）病理性充血：①炎症性充血，见于局部炎症早期，致炎因子刺激引起神经轴突反射及炎性介质的释放，致使局部细动脉扩张充血。②侧支性充血，是由于局部组织缺血、缺氧，代谢不全产物堆积，刺激血管运动神经，导致缺血组织周围的吻合支动脉扩张充血。这种充血常具有代偿意义，可不同程度地改善局部组织的血液供应。③减压后充血，是指局部组织或器官长期受压，当压力突然解除时，受压处细动脉发生反射性扩张而致局部充血，可见于绷带包扎的肢体或大量腹水压迫腹腔内器官。

为什么不能快速抽出大量腹水？

快速抽出大量腹水，可使腹腔内细动脉反射性血管扩张而致局部充血，造成有效循环血量不足，甚至反射性地引起脑缺血而致患者昏厥。

链接

---

2. 病理变化 动脉性充血的组织、器官内的小动脉和毛细血管扩张，含血量增多，致使局部轻度肿胀，颜色淡红或鲜红。因代谢增强，局部温度升高，功能增强。

3. 后果 多数情况下原因消除后，局部血量恢复正常，对机体无不良的后果。但严重的脑充血有时会引起头痛、头晕等，甚至可在原有血管病变（动脉硬化、脑血管畸形等）的基础上，导致血管破裂出血。

二、淤 血

淤血（congestion）是指由于静脉回流受阻，导致器官或局部组织小静脉和毛细血管内血液含量多于正常（图 3-2）。

1. 原因

（1）静脉受压：静脉受压后管腔变狭窄或闭塞，静脉血液回流受阻，导致器官或组织淤血，如妊娠后期子宫压迫髂静脉引起下肢淤血、水肿，肿瘤、炎症包块及绷带过紧压迫局部静脉引起相应器官或组织的淤血等。

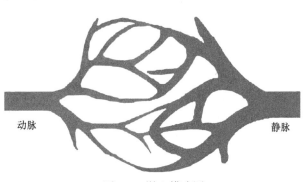

动脉　　　　　　　　　　　　　静脉

图 3-2 淤血模式图

（2）静脉管腔阻塞：静脉内血栓形成或静脉炎可致管腔狭窄，在机体未能建立有效的侧支循环时可发生局部组织或器官淤血。

（3）静脉血液坠积：躯体下垂部位的静脉血液回流困难，如长期卧床的患者肺贴近床侧的静脉性淤血和久立所致的下肢静脉曲张。

（4）心力衰竭：左侧心力衰竭导致肺淤血，右侧心力衰竭导致体循环器官淤血。

2. 病理变化 肉眼观，淤血器官呈暗紫红色，肿胀，包膜紧张，重量增加，切面常有血性液体流出。镜下观，组织内小静脉、细静脉及毛细血管扩张，管腔内充满大量红细胞，伴有不同程度组织水肿及出血。因血流淤滞，血管扩张，散热增加，局部温度较低。

> ## 发 绀
> 发绀是指动脉血氧分压降低，氧合血红蛋白减少，还原血红蛋白增加超过 50g/L 时，皮肤、黏膜呈现蓝紫色的现象。
>
> 链 接

3. 后果 淤血比充血多见，其对机体的影响取决于淤血发生的速度、程度、部位、持续时间以及侧支循环建立状况等因素。

（1）淤血性水肿：由于静脉压升高，使毛细血管内流体静压升高，组织间液回流减少，以及由于组织的缺氧、营养物质供应不足和中间代谢产物堆积，血管壁通透性增高，使血管内的液体漏出，潴留于组织间隙形成组织水肿或潴留于浆膜腔形成积液。

（2）淤血性出血：由于淤血时组织的严重缺氧，使血管壁的通透性明显增高，红细胞从管壁漏出，发生淤血性出血，在皮肤、黏膜可形成瘀点或瘀斑。

（3）实质细胞萎缩、变性及坏死：由于淤血的器官和组织严重缺氧，代谢障碍，引起局部组织实质细胞发生萎缩、变性，甚至坏死。

（4）淤血性硬化：由于长期淤血，实质细胞萎缩、消失，间质纤维组织增生以及组织内原有的网状纤维可以融合变成胶原纤维，器官逐渐变硬，最终形成淤血性硬化。

4. 常见重要脏器淤血

（1）肺淤血：多见于左侧心力衰竭时。肉眼观，淤血时肺体积增大，重量增加，质地较实，呈暗红色，切面可见淡红色或暗红色血性液体流出。镜下观，肺泡壁增厚，肺小静脉及肺泡壁毛细血管高度扩张充血，部分肺泡腔内可见漏出液、数量不等的红细胞。在肺泡腔内和肺间质内，巨噬细胞吞噬了红细胞破坏形成含铁血黄素，称为含铁血黄素细胞，又称心衰细胞（图3-3）。慢性肺淤血会引起肺间质的纤维组织增生及网状纤维胶原化，导致肺硬化，肉眼呈棕褐色，称为肺褐色硬化。临床上患者常出现明显的气促、缺氧、发绀和咳粉红色泡沫痰等症状。

（2）肝淤血：多见于右侧心力衰竭时，肝血液不能充分回流右心而淤积在肝内。肝体积增大，重量增加，包膜紧张，暗红色。急性肝淤血时，肝小叶中央静脉及其周围的肝窦扩张充满红细胞，小叶中央带的部分肝细胞出现脂肪变性，而小叶周边带的肝细胞血管含氧量较好，细胞变性不明显。慢性肝淤血时，镜下观，肝小叶中央静脉及其周围的肝窦高度扩张淤血呈暗红色，小叶中央带的肝细胞发生变性、萎缩甚至消失（图3-4），小叶周边带的肝细胞可发生脂肪变性（黄色）使肝切面呈红黄相间的槟榔样的条纹，故称槟榔肝。长期慢性肝淤血，由于结缔组织增生，可形成淤血性肝硬化。

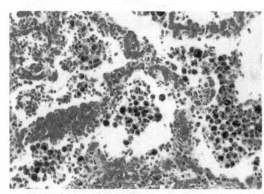

图 3-3　慢性肺淤血（镜下观）

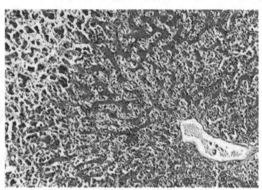

图 3-4　慢性肝淤血（镜下观）

第2节　血栓形成

血栓形成（thrombosis）是指在活体的心血管腔内，血液发生凝固或血液中某些有形成分析出、凝集，形成固体质块的过程。所形成的固体质块，称为血栓（thrombus）。

一、血栓形成的条件及机制

（一）心血管内膜损伤

内皮细胞变性、坏死及脱落，暴露出内皮下胶原纤维，损伤的内皮细胞改变了细胞表面的膜电荷，使得血小板易于黏附在其表面；受损内皮细胞释出的ADP与血小板膜上的ADP受体结合，促进血小板黏附。黏附的血小板又可释放出内源性ADP，促使更多的血小板黏附及凝集，并使血小板发生释放反应，释放出多种促凝物质，促进凝血过程。另一方面，内皮下胶原纤维暴露，使XII因子活化，启动内源性凝血系统；损伤的内皮释放组织因子，可启动外源性凝血系统，从而在损伤的局部发生血液凝固，形成血栓。多见于风湿性心内膜炎、细菌性心内膜炎、动脉或静脉内膜炎、动脉粥样硬化和心肌梗死等疾病。缺氧、休克、败血症和细菌内毒素等引起的广泛性内膜损伤，全身的微循环内形成大量微血栓，形成弥散性血管内凝血（DIC）。

（二）血流状态的改变

正常血流内，红细胞和白细胞处在血流的中轴（轴流），其外周是血小板，最外一层为血浆（边流），这样血液的有形成分与血管壁分开，血小板不易与内膜接触。当血流减慢或产生旋涡可导致：①血流的轴流和边流紊乱，血小板进入边流，增加了接触、黏附内膜的机会；②被激活的凝血因子不易被冲走或稀释，在局部的浓度升高，易凝血，利于血栓形成；③引起内皮细胞损伤，可激活内源性和外源性凝血过程。

血流缓慢是血栓形成的重要因素。据统计，静脉血栓比动脉多 4 倍，下肢静脉血栓比上肢静脉多 3 倍。在二尖瓣狭窄时，左心房内血流缓慢并有涡流形成，左心房及左心耳内易形成血栓。在手术后、心力衰竭、久病卧床或静脉曲张患者的静脉血管内均易形成血栓。

（三）血液凝固性增高

是指血小板或凝血因子增多，纤溶系统活性降低，血液处于高凝状态。多见于某些肿瘤（肺癌、肾癌、胰腺癌、前列腺癌等）及胎盘早剥的患者，因有大量组织因子释放入血，激活外源性凝血系统，而导致静脉内血栓形成。严重创伤、大面积烧伤、产后或大手术后，由于严重失血，大量血浆丧失，血液浓缩、黏稠度增加，同时纤维蛋白原、凝血酶原以及凝血因子Ⅻ、Ⅶ等的含量增多，此时，血液中补充了大量幼稚的血小板，其黏性大，易发生黏集形成血栓。

血栓形成往往是多种因素综合作用的结果，但常以某种因素为主。例如，手术后髂静脉内血栓形成，可因手术创伤出血导致组织因子释放、血小板、纤维蛋白原等凝血因子增多，血液凝固性增高或手术后卧床血流缓慢有关。

二、血栓形成的过程、类型及血栓的形态

血栓形成是血小板黏集和血液凝固的过程。心脏、动脉或静脉内的血栓均以血小板黏附于内膜下裸露的胶原开始，是血栓形成的第一步。以延续性血栓为例，叙述血栓形成的过程。血小板黏附于损伤的内膜上并发生变形，释放出内源性 ADP、合成血栓素 A_2，两者共同作用于血流中的血小板，彼此黏集、堆积形成小丘，小丘不断增大，互相吻合形成珊瑚状血小板小梁，许多中性粒细胞黏附其表面。崩解的血小板和中性粒细胞释放凝血因子，使凝血过程加速，并在血小板梁之间有纤维蛋白网形成，其网眼内含有大量红细胞。血栓逐渐增大完全阻塞管腔，局部血流停滞，血液则迅速发生凝固，形成暗红色凝血块（图 3-5）。血栓可分为以下几种类型。

1. 白色血栓（pale thrombus）　即血栓头部，主要由血小板和少量纤维素构成。由血小板黏附于受损内皮表面，聚集并逐渐增大而形成。肉眼观，血栓呈灰白色，质硬，与管壁黏着紧密不易脱落。多发生于血流较快的心瓣膜、动脉内或静脉性血

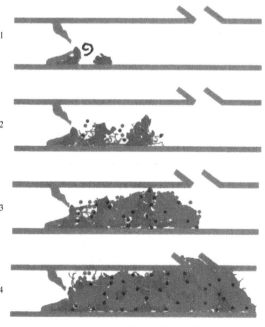

图 3-5　血栓形成过程模式图

栓的起始部。

2. 混合血栓（mixed thrombus）　即延续性血栓的体部，由血小板小梁、黏附在小梁上的中性粒细胞、纤维蛋白及红细胞构成。肉眼观，血栓呈灰白和红褐色相间的层状结构，称混合血栓。常见于动脉瘤、室壁瘤内的附壁血栓。

3. 红色血栓（red thrombus）　延续性血栓的尾部，由纤维蛋白和红细胞构成。肉眼观，呈暗红色，新鲜时湿润，有一定的弹性，与血管壁无粘连，与死后血凝块相似。陈旧的红色血栓由于水分被吸收，变得干燥，易碎，失去弹性，并易于脱落造成栓塞。主要见于静脉。

4. 透明血栓（hyaline thrombus）　主要由纤维蛋白构成，这种血栓发生于微循环血管内，只能在显微镜下看到，又称微血栓，见于弥散性血管内凝血。

三、血栓的结局

1. 溶解、吸收　血栓内的纤维蛋白溶解酶的激活及白细胞崩解后释放溶蛋白酶，使血栓发生溶解。小的新鲜的血栓可完全溶解吸收。

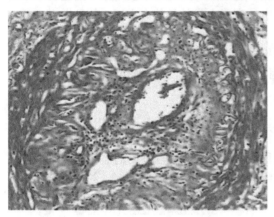

图3-6　血栓机化与再通（镜下观）

2. 软化、脱落　较大的血栓，发生部分软化，在血流冲击下，整个血栓或血栓的一部分，可脱落形成血栓栓子，随血流运行至他处，引起血管阻塞。

3. 机化、再通　血栓形成后，若纤溶酶系统活力不足，由血管壁长出新生的肉芽组织逐渐替代血栓，此过程，称血栓机化。机化的血栓和血管壁紧密相连，不易脱落。在血栓机化同时，由于水分被吸收，血栓干燥收缩或部分溶解，使血栓内或血栓与血管壁之间出现裂隙，此后内皮细胞通过再生覆盖裂隙表面形成新的管腔，并可使血流重新流通。这种使已阻塞的血管重新恢复血流的过程，称再通（图3-6）。

4. 钙化　若血栓未溶解吸收或机化，钙盐可在血栓内沉积，使血栓部分或全部钙化成坚硬的质块，成为静脉石或动脉石。

四、血栓对机体的影响

血栓形成对机体有积极的防御性意义，对破裂的血管起止血作用，如胃溃疡、肺结核空洞时有血栓形成，避免大出血。但血栓形成也可造成不利影响。

1. 阻塞血管　动脉阻塞引起局部组织和细胞的萎缩、变性和坏死。静脉阻塞及侧支循环建立不良，则引起局部淤血、水肿和出血等。

2. 栓塞　血栓整个或部分血栓软化、脱落，形成栓子，随血流运行阻塞相应口径的血管腔引起栓塞。栓子内含有细菌，则可引起栓塞组织的败血性梗死或脓肿形成。

3. 心脏瓣膜病　变形心脏瓣膜血栓，若反复机化可引起瓣膜增厚、皱缩、粘连、变硬，从而造成瓣口狭窄或关闭不全。

4. 出血　见于DIC，微循环内广泛的微血栓形成，可引起全身广泛出血和休克。

第3节　栓　　塞

栓塞（embolism）是指在循环血液中出现不溶于血液的异常物质，随着血液流动，阻塞血管管腔的现象。阻塞血管的物质，称栓子。栓子可以是固体、液体或气体。最常见的是血栓栓子，此外，还有脂肪滴、气体、细菌团、癌细胞和羊水等。

一、栓子的运行途径

栓子运行的途径一般与血流方向一致(图3-7)，但也有例外情况。

1. 来自左心和体循环动脉系统的栓子　沿动脉血流运行，阻塞各器官口径相应大小的动脉分支而引起栓塞。常见于脑、脾、肾、下肢等处。

2. 来自右心和体循环静脉系统的栓子　沿血流方向常阻塞肺动脉主干或其分支，形成栓塞，某些体积小而富于弹性的栓子（脂肪滴），可通过肺泡壁毛细血管进入体动脉系统，引起动脉分支的栓塞。

3. 来自肠系膜静脉或脾静脉的栓子　可引起肝内门静脉分支的栓塞。

4. 交叉性栓塞来自右心或腔静脉系统的栓子　在右心压力升高时，通过先天性房（室）间隔缺损到达左心，再随动脉血流引起相应分支的栓塞。

5. 逆行性栓塞　罕见于下腔静脉内的血栓，在胸腹腔压力急剧升高（剧烈咳嗽、呕吐等）时，可逆血流方向运行，栓塞肝静脉、肾静脉、股静脉等分支。

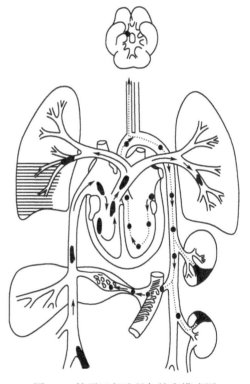

图3-7　栓子运行途径与栓塞模式图

二、栓塞的类型及对机体的影响

栓塞对机体的影响，因栓子的种类、大小、栓塞的部位以及侧支循环建立情况各异。

1. 血栓栓塞　由血栓脱落引起的栓塞，是最常见的一种。一般在下述情况下易发生血栓栓塞：①静脉内血栓，静脉分支延伸而进入静脉主干，血栓易在此折断；②新形成的红色血栓尚未机化时较易脱落；③按摩肢体或长期卧床后初次活动时，血栓易脱落。

（1）肺动脉栓塞：肺动脉栓塞的血栓栓子，90%以上来自下肢深静脉，特别是腘静脉、股静脉和髂静脉。如果栓子较小，且阻塞肺动脉的少数小分支，一般不产生严重后果。在肺有严重淤血时，侧支循环不能充分发挥作用，引起梗死。来自下肢深静脉或右心附壁血栓栓子，因体积较大，栓塞于肺动脉主干或其大分支，或多个小的血栓栓子，广泛阻塞多数肺动脉分支时，患者可突然出现呼吸困难、发绀、休克甚至猝死，称肺动脉栓塞症或肺卒中。

（2）体循环动脉栓塞：多见于脾、肾、脑、心及下肢。若栓塞动脉分支小，又能建立足够侧支循环，可无严重后果。若栓塞动脉大分支，侧支循环建立不足，局部可发生梗死。如心肌梗死、脑梗死而导致严重后果，甚至危及生命。

2. 脂肪栓塞（fat embolism）　是指循环血流中出现的脂肪滴阻塞于小血管。多见于长骨粉碎性骨折或脂肪组织严重挫伤时，可致脂肪细胞破裂而释放出无数脂滴，脂滴通过破裂的静脉进入血流，引起脂肪栓塞。另外，当血脂过高或强烈的精神刺激时，可导致血液内呈悬乳状态的血脂游离并相互融合成脂滴而引起栓塞。常见于肺、脑和肾等器官。少量脂滴，可由巨噬细胞吞噬或被血中的脂酶分解清除，对机体无影响；若进入肺动脉的脂肪量达 9～20g，或脂滴直径大于 20μm 时，严重的脂肪栓塞可致患者死亡。

3. 气体栓塞（gas embolism）　是指大量气体迅速进入血流，或溶解于血液中的气体迅速游离出来，阻塞血管或心腔。少量气体入血，可溶解于血液内，不会发生栓塞。大量气体（大于 100ml）迅速入血，随血流到右心后，气体和血液因心脏的搏动而被形成大气泡，此时血液变成可压缩的气、液混合物，造成严重的血液循环障碍。常见的有空气栓塞和氮气栓塞。

（1）空气栓塞：多见于锁骨下静脉、颈静脉和胸腔内大静脉的损伤或手术时；分娩、人工流产及胎盘早剥；意外事故，如空气造影、加压输血等。发生机制：①近心脏的血管，负压较高，空气被吸入血流；②子宫收缩，宫腔内高压，空气可被压入开放的子宫静脉随血流到达右心。

（2）氮气栓塞：是指从高气压环境急速转入低气压环境时，溶解于血液中的气体迅速游离所引起的气体栓塞，又称为减压病。主要见于潜水员从深海迅速上浮或飞行员从低空快速升入高空而机舱又未密封时。本病是由于在体外大气压骤然降低的情况下，原来溶解于血液中的氧气、二氧化碳和氮气很快被释放出来，形成气泡。其中氧气和二氧化碳可以再溶于体内，而氮气溶解较慢，可在血液或组织中形成小气泡或相互融合成大气泡，阻塞血管引起广泛栓塞，引起缺血和梗死；组织内的气泡，常引起局部症状，如关节和肌肉疼痛等。

4. 羊水栓塞　是指羊水进入母体血液循环造成栓塞。是分娩过程中严重的并发症。分娩或胎盘早剥，尤其是胎头阻塞产道口时，如果羊膜破裂，强烈宫缩使宫腔内压增高，羊水被挤入破裂的子宫静脉窦，经母体右心而进入肺动脉，引起肺动脉分支及肺泡壁毛细血管栓塞。少数羊水可以通过肺循环到左心腔，在心、肾、脑、肝、脾等器官形成栓塞。羊水栓塞除可导致器官血液循环阻塞外，羊水中的胎儿代谢产物可引起过敏性休克和反射性血管痉挛，因羊水具有凝血激活酶的作用，还易引起 DIC。羊水栓塞的产妇往往突然出现呼吸困难、发绀、休克，甚至在分娩过程中或分娩后突然死亡。

5. 其他栓塞　①含大量细菌栓子或细菌团，侵入血管或淋巴管内，不仅阻塞管腔引起栓塞，而且引起炎症的扩散，多见于细菌性心内膜炎及脓毒血症。②寄生虫及虫卵栓子，引起局部病变。③恶性肿瘤细胞栓子，侵入血管内，形成瘤细胞栓塞，可形成转移瘤。

第4节　梗　死

梗死（infarct）是指由于血流阻断而导致机体局部组织缺氧坏死。梗死多是指动脉供应阻塞而发生的局部组织缺血、缺氧性坏死，但也可见于静脉阻塞，导致局部组织淤积、缺氧性坏死。

一、梗死形成的原因和条件

1. 梗死形成的原因　①动脉栓塞：常引起肾、脾和肺梗死；②血栓形成：冠状动脉和脑动脉粥样硬化继发血栓形成，可导致心肌梗死和脑梗死等；③动脉受压闭塞：如肠扭转、肠套叠时局部肠系膜动、静脉常同时受压，而引起肠梗死；④动脉痉挛：冠状动脉、脑动脉粥样硬化时，动脉管腔狭窄，此时如果再发生持续性痉挛，则可引起心肌梗死和脑梗死。

2.梗死形成的条件　①实质性器官的动脉吻合支较少或不明显，如脾动脉、肾动脉、脑动脉等；②肺和肠具有双重血液供应，在一般情况下不易发生梗死，但在严重淤血的基础上或动静脉同时受阻时，则发生梗死。

二、梗死的类型及病变

根据梗死灶内含血量多少，梗死分为贫血性梗死和出血性梗死两种类型。

1.贫血性梗死（anemic infarct）　多发生于组织致密、侧支循环不丰富的实质器官，如心、肾、脾、脑。当这些器官的动脉血流阻断后，供血区内及其邻近的动脉分支发生反射性痉挛，将血液从该区挤压出去，该区的组织细胞因缺血而变性、坏死，组织崩解、局部渗透压升高，挤压间质内小血管，使该区呈贫血状态。故梗死区内缺血液呈灰白色或灰黄色。

梗死灶的形状取决于该器官的血管分布，脾、肾的血管呈树枝状分布，其梗死灶呈圆锥形，切面呈扇形或楔形，其尖端位于血管阻塞部位，底边指向该器官的表面；心冠状动脉分支不规则，故心肌梗死灶形状亦不规则或地图状。肠系膜血管呈扇形分布，梗死灶呈节段状。

（1）肾及脾梗死：肉眼观，肾及脾梗死的早期，梗死区略隆起于表面，界限不清，颜色较正常组织暗。几天后成为边界清楚的灰白或黄色圆锥形或切面为楔形的梗死灶。镜下观，早期仍可辨认组织结构的轮廓，梗死灶周围可见充血、出血带，有时还可见到炎症带，其中有多量中性粒细胞浸润（图3-8）。如时间较长，则梗死区呈无结构的颗粒状，充血、出血带消失，周围有肉芽组织生长，最后可完全机化形成瘢痕。

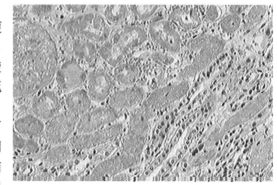

图 3-8　肾贫血性梗死（镜下观）

（2）脑梗死：坏死的脑组织呈液化性坏死，形成囊腔，周围被神经胶质包围。镜下观，神经细胞、轴突及髓鞘坏死崩解。早期梗死灶周围有中性粒细胞浸润，以后由巨噬细胞取代，小胶质细胞增生，小胶质细胞吞噬梗死脑组织释放脂质，体积变大，胞质呈网格状或泡沫状，所谓格子细胞。晚期，梗死灶周围有较多的胶质细胞及肉芽组织包围，小的梗死灶可逐渐机化形成胶质瘢痕，而较大的梗死灶周围增生的胶质细胞可构成囊腔壁，囊腔可长期存留。

2.出血性梗死（hemorrhagic infarct）　是在梗死灶内有大量的出血，呈暗红色。出血性梗死的形成，除动脉阻塞原因外，与下列条件有关：①严重的静脉淤血，使静脉和毛细血管内压增高，侧支循环难以克服局部淤血的阻力；②具有双重血供或吻合支侧支丰富的器官（肺、肠）；③组织疏松，梗死发生后，血液不能被挤出梗死灶，而导致弥漫性出血现象。

（1）肺出血性梗死：多发生在已有严重淤血的基础上，梗死灶常位于肺下叶外周部，尤以肋膈角处多见。肉眼观，梗死灶呈锥形，切面为楔形，其尖端指向肺门或血管堵塞处，底边位于胸膜面，胸膜面常可有一层纤维蛋白性渗出物。早期梗死灶因弥漫性出血而呈暗红色（图3-9），质较实，略向表面隆起。镜下观，梗死灶内充满红细胞，肺泡壁结构不清，周围未坏死的肺组织内，多有弥漫性淤血水肿现象。晚期由于病灶内红细胞崩解，肉芽组

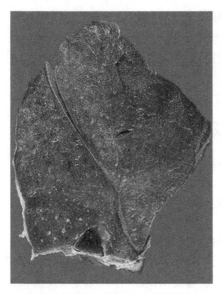

图 3-9　肺出血性梗死（肉眼观）

织长入，病灶变成灰白色，表面局部下陷。

（2）肠梗死：在肠扭转、肠套叠、肠绞窄性疝时，因静脉受压而发生高度淤血，继而动脉受压发生出血性梗死。多发生于小肠，通常只累及某一肠段。肉眼观，梗死的肠壁因弥漫性出血而呈紫红色，因淤血水肿及出血，肠壁增厚，质脆弱，易破裂；肠腔内充满浑浊的暗红色液体，浆膜面可有纤维蛋白性渗出物。镜下观，肠壁各层组织坏死及弥漫性出血。此外，梗死灶内如有大量细菌生长，引起急性炎症反应，称败血性梗死，主要是由于带菌栓子阻塞血管引起。

三、梗死对机体的影响和结局

梗死对机体的影响取决于发生梗死灶的部位和大小。脾梗死区表面纤维蛋白性渗出物，呼吸时可出现腹膜的摩擦音及刺痛感；肾梗死可有肾区疼痛或血尿；脑梗死轻者可出现局部肌肉麻痹及肢体偏瘫，严重者可发生昏迷，甚至死亡；心肌梗死可影响心脏功能，严重者可致心功能不全；肺梗死灶小者可无严重影响，患者可有咳嗽、胸痛及咯血。较大区域梗死可引起呼吸困难，甚至呼吸功能不全；局部肠壁梗死后，肠蠕动消失，引起腹胀、呕吐等肠梗死症状。如不及时处理，肠内容物及细菌等可经坏死的肠壁进入腹腔，引起弥漫性腹膜炎。

梗死形成后，病灶周围发生炎症反应，小的梗死可被肉芽组织完全取代机化，日后变为瘢痕；大的梗死灶不能完全机化时，则由肉芽组织和日后转变成的瘢痕组织包裹，病灶内坏死组织可钙化；较大的脑梗死灶则中心液化成囊腔，周围由增生的胶质瘢痕包裹。

（杨美玲）

目 标 检 测

1. 名词解释　充血、淤血、槟榔肝、血栓形成、机化、栓塞、梗死

2. 淤血的原因、病理变化及其后果如何？慢性肺淤血、肝淤血的病理变化如何？

3. 简述血栓形成的条件和机制、转归。

4. 下肢静脉血栓脱落所形成的血栓栓子，其运行途径如何？

5. 左心室附壁血栓脱落血栓栓子运行的途径如何？可造成哪些后果？

6. 梗死的原因、病理变化及其后果如何？

7. 贫血性梗死好发于哪些器官，其发生的条件和机制如何？

8. 出血性梗死常见于哪些器官？其发生的条件和机制如何？

9. 从病变发展过程简述淤血、血栓形成，栓塞、梗死之间的关系？

10. 病例讨论

（1）患者男，30岁，不慎从高处跌下，会阴部骑跨在岩石上，导致会阴部皮肤软组织撕裂，尿道受损，耻骨骨折，急手术、抗感染治疗。术后第10天患者去厕所时，突然发生气促、发绀、休克，抢救无效死亡。尸检：右肺主动脉主干见一长约8cm的混合血栓，与管壁无粘连，髂总静脉内见一长约4cm的血栓，下端向髂内静脉延伸约15cm。肝、肾正常，颅内未见出血。

问题：患者猝死的原因、血栓形成的条件和

机制、肺动脉栓塞的血栓来源及途径？

（2）患者男，34 岁，因左股骨多发性粉碎性闭合性骨折，送往医院。途中患者突然面色青紫、呼吸困难，口吐白沫死亡。

问题：患者死因是什么？机制如何？

（3）患者，女，27 岁，第一胎，妊娠 40 周零 3 天，头位。上午 10 时出现规律宫缩，胎心弱。下午 4 时破水，羊水浑浊。行会阴侧切、助产，胎儿娩出后 10 分钟胎盘自然娩出。之后患者突然出现头晕、胸闷、呼吸困难及口唇发绀。经抢救无效，于下午 6 时死亡。

问题：患者死因是什么？诊断依据？尸体解剖有哪些病理变化？

（4）患儿男，10 岁，突发剧烈腹痛伴恶心呕吐 1 天。术中见肠管扩张，肠套叠，肠管暗红，局部发黑坏死。

问题：肠管的病变是什么？机制如何？

第4章 水、电解质代谢紊乱

学习要求

掌握脱水、高渗性脱水、低渗性脱水、等渗性脱水的概念、原因及对机体的影响；理解低钾血症、高钾血症的概念、原因及对机体的影响；了解水中毒、盐中毒、低镁血症、高镁血症的概念、原因及对机体的影响。

机体新陈代谢等生命活动依赖于水、电解质的相对恒定。水、电解质代谢紊乱往往导致机体代谢和器官功能障碍，甚至危害生命。

第1节 水、钠代谢紊乱

水、钠代谢紊乱在临床上较常见。根据水、钠在体内减少或增多，可分成两大类：水、钠在体内减少（脱水）和水、钠在体内增多（水中毒、水肿和盐中毒）。本章主要叙述脱水、水中毒、盐中毒，水肿在第5章详细叙述。

一、脱 水

脱水（dehydration）是指由多种原因引起的体液容量明显减少。脱水时既有水的丢失也有电解质的丢失，导致细胞外液渗透压发生不同的改变。根据细胞外液渗透压的变化可将脱水分为高渗性、等渗性和低渗性三种类型。

（一）高渗性脱水

高渗性脱水（hypertonic dehydration）是指失水多于失钠，血清Na^+浓度＞150mmol/L，血浆渗透压＞310mmol/L。

1. 原因及机制

（1）水摄入不足：主要见于①水源断绝，如沙漠迷路及航海时出现的水源断绝；②渴感障碍，如昏迷或精神病渴感丧失者；③饮水障碍，如口腔、咽喉及食管疾患所致吞咽困难，严重恶心、呕吐等。

（2）水丢失过多：①经呼吸道丢失，如癔症和代谢性酸中毒等，呼吸加深加快，呼吸道黏膜不显性蒸发加强，由于其损失的是不含电解质的水分，故易引起高渗性脱水。②经皮肤丢失，见于高温作业或大量出汗而得不到水补充时（汗液为低渗液，含钠较少，所以钠的丢失相对较水少）。③经肾丢失，常见于尿崩症患者，由于下丘脑下部-神经垂体系统对ADH的合成与分泌不足或肾对ADH反应低下，肾重吸收水分减少，排出大量低渗尿。此外，反复静脉注射甘露醇、呋塞米或高渗葡萄糖液，可因肾小管液渗透压增高，引起渗透性利尿，使水分大量丢失。糖尿病患者尿糖增高，亦可导致渗透性利尿。④经胃肠丢失，婴幼儿腹泻时排泄大量钠浓度低的低渗性水样便，造成失水大于失钠。

2. 对机体的影响

（1）口渴：由于细胞外液渗透压增高，通过渗透压感受器可反射性刺激口渴中枢，引起口渴。此外，由于细胞内的水分向细胞外转移，使细胞内液减少，进而导致唾液腺分泌抑制，口腔及咽喉干燥。

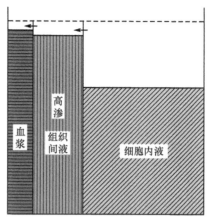

图 4-1　高渗性脱水示意图

（2）细胞内、外液的变化：高渗性脱水患者的细胞外液容量减少，但由于细胞外液渗透压增高，导致水从细胞内向渗透压较高的细胞外转移，一方面可使细胞外液容量相对得到补充，特别是有助于循环血量的恢复；另一方面势必引起细胞内液容量减少，出现细胞脱水（图 4-1）。

（3）尿液的变化：因细胞外液呈高渗状态，反射性引起 ADH 分泌增加，肾小管对水的重吸收增多，从而出现尿量减少和尿相对密度增高。

（4）脱水热：严重脱水患者，尤其是小儿，由于细胞内液容量减少，使皮肤蒸发的水分减少，散热功能受到影响，从而导致体温升高，称为脱水热。

（5）中枢神经系统功能障碍：因细胞外液渗透压增高，使渗透压相对较低的细胞内液中水向细胞外液转移，导致细胞脱水。当脑细胞严重脱水时，可引起烦躁、嗜睡、肌肉抽搐、昏迷等神经精神症状，重者甚至死亡。

（二）低渗性脱水

低渗性脱水（hypotonic dehydration）是指失钠大于失水，血清 Na^+ 浓度 < 130mmol/L，血浆渗透压 < 280mmol/L。

1. 原因及机制

（1）肾外性体液丢失：①大量消化液的丢失是最常见的原因，见于严重呕吐、腹泻、胃肠道引流等；②液体在第三间隙积聚，如胸膜炎形成大量胸水，腹膜炎、胰腺炎形成大量腹水等；③经皮肤丢失，如大面积烧伤，由于毛细血管壁通透性增高，大量血浆自创面渗出而造成体液丢失。丢失等渗液如果只补充水分，可引起低渗性脱水。

（2）肾性体液丢失：①长期大量使用呋塞米、依他尼酸和噻嗪类利尿药，由于抑制了肾小管对 Na^+ 的重吸收，大量 Na^+ 从尿中丢失；②肾病变，急性肾衰竭多尿期，一方面由于肾小管的损伤其功能尚未完全恢复，因而对 Na^+ 和水的重吸收减少；另一方面由于肾小管中尿素等溶质增多引起渗透性利尿。③肾上腺皮质功能不全，因醛固酮分泌减少，使肾小管对 Na^+ 重吸收减少，Na^+ 从尿中排出增多。

2. 对机体的影响

（1）细胞外液显著减少，引起外周循环衰竭：低渗性脱水时，由于失钠多于失水，细胞外液渗透压降低，一方面导致 ADH 分泌减少，肾小管对水的重吸收减少，早期患者可排出较多的低渗尿，使细胞外液容量进一步减少，并使细胞外液渗透压得到一定程度的恢复。另一方面则可引起细胞外液向渗透压相对较高的细胞内转移，从而使细胞外液更加减少。结果导致：①血容量减少，严重时可发生低血容量性休克；②组织间液减少，低渗性脱水时组织间液减少比血浆减少更为突出。这是因为血容量减少，使血浆浓缩，血浆渗透压相对增高，促使一部分组织间液进入血管内补充血容量，结果使组织间液进一步减少（图 4-2）。患者出现一系列组织脱水的体征，表现为皮肤弹性降低、眼窝凹陷和婴儿囟门内陷等。

（2）细胞内液变化：低渗性脱水因细胞外液低渗，水分向细胞内转移，导致细胞内液渗透压降低和容量增加。个别严重病例，可因细胞内水分增多导致脑水肿、颅内高压，引起头晕、惊厥、昏迷等中枢神经系统功能紊乱的表现。

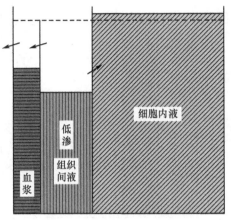

图 4-2　低渗性脱水示意图

（3）尿变化：①尿量，早期因细胞外液渗透压呈低渗状态，ADH 分泌减少，肾小管对水的重吸收减弱，尿量无明显减少。晚期由于血浆容量显著减少，通过容量感受器，反射性地引起 ADH 分泌增多，肾小管对水的重吸收加强，尿量减少。②尿钠，低渗性脱水由于血容量减少，以及血钠浓度降低，可导致醛固酮分泌增多，肾小管对钠的重吸收增多，因此尿中钠极少甚至无钠。

（三）等渗性脱水

等渗性脱水（isotonic dehydration）是钠与水等比例丢失，血清 Na^+ 浓度为 130 ～ 150mmol/L，血浆渗透压为 280 ～ 310mmol/L。

1. 原因及机制　①大量等渗消化液丢失：如剧烈呕吐、腹泻、各种瘘管引流等；②大面积烧伤：因大量血浆在烧伤部位渗出而导致水钠丢失；③反复大量排放腹水、胸水：因为大量排放腹水、胸水后，细胞外液将会大量向胸腔、腹腔转移，而使细胞外液减少，发生等渗性脱水。

2. 对机体的影响

（1）细胞内液量变化不大：等渗性脱水由于细胞外液渗透压仍在正常范围，所以细胞内、外水分的转移相当，细胞内液量变化不大。

（2）细胞外液量减少：等渗性脱水主要是细胞外液大量丢失，导致细胞外液量减少，组织间液和血容量均减少，血液浓缩，循环血量降低（图 4-3）。

（3）尿的变化：等渗性脱水时，因血容量减少，一方面通过肾素 - 血管肾张素 - 醛固酮系统使醛固酮分泌增加；另一方面通过容量感受器使 ADH 分泌增多。醛固酮和 ADH 促使肾对 Na^+、水重吸收增强，可使细胞外液容量得到部分补充。患者表现尿量减少，尿内 Na^+ 明显减少。

（4）患者通常兼有低渗性脱水的部分症状，如血压下降，严重者可导致休克等；同时还兼有高渗性脱水的部分症状，如口渴、体温升高等。

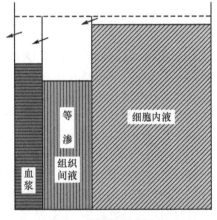

图 4-3　等渗性脱水示意图

等渗性脱水患者，如未及时补液，由于经皮肤的不断蒸发和肺呼吸等途径不断丢失水分，细胞外液渗透压就会逐渐升高而转变为高渗性脱水。反之，如果只注意补充水分而忽视补充钠盐，则可使等渗性脱水转变为低渗性脱水。

二、高容量性低钠血症（水中毒）

高容量性低钠血症（hypervolemic hyponatremia）是指各种原因引起的血清 Na^+ 浓度＜ 130mmol/L，血浆渗透压＜ 280mmol/L，导致细胞内、外容量均增多，并呈低渗状态。体内钠总量可正常或增多，又称水中毒（water intoxication）。

1. 原因及机制　①水摄入过多：在用无盐水灌肠、精神性饮水过量、持续大量饮水以及静脉过多过快输入不含盐或含盐少的液体而超过肾排水能力时，则可使体液总量明显增多。②水排出减少：常见于急性肾衰竭、ADH 分泌增多时，各种应激反应（如大手术、创伤、失血及强烈精神刺激等）以及 ADH 分泌异常增多症，均可使 ADH 分泌增多。

在肾泌尿功能正常时，不易发生水中毒，因此水中毒最常发生于输液不当的急性肾衰竭患者。这一情况在临床上必须要引起高度重视。

ADH 分泌异常增多症见于哪些情况？

常见于：①某些恶性肿瘤，如肺燕麦细胞癌、胰腺癌、淋巴肉瘤等，体内分泌 ADH 或 ADH 样物质增多；②中枢神经系统疾病患者，如脑肿瘤、脑脓肿、脑出血等，刺激体内 ADH 的合成和分泌增加；③严重肺结核和肺炎，可使 ADH 释放增多；④有效循环血量减少，通过容量感受器的作用刺激 ADH 分泌。

链接

2.对机体的影响 ①细胞外液量过多：血钠被稀释。②细胞水肿：由于细胞外液低渗，水分向渗透压相对较高的细胞内转移而引起细胞水肿（图 4-4）。③中枢神经系统症状：由于脑细胞水肿，引起颅内压增高，可出现各种神经精神症状，如恶心、呕吐、头痛、嗜睡、躁动、惊厥甚至昏迷等。严重患者颅内压过高，可引起脑疝，出现呼吸、心搏骤停。

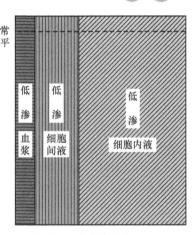

图 4-4 水中毒示意图

三、高容量性高钠血症（盐中毒）

高容量性高钠血症（hypervolemic hypernatremia）是指各种原因引起盐摄入过多，导致机体血容量和血钠均增高，又称盐中毒。

1.原因及机制 ①医源性盐摄入过多：临床上在治疗低渗性或等渗性脱水时，没有严格控制高渗溶液的输入，导致医源性盐摄入过多；②原发性钠潴留：在醛固酮持续超常分泌（原发性醛固酮增多症和 Cushing 综合征等）时，使远曲小管对钠、水的重吸收增加，体内钠总量和血钠含量增加，同时伴细胞外液量的增加。

2.对机体的影响 细胞外液高渗使液体由细胞内向细胞外转移，导致细胞脱水，严重者引起中枢神经系统的功能障碍。

第 2 节 钾代谢紊乱

钾代谢紊乱主要指细胞外液中钾离子浓度的异常变化，包括低钾血症和高钾血症。

一、低钾血症

低钾血症（hyperkalemia）是指血清 K^+ 浓度低于 3.5mmol/L。缺钾是指细胞内钾和机体总钾量的缺失。低钾血症与缺钾都可发生，但不一定同时发生，或者说低钾血症患者体内不一定缺钾。血钾浓度的高低与体内总钾量的多少不可混淆。

（一）原因及机制

1.钾摄入不足 主要见于长期不能进食的患者，如消化道梗阻、昏迷或手术后长期禁食等。由于钾的摄入明显不足，而肾仍在继续排钾，故可发生低钾血症。

2. 钾的丢失过多

（1）经消化道丢失：消化液大量丢失是低钾血症的最常见原因（消化液的钾含量比血清高）。故消化液大量丢失容易导致低钾血症，常见于频繁呕吐、腹泻、胃肠引流等。

（2）经肾丢失：钾经肾随尿液大量丢失是临床上引起低钾血症的常见原因。①长期大量使用利尿药：如噻嗪类及依他尼酸、呋喃苯胺酸等使钾从尿中排出增多；②醛固酮分泌过多：见于原发性和继发性醛固酮增多症，肾对钾排出增多；③肾疾病：如急性肾衰竭多尿期，由于原尿中尿素等溶质分子增多引起渗透性利尿，可使肾排钾增多。

（3）经皮肤丢失：大量出汗亦可引起钾的大量丢失，如高温作业或炎热环境下的剧烈体力活动。

3. 钾在体内分布异常   钾自细胞外向细胞内转移，引起低钾血症，但此时体内的总钾量并未减少，只是钾在体内分布异常。可见于以下情况：①糖原合成增多，如大剂量应用胰岛素，血 K^+ 随葡萄糖大量进入细胞内以合成糖原，因而血钾降低。②家族性周期性麻痹，发病突然，四肢或双下肢肌肉麻痹。患者发作时细胞外液 K^+ 移入细胞内，可引起低钾血症。③急性碱中毒，由于细胞外液 pH 增高，细胞内的 H^+ 外移，同时细胞外的 K^+ 进入细胞内，以维持电中性，因而引起低钾血症。

（二）对机体的影响

低钾血症对机体的影响大小与血钾降低的程度和速度密切相关。一般来说，起病快，症状比较明显；起病慢，缺钾虽较重，但症状不一定显著。

1. 对神经肌肉的影响   急性低钾血症，由于细胞外液钾含量急剧降低，细胞内液 K^+ 浓度/细胞外液 K^+ 浓度比值增大，引起细胞内 K^+ 外流增加，导致静息电位与阈电位差距增大，肌细胞处于超极化状态，兴奋性降低。患者表现为全身软弱无力、腱反射减弱或消失，以四肢最明显，严重者可出现弛缓性瘫痪，甚至呼吸肌麻痹，这是低钾血症患者死亡的主要原因。

慢性低钾血症，由于血钾降低发生比较缓慢，细胞内的 K^+ 可缓慢地向细胞外移出，使细胞内、外 K^+ 浓度梯度变化不大，膜电位无明显变化，肌细胞的兴奋性变化不大，临床症状不明显。

2. 对心肌的影响   常可引起心律失常，如窦性心动过速、房性或室性期前收缩、阵发性房性心动过速、房室传导阻滞等，严重时还可发生心室纤颤，危及生命。发生机制：①心肌兴奋性增高；②心肌自律性增高；③心肌收缩性增强；④心肌传导性降低。心电图可表现为 ST 段压低、T 波低平增宽和出现 U 波等。

低钾血症时，心电图的改变与心肌电生理的关系

主要表现：①ST 段压低：低钾血症使膜对 K^+ 的通透性下降，出现 Ca^{2+} 内向电流相对增大，使 ST 段不能回到基线而下移。②T 波低平增宽：低钾血症造成膜对 K^+ 的通透性下降，使该过程延缓，导致 T 波降低、平坦。③U 波出现：低钾血症对浦肯野纤维的影响大于对心室肌的影响，使浦肯野纤维的复极化过程延长，大于心室肌的复极化过程，则浦肯野纤维的复极化过程得以显现，出现 U 波。

链接

---

3. 对肾的影响   慢性低钾血症时，由于肾远曲小管和集合管上皮细胞受损，对 ADH 的反应性降低，肾对尿的浓缩功能减弱，患者可出现持久性的多尿或低渗尿，甚至发生肾性尿崩症。

4. 对消化系统的影响   低钾时，由于平滑肌的兴奋性降低，胃肠蠕动减弱，患者常有厌食、消化不良、恶心呕吐、便秘等，严重者可导致腹胀甚至麻痹性肠梗阻。

5. 对酸碱平衡的影响　低钾血症时，细胞内 K^+ 外移，而细胞外 H^+ 内移，导致细胞内酸中毒，细胞外碱中毒。同时，肾由于 K^+-Na^+ 交换作用减弱，H^+-Na^+ 交换增强，尿排 H^+ 增多，结果一方面加重了细胞外液碱中毒，另一方面肾因排出的 H^+ 增多，而使尿呈酸性，称反常性酸性尿。

二、高钾血症

高钾血症（hyperkalemia）是指血清 K^+ 浓度高于 5.5mmol/L。临床上出现假性高钾血症，是指血清钾浓度增高，而实际在体内总钾量并不增高。

（一）原因和机制

1. 肾排 K^+ 减少　是引起高钾血症的主要原因。可见于以下情况。①肾疾病：各种原因引起的急性肾功能不全的少尿期和慢性肾衰竭的晚期，由于尿少等原因，肾排 K^+ 减少，可引起高钾血症；②醛固酮缺乏：在慢性肾上腺皮质功能减退时，由于肾上腺皮质激素尤其是醛固酮分泌减少，以致肾远曲小管和集合管排 K^+ 功能降低，可引起高钾血症；③保钾利尿药应用：如螺内酯能竞争性地对抗醛固酮的保钠排钾作用，使 K^+ 排出减少；氨苯蝶啶能抑制远曲小管和集合管对 K^+ 的分泌，导致 K^+ 潴留。

2. 钾摄入过多　临床上主要见于肾功能不全者因静脉快速输入钾盐，而导致血钾升高。①治疗低钾血症时，输入 K^+ 浓度过高，速度过快；②静脉输入大剂量青霉素钾盐；③大量输入库存血（库存血红细胞中的 K^+ 部分释出，库存越久，释出越多，血 K^+ 越高）。

3. 钾分布异常　主要见于以下情况。①组织大量破坏、大量溶血：如挤压综合征、大面积烧伤、血型不合的输血，细胞内 K^+ 大量逸出；②酸中毒：细胞外液 H^+ 浓度增高，过多的 H^+ 流入细胞内而细胞内的 K^+ 移至细胞外，引起高钾血症；③严重缺氧：由于细胞缺氧，ATP 生成不足，导致细胞膜 Na^+-K^+-ATP 酶功能障碍，影响细胞外 K^+ 向细胞内转运；④高钾性周期性麻痹：一种少见的常染色体显性遗传病，发病时除出现肌麻痹外并伴有血钾升高；⑤胰岛素缺乏：常见于糖尿病，患者因胰岛素分泌不足而使 K^+ 进入细胞减少，伴有酮症酸中毒时，H^+ 大量进入细胞内，细胞内的 K^+ 移至细胞外，导致高钾血症。

（二）对机体的影响

1. 对神经和肌肉的影响　在急性高钾血症时，由于血钾急速升高，细胞内 K^+ 浓度改变不大，故细胞内外 K^+ 浓度梯度减少而使 K^+ 外流减少，导致静息电位降低，静息电位和阈电位的差距缩小，以至较小的刺激即可引起动作电位，故轻度高钾血症时神经肌肉的兴奋性增高。患者表现为轻度肌肉震颤、手足感觉异常、腹痛、腹泻等。但严重的高钾血症神经肌肉的兴奋性则降低，出现肌无力、麻痹。慢性高钾血症时，由于血清钾缓慢潴留，细胞外过多的 K^+ 逐渐移入细胞内，故神经肌肉症状不明显。

2. 对心脏的影响　高钾血症对患者最大的危害是对心脏的毒性作用，可引起各种心律失常，最严重时可出现心室纤颤和心搏骤停。其影响：①心肌兴奋性先增高后降低，最终使心肌兴奋性明显降低，甚至消失；②心肌传导性降低；③心肌自律性降低；④心肌收缩性减弱。心电图的主要变化有 T 波高耸，P-R 间期延长，P 波、QRS 波增宽和 Q-T 间期缩短。

3. 对酸碱平衡的影响　高钾血症时，一方面由于细胞外 K^+ 浓度增高使部分 K^+ 进入细胞内，为了维持体液的电中性，H^+ 从细胞内移向细胞外，使细胞外液 H^+ 浓度增高，导致细胞内碱中毒和细胞外酸中毒。另一方面，肾小管上皮细胞也同样发生 K^+ 内移和 H^+ 外移，使肾小管上皮细胞内 K^+ 含量增多，H^+ 含量减少，导致肾小管上皮细胞 K^+-Na^+ 交换增强，H^+-Na^+ 交换减弱，尿排 H^+ 减少，此时血浆呈酸性，尿液呈碱性，故称反常性碱性尿。

第3节　镁代谢紊乱

　　镁是人体必需的重要元素之一，在体液阳离子中，其含量仅次于钠、钾、钙，居第4位，在细胞内仅次于钾。人体内的镁总量为20～28g。60%～65%存在于骨骼，27%存在于骨骼肌，6%～7%存在于其他软组织中。正常血清镁的含量为0.75～1.25mmol/L。血清镁的存在形式是游离镁，可与碳酸氢根、磷酸根、枸橼酸根等阴离子结合为复合镁，也可与白蛋白结合为蛋白结合镁。

　　镁的主要生理功能：①维持酶的活性，参与糖、脂肪、蛋白质、核酸等代谢和许多生命活动过程；②稳定细胞内DNA、RNA和核糖体；③维持可兴奋细胞的兴奋性，影响细胞膜及离子转运。

　　大部分食物中均含有镁。镁摄入后主要在小肠吸收，其吸收受钙、氨基酸和纤维等因素的影响。体内镁的平衡主要依赖于肾及肠道调节。镁的摄入不足或排出过多，均可引起镁代谢紊乱，根据细胞外液中镁浓度的异常，分为低镁血症和高镁血症。

一、低镁血症

　　低镁血症（hypomagnesemia）是指血清镁含量低于0.75mmol/L。

　　1.原因与机制　①摄入不足：常见于长期禁食、节食、厌食及长期营养不良者；②吸收障碍：常见于小肠切除、胃肠道瘘、吸收不良综合征等；③排出过多：经消化道排出过多（严重呕吐、腹泻以及胃肠引流等），经肾排镁过多（慢性肾小球肾炎、肾盂肾炎、利尿药的使用、高钙血症等）；④其他因素：如透析失镁、大量出汗等。

　　2.对机体的影响

　　（1）对神经-肌肉和中枢神经系统的影响：低镁血症可使神经-肌肉兴奋性增强，可出现四肢肌肉震颤、强直、痛性肌痉挛和手足搐搦等临床表现；低镁血症可使中枢神经系统应激性增强，引起多种神经精神症状，轻者产生神经功能症状，重者引起精神失常、定向力失常、癫痫发作，甚至惊厥、昏迷等。

　　（2）对心血管系统的影响：引起心律失常，以室性心律失常为主，严重者因心室纤颤而猝死；还可导致冠状动脉痉挛和血压升高等。

　　（3）对代谢的影响：缺镁时，骨内镁释放，而肾小管重吸收钙及骨钙动员均减少，使血钙降低；低镁也促进了肾小管排钾增加，致低钾血症。

二、高镁血症

　　高镁血症（hypermagnesemia）是指血清镁浓度高于1.25mmol/L。

　　1.原因与机制　高镁血症主要为肾排镁障碍，见于急、慢性肾衰竭伴少尿，严重脱水伴有少尿及甲状腺功能减退等。此外，静脉内补镁过多过快也可引起高镁血症。

　　2.对机体的影响

　　（1）对神经-肌肉和中枢神经系统的影响：主要产生抑制作用，表现为肌无力，甚至骨骼肌弛缓性麻痹，严重者可使呼吸肌麻痹而死亡。中枢神经系统症状可表现嗜睡、精神萎靡、言语不清、昏迷等。

　　（2）对心血管系统的影响：高镁能抑制房室和室内兴奋传导，降低心肌兴奋性，可出现各种传导阻滞和心动过缓等，严重者引起心脏停搏。

　　（3）对平滑肌的影响：高镁可使血管平滑肌舒张，并发低血压；对内脏平滑肌的抑制可引起恶心、呕吐、腹胀、便秘、尿潴留等。

（王见遐）

目 标 检 测

1. 名词解释　脱水、高渗性脱水、低渗性脱水、等渗性脱水、脱水热、水中毒、盐中毒、低钾血症、高钾血症、反常性酸性尿、反常性碱性尿、低镁血症、高镁血症
2. 为什么低渗性脱水在早期即可发生休克？列表比较三种类型脱水的主要区别。
3. 说出高钾血症对机体的影响。
4. 简述高镁钾血症和低镁血症的原因和对机体的影响。
5. 病例讨论

（1）患者男，38 岁，一天前因煤气爆炸烧伤头面部、前胸及双上肢。当地医院给予补充 5% 葡萄糖溶液 2000ml。次日转入某院烧伤科。

分析：其水电解质平衡紊乱的类型。

（2）患儿，18 个月，因腹泻、呕吐 3 天入院。每天腹泻 8～10 次，水样便，呕吐 3～4 次，不能进食，每日补 5% 葡萄糖溶液 1000ml，尿量减少，腹胀。实验室检查：血清 Na^+ 120mmol/L，血清 K^+ 3.1mmol/L。

分析：患儿所发生的水钠代谢紊乱是哪种？患儿所发生的电解质代谢紊乱是什么？

（3）患者，男，37 岁，因发热、腹痛、呕吐、嗜睡 2 天，以"急性弥漫性腹膜炎"入院。查体：血压 105/60mmHg，脉搏 99 次 / 分，呼吸 33 次 / 分，呼气中有烂苹果味，体温 39℃。患者烦燥不安，神志模糊，口唇干燥，眼窝凹陷，皮肤弹性差。腹部膨隆，有肌紧张、压痛、反跳痛，叩诊有移动性浊音，听诊肠鸣音减弱。键反射减弱。实验室检查：血 Na^+ 浓度 156mmol/L，血 K^+ 浓度 3.3mmol/L，血 pH7.32，血浆 HCO_3^- 22mmol/L。

问题：患者发生的水钠代谢紊乱是什么？电解质代谢紊乱是什么？酸碱平衡紊乱主要是什么？

第5章 水 肿

学习要求

掌握水肿的概念、原因和发生机制，水肿的特点以及水肿对机体的影响；理解心性水肿、肝性水肿、肾性水肿的发生机制及病变特点。

水肿（edema）是指过多的体液在组织间隙或体腔内积聚。水肿液积聚于体腔者，称为积水或积液，如胸腔积液、腹腔积液、心包积液、脑积水等。水肿并非是独立的疾病，而是多种疾病常见的一种病理过程。

水肿的常用分类为：①根据水肿的发生原因，可分为心性水肿、肾性水肿、肝性水肿、营养不良性水肿、炎性水肿、淋巴性水肿等，有的水肿至今原因不明，称特发性水肿；②根据水肿其分布范围，可分为全身性水肿和局部性水肿；③根据水肿其发生部位，可分为肺水肿、脑水肿、皮下水肿等。

一、水肿的原因及发生机制

正常人体组织间液的含量相对恒定，这主要有赖于机体调节下的血管内外液体交换和体内外液体交换的动态平衡。这种平衡一旦被打破，可导致组织间液的生成大于回流或钠、水潴留而引起水肿。

（一）血管内外液体交换失平衡（组织间液生成大于回流）

正常情况下，血管内外不断进行液体交换，使组织液的生成和回流保持动态平衡，而这种平衡由以下因素决定。①有效流体静压：是促使液体滤出到血管的力量。有效流体静压＝毛细血管的平均血压（2.33kPa）－组织间液流体静压（－0.87kPa），正常值约为3.20kPa（24mmHg）。②有效胶体渗透压：是促使液体回流至毛细血管的力量。有效胶体渗透压＝血浆胶体渗透压（3.72kPa）－组织间胶体渗透压（0.67kPa），正常值约为3.05kPa（22.9mmHg）。有效流体静压减去有效胶体渗透压的差值是平均实际滤过压。据上述计算结果，平均实际滤过压为0.15kPa。可见，正常情况下组织液的生成略大于回流，而经淋巴管吸收（图5-1）。③淋巴回流组织液剩余的部分（约10%）经过淋巴系统回流进入血液循环。淋巴回流不仅可把这部分组织液送回体循环，而且可把从毛细血管壁漏出的蛋白质及细胞代谢产生的大分子物质吸收入体循环，以保证组织液生成与回流的平衡。

1. 毛细血管内流体静压增高　常见于静脉受压、静脉栓塞及充血性心力衰竭患者。当静脉回流受阻，静脉压及毛细血管内压力增高时，平均实际滤过压增大，导致组织液生成增多，当其超过了淋巴回流的代偿限度时，便会发生水肿。动脉充血时，毛细血管内流体静压增高，是引起炎性水肿的重要因素之一。

2. 血浆胶体渗透压降低　主要决定血浆白蛋白的含量，它起着限制血浆液体滤出毛细血管的作用。因此，当血浆白蛋白含量减少，血浆胶体渗透压下降，而平均实际滤过压增大，组织液生成增加。主要原因见于以下几种。①蛋白质摄入不足：如长期禁食、营养不良、胃肠道消化吸收障碍等；②蛋白质合成障碍：如肝硬化等；③蛋白质丢失过多：如肾病综合征时，大量蛋白从尿中丧失；④蛋白质消耗过多：如恶性肿瘤、结核病分解增加等。

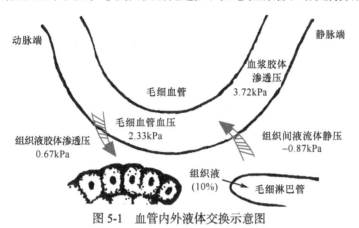

图 5-1　血管内外液体交换示意图

3. 微血管壁通透性增加　在缺氧、酸中毒、烧伤、感染和变态反应时，由于微血管壁通透性增加，血浆蛋白滤出增多，组织间隙胶体渗透压增高，有效胶体渗透压下降，导致组织间液生成明显增多而发生水肿。

4. 淋巴回流受阻　在淋巴管受肿瘤压迫、瘢痕牵拉、淋巴管腔被瘤细胞或寄生虫阻塞、恶性肿瘤摘除术时广泛淋巴管切除等，可造成淋巴回流受阻，使含蛋白质高的淋巴液在组织间隙中积聚，形成淋巴性水肿。如丝虫病时，因淋巴管被成虫堵塞可引起双下肢及阴囊的慢性水肿。

（二）体内外液体交换失平衡（钠、水潴留）

正常时，肾小球滤过的钠、水总量中，只有 0.5% ～ 1% 形成终尿排出体外，而有 99% ～ 99.5% 被肾小管重吸收。其中，近曲小管主动吸收占 60% ～ 70%，远曲小管和集合管受激素调节对钠、水重吸收。肾小球滤过率与肾小管重吸收之间保持的这种动态平衡，称为球 - 管平衡。如果使肾小球滤过率或肾小管重吸收钠、水增多，这种平衡失调，导致钠、水潴留而引起水肿。

1. 肾小球滤过率（GFR）下降　在肾小球滤过率下降，而肾小管重吸收功能正常时，即可导致钠、水潴留而发生水肿。如急性肾小球肾炎时，使 GFR 降低，但肾小管仍能正常重吸收，可发生肾炎性水肿；充血性心力衰竭、肾病综合征、肝硬化伴腹水等可引起有效循环血量减少，肾血流量下降时，可导致 GFR 下降引起钠、水潴留而引起水肿。

2. 近曲小管重吸收钠、水增多　近曲小管对钠、水重吸收增多引起的球 - 管平衡失调，使肾排水减少，是某些全身性水肿发病的重要原因。

（1）心房利钠多肽（ANP）分泌减少：具有利钠、利水作用的 ANP 的分泌和释放受血容量、Na^+ 含量、血压等因素的影响。当有效循环血量明显减少时，心房牵张感受器兴奋性降低，使 ANP 分泌减少，近曲小管对钠、水的重吸收增加，可导致或促进水肿的发生。

（2）肾小球滤过分数（filtration fraction，FF）增加：FF= 肾小球滤过率 / 肾血浆流量。正常时约有 20% 的肾血浆流量经肾小球滤过。充血性心力衰竭、肾病综合征时，由于有效循环血量减少，肾素和血管紧张素分泌增加引起肾小动脉收缩，但通常是出球动脉收缩较入球动脉收缩更明显，致使肾小球滤过压升高，滤过率相对增加，因此 FF 增大。此时，无蛋白滤液相对较多，而通过肾小球后，进入肾小管周围的毛细血管内血液中蛋白和胶体渗透压相对较高。同时,毛细血管内血流量相对减少,流体静压下降,可导致近曲小管重吸收钠、水增加而发生水肿。

3.远曲小管和集合管重吸收钠、水增多　远曲小管和集合管对钠、水的重吸收受激素调节,其功能状态与水肿发生密切相关。

（1）血中醛固酮含量增高:①分泌增加,见于充血性心力衰竭、肾病综合征及肝硬化腹水等。当有效循环血量减少或其他原因引起肾血流量减少时,可刺激入球小动脉壁的牵张感受器,肾小球滤过率降低使流经致密斑的钠量减少,均可激活肾素-血管紧张素-醛固酮系统,导致钠、水潴留。②灭活减少,如肝硬化患者,因肝细胞灭活醛固酮的功能减退,可使血中醛固酮含量增高。

（2）抗利尿激素（ADH）分泌增加:①肾素-血管紧张素-醛固酮系统激活以及醛固酮分泌增加,肾小管对钠的重吸收增多,使血浆渗透压增高,可刺激下丘脑渗透压感受器,促进 ADH 的分泌和释放。②在充血性心力衰竭等引起的有效循环血量减少时,因左心房壁容量感受器的刺激减弱,也可反射性地引起 ADH 分泌增多。ADH 分泌和释放增加,促进了肾小管对水的重吸收,导致钠、水潴留。

综上所述,水肿是一个复杂的病理过程,在各种不同类型的水肿发生发展中,往往是多种因素同时或相继发挥作用。同一因素在不同的水肿发病机制中所产生的作用也不尽相同。在临床上,对不同的水肿患者必须进行具体分析,以便制订有效的治疗方案和护理措施。

二、水肿的特点及对机体的影响

（一）水肿的特点

1.水肿液的性状　水肿液的相对密度低于 1.015,蛋白质含量低于 25g/L,细胞数少于 500×10^6/L。常见于淤血、营养不良、肾病等引起的水肿,而与炎症引起渗出液的特点不同。

2.皮肤水肿　是水肿的重要体征,可表现为皮肤肿胀,弹性减弱,皱纹变浅。若指压水肿处皮肤有凹陷者,称为凹陷性水肿,亦称为显性水肿（frank edema）。这是因为分布在间隙中的胶体网状物（透明质酸、胶原及黏多糖等）对液体有强大的吸附力和膨胀性。只有当液体的积聚量超过胶体网状物的吸附能力时,才出现游离液体,表现出凹陷性水肿。实际上,在皮肤出现凹陷性水肿前往往已有组织间液的积聚,但水肿液与胶体网状物呈凝胶态结合,并可达原体重的 10%,无肉眼可见的凹陷性水肿,此时的水肿称为隐性水肿（recessive edema）。所以,临床上常采用动态测体重来判断水肿消长的重要依据。

3.器官水肿　肉眼观,病变器官体积增大、重量增加、色泽苍白且光亮、弹性减弱等。镜下观,组织肿胀,细胞间距加大,其内充满水肿液。

4.全身水肿　最常见的全身性水肿是心性水肿、肾性水肿和肝性水肿（见常见水肿类型及特点）。

（二）水肿对机体的影响

水肿对机体有利影响,如炎性水肿液中含有抗体成分,能增加局部抵抗力,稀释毒素,减轻组织损伤,水肿液的纤维蛋白原在组织间隙形成纤维蛋白网,能防止病原生物体的扩散等。为避免在循环系统压力急剧升高时血管破裂和急性心力衰竭的危险,水肿可使血管内液部分转移到组织间隙,达到了缓解血管内压的作用,又称为是心血管系统"安全阀"。

多数情况下,水肿对机体有不利影响,其影响大小主要取决于水肿的部位、程度、发生速度及持续时间：①过量液体在组织间隙中积聚，使毛细血管与细胞之间的距离增大，营养物质和代谢废物的弥散发生障碍，可致受累细胞发生营养障碍。长期的水肿可使局部组织抵抗力降低，易发生感染或感染不易控制。②发生在四肢和体表的水肿，对机体的功能活动影响较小；而发生在重要生命活动器官的水肿，如脑水肿引起颅内高压、脑疝，喉头水肿引起气道阻塞、窒息，肺水肿引起严重缺氧等，则可给机体造成严重的后果，甚至死亡。

三、常见水肿的类型及特点

1. 心性水肿　是指由充血性心力衰竭引起的水肿。临床上通常是指严重右侧心力衰竭所致的全身性水肿。心性水肿一般首先于下肢尤其是踝关节部位出现，以后逐步向上蔓延，其发生机制主要与心排血量减少和静脉回流障碍有关。心排血量减少可引起肾小球滤过率降低，肾小管对钠、水重吸收增强，导致钠、水潴留；心脏排血不足，回心血量减少，体循环淤血，引起静脉压和毛细血管流体静压增高。肝、胃肠道淤血，白蛋白合成、吸收减少，使血浆胶体渗透压降低以及肝淤血时，对醛固酮灭活不足，使肾小管重吸收钠、水增多，导致钠、水潴留（图 5-2）。

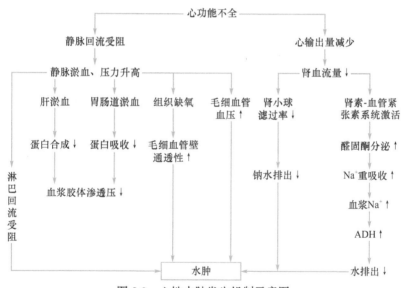

图 5-2　心性水肿发生机制示意图

2. 肾性水肿　是指由各种肾疾病引起的水肿。肾性水肿一般从颜面、眼睑等组织疏松的部位开始出现，严重者可出现全身性水肿。常见于急性肾小球肾炎和肾病综合征患者。肾小球肾炎性水肿的发生主要是肾小球毛细血管内皮细胞、系膜细胞增生肿胀及炎性渗出物增多，使肾小球毛细血管极度狭窄，致使肾小球滤过率降低而导致钠、水潴留所致。肾病性水肿发生的主要环节是长期大量蛋白尿，使蛋白丢失过多，致使血浆胶体渗透压下降，组织液生成过多以及钠、水潴留而发生水肿（图 5-3）。

3. 肝性水肿　是指由肝疾病（肝硬化、重型病毒性肝炎等）引起的水肿。主要表现为腹水，严重时出现全身水肿。其发生主要是由于肝静脉回流受阻，肝淋巴液生成增多，门静脉高压和肠系膜淋巴液生成增多，血浆胶体渗透压降低，有效循环血量下降，钠、水潴留所致。此外，肝细胞受损后肝功能降低，对醛固酮和抗利尿激素灭活作用减弱，导致钠、水潴留而加重腹水的形成（图 5-4）。

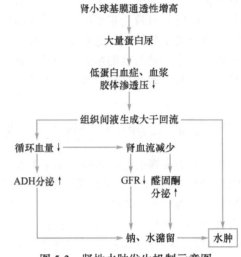

图 5-3　肾性水肿发生机制示意图

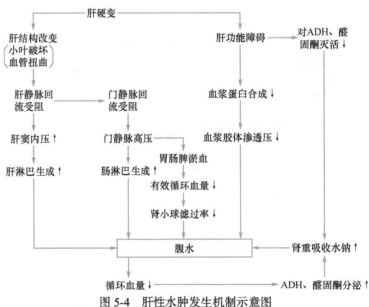

图 5-4　肝性水肿发生机制示意图

（郭家林）

目 标 检 测

1. 简述水肿的概念、原因及发生的机制。

2. 简述水肿的特点及对机体的影响。

3. 简述水肿的常见类型及特点。

4. 病例讨论

（1）患者女，49岁。右侧乳腺癌根治术1周后，右侧上肢出现顽固性水肿。

问题：患者右侧上肢出现水肿的原因是什么？如何减轻右上肢水肿？

（2）患儿女，9岁。两周前曾患急性化脓性扁桃体炎，近几天来眼睑和面部出现明显水肿，尿量减少；尿检：尿蛋白（++），尿红细胞（++），血压 130/86mmHg。

问题：患儿发生水肿的主要原因是什么？护理工作中应注意什么？

第6章 炎　　症

学习要求

　　掌握炎症、变质、渗出、增生、假膜性炎、蜂窝织炎、脓肿、肉芽肿性炎的概念，
炎症的基本病理变化、分类，渗出性炎的类型及主要病变特征；理解炎症的局部表现、
全身反应及炎症的结局；了解炎症的原因。

　　炎症（inflammation）是指具有血管系统的活体组织对各种损伤因子所发生的防御反应。
炎症的基本病理变化是变质、渗出和增生。局部临床表现为红、肿、热、痛和功能障碍。
全身反应有发热、末梢血白细胞变化等。

　　炎症在临床上极为常见，可发生在机体的不同部位和组织，如疖、痈、风湿病、肾炎、
肺炎、结核病、淋病、外伤感染等，其病理过程都属于炎症。炎症是损伤、抗损伤和修复
三位一体的综合过程。

第1节　炎症的原因

　　炎症的原因是指能引起组织和细胞损伤的因素，种类很多，可归纳以下几类。

　　1.生物性因子　最常见，包括细菌、病毒、立克次体、支原体、螺旋体、真菌、原虫和寄
生虫等。由生物性因子引起的炎症又称为感染。某些病原体可以通过其抗原性诱发免疫反
应而导致组织损伤，如寄生虫感染和结核等。

　　2.物理性因子　高温、低温、放射线和紫外线、机械性创伤、电击伤等。

　　3.化学性因子　外源性化学性因子有强酸、强碱等；内源性化学性因子有坏死组织的
分解产物和堆积于体内的某些代谢产物，如尿素、尿酸等。

　　4.变态反应　当机体免疫反应状态异常时，可引起不适当或过度的免疫反应，造成组
织损伤，引发炎症反应，如过敏性鼻炎、荨麻疹及某些类型的肾小球肾炎等。

　　5.坏死组织　组织损伤后的分解产物是一种潜在的致炎因子，可以引起炎症，如在新
鲜的坏死组织边缘的充血、出血带就是炎症反应的结果。

第2节　炎症的基本病理变化

　　炎症的基本病理变化是变质、渗出和增生。变质是损伤过程，渗出和增生是抗损伤和
修复过程。一般急性炎或炎症早期以变质和渗出为主，慢性炎或炎症后期以增生为主。但
变质、渗出、增生是相互联系的，可相互转换，如结核病虽然通常表现为增生性炎，也可
以转化为变质性炎或渗出性炎。

一、变　　质

　　变质（alteration）是指炎症局部组织细胞发生的变性和坏死。变质由致炎因子直接作用，

或由血液循环障碍和炎症的反应产物间接作用引起。

1.形态变化　实质细胞和间质均可发生变质。实质细胞变质性变化有细胞水肿、脂肪变性、细胞凝固性坏死、液化性坏死、细胞凋亡等。间质可发生黏液样变性和纤维素样坏死等。

2.代谢变化　分解代谢增强，表现为以下两个方面。①局部酸中毒：糖、脂肪和蛋白质的分解代谢增强，耗氧量增加，但由于局部血液循环障碍和酶系统受损，局部氧化障碍，导致氧化不全的中间代谢产物（乳酸、脂肪酸、酮体等）在局部堆积，使氢离子浓度增高，导致局部酸中毒。②组织内渗透压升高：由于炎症病灶分解代谢亢进，坏死组织崩解，局部大分子蛋白性物质分解为许多较小分子物质，使分子浓度增高，加之氢离子浓度增高和盐性解离增强，致使胶体渗透压和晶体渗透压均升高，促使炎性渗出。

3.炎症介质（inflammatory mediator）　是指炎症过程中产生并参与引起炎症反应的化学活性物质。炎症介质在炎症的发生发展过程中有重要的介导作用，可以促进血管反应、使血管壁通透性增高及对炎细胞具有趋化作用，引起炎症局部反应和全身反应。炎症介质有外源性（细菌及其产物）和内源性（来源于细胞及血浆）两大类。以内源性介质最为重要。主要炎症介质及其作用见表6-1。

表6-1　主要炎症介质及其作用

炎症介质	来源	血管扩张	血管壁通透性增加	趋化作用	其他作用
组胺	肥大细胞、血小板	+	+		
前列腺素	细胞浆膜磷脂成分	+	+		疼痛、发热
白三烯	白细胞、肥大细胞		+	+	
溶酶体成分	中性粒细胞				组织损伤
细胞因子	T淋巴细胞			+	组织损伤、发热
C3a、C5a	补体系统		+	+	
缓激肽	血浆蛋白质	+	+		疼痛

二、渗　　出

渗出（exudation）是指炎症局部组织血管中的液体成分、纤维蛋白原等蛋白质和各种炎症细胞通过血管壁进入组织间隙、体腔、体表、黏膜表面的过程。急性炎及炎症的早期，渗出最为明显，在此过程中，以血管反应为主，包括血流动力学改变、血管通透性增高和血液成分的渗出等。

（一）血流动力学的变化

致炎因子作用于局部组织后，局部微循环很快发生血流动力学改变，其变化一般按下列顺序发生（图6-1）。

1.细动脉短暂收缩　由神经调节和炎症介质引起，损伤发生后立即发生短暂的细动脉收缩，持续仅几秒钟。

2.血管扩张和血流加速　先累及细动脉，随后导致更多微血管床开放，使局部血流加快、血量增加，形成动脉性充血，局部组织因此而发红、发热，代谢增强。血管扩张与神经轴突反射和炎症介质有关。

3.血流速度减慢　在致炎因子和某些炎症介质的作用下，

1.正常血流

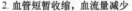
2.血管短暂收缩，血流量减少

3.血管扩张，血流加速

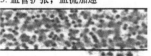
4.血管进一步扩张，血流变慢，血浆及白细胞渗出

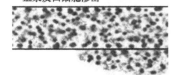
5.血流显著变慢，红细胞漏出血管

图6-1　血流动力学变化

炎区内血管进一步扩张(主要是细静脉、毛细血管),血管流体静压升高及微血管通透性增强,含蛋白质的液体向血管外渗出,导致血管内红细胞浓集和黏稠度增加,血流减慢,为白细胞游出提供条件。

(二)血管壁通透性增高

引起血管壁通透性增高的机制:①炎症局部组织产生的组胺、缓激肽等炎症介质,作用于内皮细胞受体使内皮细胞收缩,内皮间隙增宽;②致炎因子可直接损伤内皮细胞,如严重烧伤和化脓菌感染等;③白细胞介导的内皮细胞损伤;④新生的毛细血管内皮细胞间连接不健全,具有高通透性。

(三)血液成分的渗出

1.液体渗出

(1)液体渗出的原因:①血管壁通透性增高;②微循环内流体静压增高,炎症早期的动脉性充血和后期的静脉淤血均使血管内流体静压升高;③组织渗透压增高,炎症局部组织变性坏死、分解代谢增强及局部酸中毒,使局部的分子浓度和离子浓度升高,胶体渗透压和晶体渗透压均升高。炎症时渗出的液体,称为渗出液。渗出液积存于组织间隙,称为炎性水肿;积存于体腔(胸腔、腹腔、心包腔),称为积液。渗出液与单纯血液循环障碍(心力衰竭、肝硬化引起的静脉淤血)引起的漏出液不同(表6-2)。正确的区分两者对临床某些疾病的诊断和鉴别诊断具有一定的帮助。

(2)液体渗出的意义:液体渗出的意义有两个方面。

1)对机体有利的方面:①渗出液可稀释炎症局部的毒素,减少这些化学物质对局部组织的损伤;②给局部带来葡萄糖、氧气、蛋白质等营养物质,带走代谢产物,有利于再生与修复;③渗出液中含有抗体、补体等,有利于消灭病原菌和增强局部防御能力;④渗出物中的纤维素交织成网,可限制病原微生物扩散,有利于吞噬细胞吞噬,在炎症后期有利于组织修复;⑤渗出物所含病原微生物和毒素随淋巴液吸收带到淋巴结,有刺激机体产生细胞免疫和体液免疫的作用。

表6-2 渗出液与漏出液的比较

比较项目	渗出液	漏出液
原因	炎症	循环障碍、淤血
发生机制	血管壁通透性增高	静脉回流受阻
蛋白质含量	> 30g/L	25g/L
相对密度	> 1.018	< 1.018
细胞数	> 500×10⁶/L	< 100×10⁶/L
黏蛋白定性试验	阳性	阴性
凝固性	能自凝	不能自凝
透明度	混浊	澄清

2)对机体不利的方面:①渗出液过多可引起压迫和阻塞,如心包积液可压迫心脏,喉头水肿可导致窒息,关节内液体过多可影响关节运动;②渗出液内纤维素过多,不容易完全吸收,可发生机化,引起组织粘连,如心包粘连导致缩窄性心包炎,严重影响心功能,肠粘连导致肠功能障碍。

2.细胞成分渗出 白细胞渗出是炎症反应最重要的特征。白细胞通过阿米巴样运动游出并集聚到炎症区的现象,称炎细胞浸润。白细胞渗出是一个复杂的过程,包括白细胞边集、附壁、游出等连续阶段,然后在化学趋化因子的作用下到达炎症病灶,发挥防御作用。红细胞无运动能力,血管壁受损严重时红细胞可漏出。

(1)白细胞渗出和趋化作用:随着血管扩张,血管壁通透性增强和血流缓慢,白细胞由轴流到达血管的边缘部,称为白细胞边集(leukocytic margination);边集的白细胞贴附在内皮细胞表面,称为白细胞附壁或黏着;黏着的白细胞伸出伪足,以阿米巴样运动的方式从内皮细胞连接处的缝隙中逸出到血管外,称为白细胞游出(图6-2)。在渗出的炎细胞中，中性粒细胞游走能力最强，游出最早，淋巴细胞运动能力最弱。炎症的不同阶段游出的白细胞不同。致炎因子不同，游出的白细胞种类也不同。

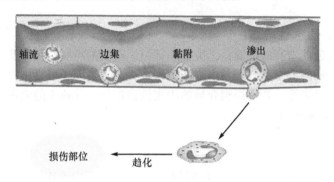

图 6-2 白细胞游出模式图

游出的白细胞沿着组织间隙以阿米巴样运动向炎症病灶定向游走集中的现象，称为趋化作用（chemotaxis）。能使白细胞定向移动的化学物质，称为趋化因子。趋化因子分内源性和外源性两类，前者主要有补体成分（尤其是 C5a）、白三烯（主要是 LTB$_4$）、细胞因子（IL-8），后者主要为可溶性细菌产物。趋化因子具有特异性，有些趋化因子只吸引中性粒细胞，而有些趋化因子只吸引单核细胞或嗜酸性粒细胞。不同的炎症细胞对趋化因子反应不相同，粒细胞和单核细胞对趋化因子反应较明显，而淋巴细胞对趋化因子反应则较弱。

（2）白细胞的吞噬作用：吞噬作用是指白细胞吞噬和消化病原体及组织碎片的过程，是人体消灭致病因子的重要手段。具有吞噬能力的细胞，称为吞噬细胞。人体内吞噬细胞主要有两种，即中性粒细胞和单核细胞（巨噬细胞）。吞噬过程包括识别和附着、包围吞入、杀伤和降解三个阶段（图 6-3）。吞噬细胞借助其表面的 FC 和 C3b 受体，能识别被调理素（如免疫球蛋白 IgGFC 段、补体 C3b 等）包绕的细菌。抗体或补体与相应受体结合，细菌就被粘

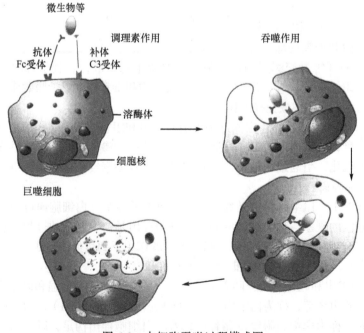

图 6-3 白细胞吞噬过程模式图

着在吞噬细胞的表面，吞噬细胞伸出伪足，随伪足延伸和相互融合，细菌被吞入胞质内形成吞噬体，并与溶酶体融合形成吞噬溶酶体。细菌在吞噬溶酶体内被具有活性的氧代谢产物杀灭和降解。除吞噬作用外，白细胞还在局部产生免疫作用及组织损伤作用。

> **调理素化**
>
> 调理素是存在于血清中的一类能增强吞噬细胞吞噬功能的蛋白质，包括抗体的Fc段、补体等。细菌等颗粒状物与含有调理素的血清接触并被其包裹，此过程，称为调理素化。

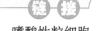

（3）参与炎症反应的白细胞的种类及其功能：炎症区的中性粒细胞、嗜酸性粒细胞、单核细胞、淋巴细胞等主要来自血液，少数来自组织增生的细胞，如巨噬细胞等（图6-4）。

1）中性粒细胞：又名小吞噬细胞，来自血液，一般最早进入组织。它具有活跃的运动和较强的吞噬功能，能吞噬细菌、组织崩解碎片等，多见于炎症早期、急性炎和化脓性炎。

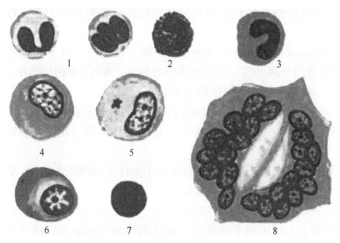

图6-4 各种炎细胞形态特征模式图

1.中性粒细胞；2.嗜碱性粒细胞；3.嗜酸性粒细胞；4.单核细胞；5.巨噬细胞；6.浆细胞；7.淋巴细胞；8.多核细胞

2）单核细胞及巨噬细胞：来自血液，也存在于人体各组织，具有较强吞噬功能，能吞噬较大的病原体、异物、坏死组织碎片甚至整个细胞。还能吞噬并处理抗原，把抗原信息传递给免疫活性细胞，促进特异性免疫反应。巨噬细胞在不同情况下有不同的形态特征：如吞噬含蜡质膜的细菌（结核分枝杆菌）时，形成类上皮细胞；吞噬脂质形成泡沫细胞；如异物体积较大，多个巨噬细胞相互融合或核分裂而胞质不分裂形成多核巨细胞。常见于急性炎后期、慢性炎、某些非化脓性炎（结核、伤寒等）、病毒和寄生虫感染等。

3）嗜酸性粒细胞：来自血液，能吞噬抗原抗体复合物，运动能力弱。嗜酸性颗粒内含多种水解酶，如蛋白酶、过氧化物酶等。常见于慢性炎、寄生虫感染、变态反应性炎症（支气管哮喘、过敏性鼻炎）等。

4）淋巴细胞和浆细胞：淋巴细胞来自血液和组织，运动能力弱，无吞噬能力，分为T和B两类。T淋巴细胞参与细胞免疫，产生各种淋巴因子，杀伤靶细胞；B淋巴细胞在抗原刺激下转变为浆细胞，产生抗体，参与体液免疫反应。多见于慢性炎，如结核分枝杆菌、病毒、梅毒螺旋体、立克次体等感染。

5）嗜碱性粒细胞：来自血液，胞质内含粗大的嗜碱性颗粒，内含肝素、组胺、5-羟色胺。当受炎症刺激时，细胞脱颗粒而释放上述物质导致炎症，多见于变态反应性炎。

三、增 生

增生是指在致炎因子和组织崩解产物等刺激下，炎症区组织的实质和间质细胞数目增多。增生常见于慢性炎及炎症后期，但急性肾小球肾炎（详见泌尿系统疾病）和伤寒（详见传染病）在炎症早期即表现为增生。增生的成分有实质细胞、巨噬细胞、血管内皮细胞和成纤维细胞等。增生有限制炎症扩散和促进炎症区组织修复等作用，但增生过度也可导致组织器官的功能障碍。

第3节 炎症的类型及病理变化特点

一、炎症的临床类型

临床上根据炎症性疾病的病程长短和发病急缓，可将炎症分为超急性炎、急性炎、亚急性炎和慢性炎。

1.超急性炎（hyperacute inflammation） 呈暴发性经过，整个病程数小时至数天。炎症反应剧烈，病理变化以坏死为主，变性和渗出比较轻，短时间内引起组织器官的严重损害，甚至导致机体死亡，常见于器官移植的超急性排斥反应。

2.急性炎（acute inflammation） 发病急、症状明显，病程常从数天至1个月。急性炎局部病变常以变质、渗出为主，病灶内常有大量中性粒细胞浸润，如急性阑尾炎、急性细菌性痢疾等。

3.亚急性炎（subacute inflammation） 病程介于急性炎与慢性炎之间，常从1个月至数月，如亚急性重型肝炎、亚急性细菌性心内膜炎。

4.慢性炎（chronic inflammation） 起病缓慢、症状不明显，病程常从数月至数年以上。局部病变常以增生为主，渗出和变质较轻。病灶内浸润的细胞常以淋巴细胞、巨噬细胞和浆细胞为主，如慢性阑尾炎、慢性胆囊炎的急性发作。

二、炎症的病理学类型及其特点

炎症根据病理变化特点分为变质性炎、渗出性炎和增生性炎。

1.变质性炎 病理变化以组织细胞的变性、坏死为主，渗出和增生改变较轻微。主要发生在质地致密、代谢比较旺盛的组织器官，如心、肝、肾、脑等。常见原因是严重感染、中毒和变态反应等。临床上常见的变质性炎有病毒性肝炎、白喉性心肌炎、乙型脑炎等。

2.渗出性炎 病理变化以渗出为主，伴有不同程度的变质和增生。根据渗出物成分的不同，分为以下几类。

（1）浆液性炎（serous inflammation）：渗出物以浆液（主要是血清）为主，有少量中性粒细胞和纤维素等。常发生于黏膜、浆膜和疏松结缔组织等处，如感冒初期的鼻黏膜炎、胸腔的炎性积液、皮肤二度烧伤所形成的水疱等都属于浆液性炎。对机体的影响取决于发生的部位、渗出物的量和机体对渗出物的吸收情况。

（2）纤维素性炎（fibrinous inflammation）：渗出物主要是纤维蛋白原，继而形成纤维素。在HE切片中纤维素呈红染、交织网状、条状或颗粒状，并可见中性粒细胞和坏死细胞碎片。凡是能引起血管壁通透性升高的因素，如细菌毒素、炎症介质、酸中毒和内、外源性毒物等均可导致纤维蛋白原渗出。常发生在肺、黏膜和浆膜。肺的纤维素性炎，常见于大叶性肺炎（详见呼吸系统疾病）。发生在黏膜的纤维素性炎，由纤维素、坏死组织和中性粒细胞等在黏膜表面形成一层灰白色膜状物，称为假膜，故把发生在黏膜的纤维素性炎称为假膜性炎，如急性细菌性痢疾和白喉（图 6-5）。发生在支气管的假膜容易脱落造成窒息。发生在浆膜的纤维素性炎，如纤维素性心包炎，由于心脏舒缩运动，在心包脏、壁两层表面形成许多绒毛状物，称为"绒毛心"（图 6-6）。渗出的纤维素量、组织内的抗胰蛋白酶含量和渗出的中性粒细胞量都影响着纤维素的吸收清除，如果前两者含量多而后者少，则阻碍其吸收清除，导致机化，影响脏器功能，如心包膜脏层和壁层粘连导致心包缩窄，使心脏舒缩受限。

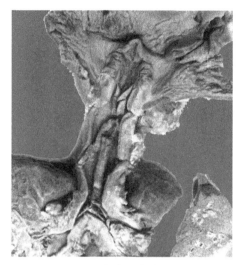

图 6-5 白喉（肉眼观）
咽、喉、支气管假膜性炎：咽部及气管内见灰红色假膜覆盖，气管内的假膜已与气管壁剥离

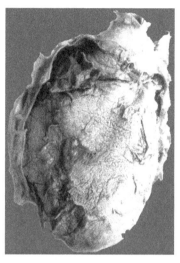

图 6-6 风湿性心外膜炎（绒毛心）（肉眼观）
心外膜覆盖一层纤维素性渗出物，呈绒毛状

（3）化脓性炎（purulent inflammation）：是指以大量中性粒细胞渗出为特征，伴有不同程度的组织坏死和脓液形成的炎症。致病菌多为葡萄球菌、链球菌、大肠埃希菌和脑膜炎双球菌等化脓菌。脓液由大量变性坏死的中性粒细胞（脓细胞）、细菌、坏死组织和少量浆液等构成。根据化脓性炎病因和部位的不同，可分为以下三类。

1）表面化脓和积脓：指发生在黏膜、浆膜的化脓性炎。病变特点是中性粒细胞及形成的脓液主要向黏膜、浆膜表面渗出，深部组织没有明显的炎细胞浸润。如化脓性尿道炎或化脓性支气管炎，渗出的脓液可通过尿道或气管排出体外。当化脓性炎发生在浆膜、胆囊和输卵管等处时，脓液则在腔内积聚，称为积脓，如腹腔积脓、胆囊积脓、输卵管积脓等。

2）蜂窝织炎（phlegmonous inflammation）：指疏松结缔组织的弥漫性化脓性炎。病变特点是组织内大量中性粒细胞或脓细胞弥漫性浸润（图 6-7），在皮肤、阑尾、肌肉等部位较为常见。主要由溶血性链球菌感染引起，因溶血性链球菌能产生大量透明质酸酶及链激酶，降解结缔组织基质中的透明质酸、溶解纤维素，故脓液稀薄呈乳状液体，炎症不易局限，细菌易通过结缔组织间隙和淋巴管扩散。毒素可被吸收入血引起机体中毒症状。

3）脓肿（abscess）：指局限性化脓性炎症，病变特征是组织发生溶解坏死，有充满脓液的腔形成，脓液浓稠呈黄色。脓肿可发生于皮肤和内脏（肺、脑、肝、肾）。常由金黄色葡萄球菌感染引起，细菌产生血浆凝固酶，使纤维蛋白原转变成纤维素，因而炎症易于局限。细菌毒素引起局部组织坏死，大量浸润的中性粒细胞崩解释放出蛋白溶解酶，使坏

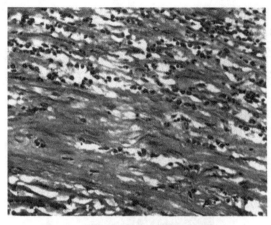

图 6-7 蜂窝织炎性阑尾炎（镜下观）
阑尾肌层充血水肿，肌纤维间可见大量中性粒细胞浸润

死组织溶解、液化形成脓肿。脓肿的结局有下列几种情况：①小脓肿可被吸收消散，较大脓肿由于脓液过多，常需要切开排脓或穿刺抽脓，然后由肉芽组织修复，形成瘢痕；②肺、肾等内脏脓肿形成后可向张力较小的方向破溃，脓液沿自然管道排出，在组织内留下空洞（图 6-8）；③皮肤、黏膜的脓肿向表面破溃可形成溃疡；④深部组织的脓肿向体表、体腔或自然管道穿破，可形成窦道或瘘管。窦道是指一个开口的病理性盲管；瘘管是指连于体表和有腔器官之间或两个有腔器官之间的有两个以上开口的病理性管道。如肛门周围脓肿可形成窦道和瘘管（图 6-9）。窦道和瘘管不断排出脓性渗出物，不易愈合，一般通过外科手术进行治疗。

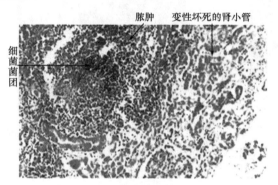

图 6-8 肾脓肿（镜下观）
脓腔内大量脓细胞

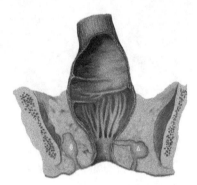

图 6-9 窦道与瘘管模式图
箭头所示为窦道，三角所示为瘘管

疖（furuncle）：是单个毛囊、所属皮脂腺及其周围组织的脓肿，多发生于毛囊和皮脂腺丰富的部位。疖中心部分液化变软后，脓液便可排出。如果多个疖同时发生，或反复在身体各部位发生疖肿，称为疖病，常见于营养不良的小儿或糖尿病患者。

痈（carbuncle）：是由多个疖融合而成。在皮下脂肪、筋膜组织中形成许多相互沟通的脓腔，必须及时切开引流排脓后，局部才能愈合。

（4）出血性炎（hemorrhagic inflammation）：其特征是渗出物中含大量红细胞。主要原因是血管发生纤维素样坏死等严重损伤，使血管的完整性遭受破坏，红细胞从血管内漏出。常见于流行性出血热、钩端螺旋体病和鼠疫等急性传染病。

【附】 卡他性炎（catarrhal inflammation）：是指发生在黏膜的渗出性炎，特点为渗出液沿黏膜表面顺势排出，一般不伴组织破坏。根据渗出物成分不同，可分为浆液性卡他、黏液性卡他和脓性卡他，如感冒初期引起的鼻炎为浆液性卡他，以后为黏液性卡他和脓性卡他。

3.增生性炎 慢性炎病变是以增生为主，炎症细胞浸润以淋巴细胞和巨噬细胞为主，而渗出、变质较轻微。可由急性炎迁延而来，也可潜隐地逐渐发生，临床上开始并无急性炎表现，或反应轻微。发生原因：①长期暴露于内、外源性毒性因子，如肺硅沉着病；②自身免疫反应，如类风湿关节炎和系统性红斑狼疮；③病原微生物（如结核杆菌、梅毒螺旋体等）的长期存在，毒力弱常可激发免疫反应，尤其是迟发性过敏反应，可表现为特异性肉芽肿性炎。根据病变特点，慢性炎可分为一般慢性炎和慢性肉芽肿性炎两类。大多数急性炎是以渗出和变质为主，但也有少数是以增生为主，如急性肾小球肾炎、伤寒等。

（1）一般慢性炎：病变特点如下。①炎症灶内主要以巨噬细胞、淋巴细胞和浆细胞浸润为主；②主要由炎细胞引起的组织结构破坏；③常伴有成纤维细胞、血管内皮细胞、被覆上皮、腺上皮、实质细胞增生，以替代和修复损伤的组织。慢性炎的纤维结缔组织增生常伴有瘢痕形成，可造成管道性器官的狭窄，如慢性节段性肠炎可致肠狭窄和肠梗阻。黏膜上皮及肉芽组织增生，形成向黏膜表面突起的带蒂的肿物，称为炎性息肉，如鼻息肉、子宫颈息肉（图6-10）、结肠息肉等。局部组织内炎性增生形成境界清楚的肿瘤样结节，肉眼及X线观察与肿瘤外形相似，称为炎性假瘤，如眼眶、肺的炎性假瘤，需与肿瘤区别。

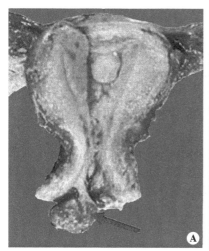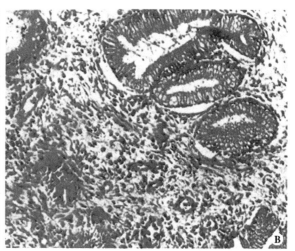

图 6-10　子宫颈息肉

A.肉眼观宫颈口息肉；B.镜下观，腺体和成纤维细胞增生，间质水肿，慢性炎细胞浸润

（2）慢性肉芽肿性炎：是一种特殊的慢性炎，其特点是形成肉芽肿。肉芽肿是由巨噬细胞及其演化细胞呈局限性浸润和增生形成境界清楚的结节状病灶。肉芽肿的主要细胞成分是上皮样细胞和多核巨细胞。肉芽肿内的巨细胞是由上皮样细胞融合而来，细胞核数目可达几十个，甚至数百个。若细胞核排列于细胞周边，称为朗汉斯巨细胞（Langhans gaint cell）；若细胞核杂乱无章地分布于细胞内称为异物巨细胞。以肉芽肿形成为基本特征的炎症称肉芽肿性炎，有以下两类。①感染性肉芽肿：常由结核杆菌、伤寒杆菌、麻风杆菌、梅毒螺旋体、寄生虫等引起，形成特殊结构的细胞性结节，如结核肉芽肿、伤寒肉芽肿等。②异物肉芽肿：可由外科缝线、粉尘、滑石粉、石棉、隆乳术的填充物、移植的人工血管等引起，异物周围有多少不等的上皮样细胞、异物巨细胞、成纤维细胞和淋巴细胞等，形成结节状病灶。

病理学家常根据肉芽肿（增生的细胞形态及其排列方式等）的显微镜下形态特点作出病因诊断，如典型的结核肉芽肿可诊断结核病，伤寒肉芽肿可诊断伤寒等。

第4节　炎症的局部临床表现和全身反应

一、局部临床表现

1.红　炎症早期，由于动脉性充血而呈鲜红色，以后随静脉淤血的出现及血液内脱氧血红蛋白增多而呈暗红色。

2.肿　急性炎和慢性炎中发生机制不同。急性炎由于局部充血、水肿使局部明显肿胀；而慢性炎则主要是因为局部组织增生而导致组织肿胀。

3.热　炎症早期因发生动脉性充血，代谢增强，使产热增多，引起了炎症区温度升高。

4.痛　炎症局部疼痛与多种因素有关：①离子、炎症介质（如缓激肽、前列腺素）刺激神经末梢；②炎症渗出物及炎性增生引起组织肿胀，压迫或牵拉神经末梢，如肝炎时肝增大牵拉肝包膜神经末梢引起肝区疼痛等。

5.功能障碍　主要原因是炎症区实质细胞变性、坏死和代谢障碍等，如肝炎时肝细胞变性、坏死引起肝功能障碍；其次是渗出物的压迫与阻塞，如支气管阻塞可引起呼吸功能障碍；局部疼痛也可导致组织、器官的功能障碍，如关节炎疼痛使关节活动受限等。

二、全身反应

1.发热　炎症性疾病，特别是急性炎常伴有发热。发热是外源性及内源性致热源共同作用的结果。细菌的代谢产物和部分炎症介质是常见的致热源。不同的炎症，发热的热型也不相同。一定程度的发热有利于生成抗体、增强代谢、增强白细胞的吞噬和肝解毒功能，有利于炎症的康复，但体温太高或持续时间过长，可引起组织细胞的变性、坏死。神经细胞对发热最为敏感。

2.血液中白细胞的变化　血中白细胞计数增多是炎症反应的常见表现，尤其是细菌感染引起的炎症更是如此。外周血中幼稚中性粒细胞超过5%时，称为"核左移"。一般情况下，细菌感染时血液中中性粒细胞增多；寄生虫感染和过敏反应时血液中嗜酸性粒细胞增多；病毒性感染或一些慢性炎时血液中单核细胞、淋巴细胞、浆细胞增多。但某些病毒、细菌（伤寒杆菌等）感染或在患者抵抗力差及严重感染时，血液中白细胞计数可无明显增多，甚至减少，表明预后较差。

3.单核-吞噬细胞系统增生　有些炎症，患者会出现肝、脾、淋巴结大等表现，这是因为细菌或毒素进入血液，刺激全身单核-吞噬系统增生而引起。

4.实质器官的病变　炎症严重时，由于病原微生物及其毒素、局部血液循环障碍、发热等因素，使心、肝、肾、脑等器官的实质细胞常发生变性、坏死，代谢和功能障碍，出现相应的临床症状和体征，如白喉引起的中毒性心肌炎导致的心功能障碍等。

第5节　炎症的结局和意义

一、炎症的结局

1.痊愈　①完全痊愈：在炎症过程中，由于患者抵抗力的增强或治疗得当，病原微生物被消灭，炎症坏死组织等被溶解、吸收，通过周围健康细胞的再生，完全恢复了正常组织的结构和功能，称为完全痊愈。如大叶性肺炎经适当治疗可完全痊愈。②不完全痊愈：若组织损伤重、范围大或治疗不当，则由肉芽组织增生修复，不能完全恢复其正常组织的结构和功能，称为不完全痊愈。如化脓性关节炎时，关节腔内的脓性渗出物不能完全被吸收而机化，导致关节功能障碍。

2.迁延不愈转为慢性炎　如果致炎因子持续存在，不断地损伤组织造成炎症迁延不愈，可使急性炎转为慢性炎。如急性病毒性肝炎转变为慢性病毒性肝炎等。

3.蔓延扩散　在病原微生物数量多、毒力强或机体抵抗力差的情况下，炎症可沿组织间隙或脉管系统向周围组织或全身扩散。

（1）局部蔓延：炎症区域的病原微生物经组织间隙或通过自然管道向周围组织蔓延，使病灶扩大。如肾结核可引起输尿管、膀胱、附睾结核等。

（2）淋巴道扩散：炎症区病原微生物侵入淋巴管，引起淋巴管炎和局部淋巴结炎。如口腔溃疡可引起颌下淋巴结肿大，足部感染可引起腹股沟淋巴结肿大。

（3）血道扩散：炎症区病原微生物侵入血液循环或其毒性产物被吸收入血，可引起以下病变。①菌血症：指细菌从局部病灶入血，全身无中毒症状，但在血液中可查到细菌。②毒血症：细菌的毒性产物或毒素被吸收入血，临床上有发热、寒战等中毒症状，严重时可出现中毒性休克。③败血症：细菌从局部病灶入血，进行繁殖并产生毒素，引起全身中毒症状和病理变化。常出现皮肤和黏膜多发性出血斑点，以及脾和淋巴结大。在血液中可培养出病原菌。④脓毒败血症：是由化脓菌引起的败血症。除有败血症表现外，化脓菌团随血流栓塞于多个脏器，可导致全身多处组织器官出现多发性栓塞性脓肿。

二、炎症的意义

炎症是一种以防御为主的病理过程，如渗出的液体可稀释毒素，增强细胞的防御能力，限制病原微生物的扩散；渗出的白细胞可发挥吞噬或免疫作用；炎症增生可限制炎症扩散并有修复作用。但炎症对机体也有损害作用，如炎症过程中组织细胞的变性和坏死是损害性反应；渗出液过多或吸收不完全，可造成压迫或粘连；增生过度可引起组织器官硬化及功能障碍等。因此，要熟悉炎症的基本病理变化以及相互之间的关系，消除有害因素，减少组织细胞的损伤。注意炎症时病灶局部与全身的变化，抓住主要矛盾，积极采取各种医疗护理措施，提高患者的防御功能，促进受损组织的愈复。

（王志红）

目 标 检 测

1. 名词解释　炎症、变质、渗出、脓细胞、炎细胞浸润、假膜性炎、脓肿、蜂窝织炎、肉芽肿性炎、绒毛心

2. 简述炎症过程中液体渗出的意义。

3. 简述细胞渗出的过程及其在炎症病灶中的作用。

4. 比较急、慢性炎的病理特点。常见渗出性炎有哪些？各有何特点？

5. 化脓性炎有几种类型？各有何特点？

6. 肉芽肿性炎常见类型及各型的主要形态特点是什么？

7. 病例讨论

（1）患者女性，36岁，腹痛、腹泻，最初为稀便，以后为黏液脓血便，偶见片状灰白色膜状物排出。患者有里急后重感。

问题：患者患的是什么病？其临床表现与病理变化有无联系？患者大便内为何出现灰白色膜状物？

（2）患者男，42岁，慢性阑尾炎患者，突发性右下腹部疼痛，行阑尾切除术。病理学检查：阑尾肿胀，浆膜面充血，可见黄白色渗出物。阑尾腔内充满脓液。

问题：该阑尾发生了什么性质的炎症？其镜下的病理变化是什么？

（3）患者女，61岁，因手部外伤后感染，局部出现红（最初为鲜红，以后变为暗红）、肿、热、痛、功能障碍。

问题：患者手部出现这些表现的病理学基础是什么？

第7章　酸碱平衡紊乱

学习要求

掌握酸碱平衡紊乱的概念、类型；理解反映酸碱平衡状况的常用指标及意义，代谢性酸中毒、呼吸性酸中毒的原因、特点及对机体的影响；了解代谢性碱中毒、呼吸性碱中毒、混合型酸碱平衡紊乱的原因、特点及对机体的影响。

人体内环境具有适宜的酸碱度，是维持细胞正常代谢和生理功能的基本条件。正常人血浆的 pH 保持在 7.35～7.45，平均值 7.40，是一个变动范围狭窄的弱碱性环境。这一相对稳定环境的维持，依赖体液的化学缓冲和肺、肾的调节来完成。机体维持体液 pH 相对稳定的过程，称为酸碱平衡。在病理情况下，由于酸碱负荷过度、不足或者酸碱调节功能障碍，致使体液酸碱度的稳定性受到破坏，称为酸碱平衡紊乱。其基本类型是酸中毒和碱中毒，也可出现混合型酸碱平衡紊乱。

酸碱平衡紊乱在临床上十分常见，及时发现和正确治疗是成败的关键。本章重点讨论细胞外液酸碱平衡紊乱的常见原因、代偿能力以及对机体的影响，为临床的防治提供理论基础。

一、反映酸碱平衡状况的常用指标及其意义

1. pH　是指溶液内氢离子浓度的负对数，取决于 HCO_3^-/H_2CO_3 的比值。pH 的变化反映了酸碱平衡紊乱的性质及严重程度。pH < 7.35 为失代偿性酸中毒；pH > 7.45 为失代偿性碱中毒。pH 在正常范围时，可能存在代偿性酸中毒、代偿性碱中毒或酸碱混合型酸碱平衡紊乱。因此，应结合其他指标，综合分析判断。

2. 二氧化碳分压（$PaCO_2$）　是指在血浆中物理溶解状态的 CO_2 分子所产生的张力。动脉血二氧化碳分压正常值为 4.39～6.25kPa（33～46mmHg），平均值为 5.32kPa（40mmHg）。$PaCO_2$ 是反映呼吸性酸碱平衡紊乱的最佳指标。低于正常值说明 CO_2 排出过多，见于呼吸性碱中毒或代偿后的代谢性酸中毒；高于正常值说明通气不足，有 CO_2 潴留，见于呼吸性酸中毒或代偿后的代谢性碱中毒。

3. 标准碳酸氢盐和实际碳酸氢盐　标准碳酸氢盐（SB）是指全血标本在标准条件下（38℃，Hb 氧饱和度为 100%，平衡气体的 $PaCO_2$ 为 5.32kPa）所测得的血浆 HCO_3^- 含量。正常值为 22～27mmol/L，平均值为 24mmol/L。SB 因已排除了呼吸因素的影响，故是反映代谢性因素的指标。SB 在代谢性酸中毒时降低，代谢性碱中毒时增高。在慢性呼吸性酸或碱中毒时，因肾的代偿调节，SB 也可相应增高或降低。

实际碳酸氢盐（AB）是指隔绝空气的血液标本，在实际条件下测得的血浆 HCO_3^- 的含量。AB 受呼吸和代谢两方面因素的影响，AB 与 SB 的差值反映了呼吸因素对酸碱平衡的影响。正常人 AB=SB。如 AB > SB 表明有 CO_2 蓄积，见于呼吸性酸中毒或代偿后的代谢性碱中毒；反之，AB < SB 表明有 CO_2 呼出过多，见于呼吸性碱中毒或代偿后代谢性酸中毒。

4. 缓冲碱（BB）　是指血液中一切具有缓冲作用的阴离子（碱性物质）的总和，包括 HCO_3^-、HbO_2^-、Pr^- 等。通常以氧饱和的全血测定，正常值为 50mmol/L±5mmol/L。BB 是反映代谢性因素的指标。代谢性酸中毒时，BB 值降低；代谢性碱中毒时，BB 值升高。

5. 碱剩余（BE）　是指在标准条件下，[38℃、$PaCO_2$ 为 5.32kPa（39.8mmHg）、Hb 的氧饱和度为 100%]，用酸或碱将 1L 全血或血浆滴定至 pH=7.40 时所消耗的酸或碱的量（mmol/L）。如 pH > 7.40，需用酸滴定，说明受测血样碱过剩，用正值（即 +BE）表示，见于代谢性碱中毒。如 pH < 7.40，需用碱滴定，则表示受测血样碱缺失，用负值（即 -BE）表示，可见于代谢性酸中毒。BE 的正常值为 0±3mmol/L。

6. 阴离子间隙（AG）　是近年来受到广泛重视的一项酸碱指标。AG 指血清中未测定的阴离子（UA）与未测定的阳离子（UC）含量的差值，即 AG=UA-UC。UC 包括 K^+、Ca^{2+} 和 Mg^{2+} 等，UA 包括 Pr^-、SO_4^{2-} 和有机阴离子等。根据体液电中性原则，可列出下述等式：

$$Na^+ + UC = Cl^- + HCO_3^- + UA$$

故 $AG = UA - UC = Na^+ - (Cl^- + HCO_3^-)$

血浆中可测定的阳离子是 Na^+，可测定的阴离子是 Cl^- 和 HCO_3^-。已知血浆 Na^+、Cl^-、HCO_3^- 分别为 140mmol/L、104mmol/L、24mmol/L。AG=140-（104+24）=12（mmol/L），AG 的正常值为 12mol/L±2mmol/L。AG 是反映血浆中固定酸含量的指标，AG 增大提示有代谢性酸中毒。目前认为，AG > 30 mol/L 则肯定有代谢性酸中毒。AG 的测定对区分不同类型的代谢性酸中毒和诊断某些混合型酸碱平衡紊乱有重要意义。

二、单纯型酸碱平衡紊乱

单纯型酸碱平衡紊乱（simple acid-base disturbance）是指患者存在一种酸碱平衡紊乱。临床上以单纯型酸碱平衡紊乱最常见。根据原发性改变是代谢原因还是呼吸原因，将单纯型酸碱平衡紊乱分为代谢性酸中毒、呼吸性酸中毒、代谢性碱中毒、呼吸性碱中毒。如果单纯型酸碱平衡紊乱发生后，通过机体的代偿调节，血液 pH 在正常范围内，称为代偿性酸碱平衡紊乱。如果通过机体的代偿调节，血液 pH 仍然低于或者高于正常范围，则称为失代偿性酸碱平衡紊乱。

（一）代谢性酸中毒

代谢性酸中毒（metabolic acidosis）是指血浆中原发性 HCO_3^- 减少，导致血液 pH 值低于正常。

1. 原因及机制　根据 AG 的改变，可将代谢性酸中毒分为以下两类。

（1）AG 增大型代谢性酸中毒：其特点是血浆 HCO_3^- 降低，固定酸增加，AG 增大，血氯基本正常，故又称正常血氯性代谢性酸中毒。此型酸中毒主要是由于体内的酸性物质生成过多和肾排酸障碍，从而消耗过多的 HCO_3^-。HCO_3^- 减少的部分被 Cl^- 以外的未测定阴离子（SO_4^{2-}、Pr^-、酮体、乳酸根、有机酸根等）所代替，因此，Cl^- 值正常，AG 值增大。此型酸中毒常见于下列情况。

1）乳酸酸中毒：由各种原因引起的组织细胞缺氧，可使细胞内糖的无氧糖酵解增强而引起乳酸增加，发生乳酸酸中毒。常见于休克、心脏停搏、低氧血症、严重贫血、肺水肿、心力衰竭等。

2）酮症酸中毒：常见于糖尿病、酒精中毒和严重饥饿等。大量脂肪分解，酮体增多积聚在体内，引起酮症酸中毒。

3）肾排酸功能障碍：多见于急、慢性肾衰竭。由于肾小球滤过率降低，机体代谢产生的固定酸（硫酸、酮体等）不能充分由尿排出而潴留在体内，造成 AG 增大。

4）水杨酸酸中毒：大量服用阿司匹林（水杨酸）可引起代谢性酸中毒。

（2）AG 正常型代谢性酸中毒：其特点是血浆 HCO_3^- 降低，AG 正常，血氯代偿性增高，故又称高血氯性代谢性酸中毒。此型酸中毒主要是由于 HCO_3^- 丢失过多而使 HCO_3^- 减少，其减少的部分被 Cl^- 所代替，因此，AG 值正常，Cl^- 值增高。此型酸中毒常见于下列情况。

1）消化道直接丢失 HCO_3^-：肠液、胰液和胆汁中的 HCO_3^- 均高于血浆，故严重腹泻、小肠和胆道瘘管、肠吸引术等均可引起 HCO_3^- 大量丢失和血氯代偿性增高。

2）肾丢失 HCO_3^-：①肾上腺皮质功能低下或肾功能障碍等，使肾小管上皮细胞对碳酸氢盐重吸收减少，碳酸氢盐自尿丢失过多；②碳酸酐酶抑制剂（如乙酰唑胺）长期使用可抑制肾小管上皮细胞内碳酸酐酶的活性，因而肾小管上皮细胞分泌 H^+ 和对 HCO_3^- 的吸收减少，导致 HCO_3^- 经肾丢失过多。

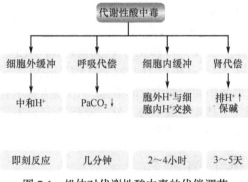

图 7-1　机体对代谢性酸中毒的代偿调节

3）摄入过多含氯盐类药物：常见于使用过多的含氯盐类药物引起，如氯化铵在肝内形成氨和盐酸（$NH_4Cl \rightarrow NH_3 + HCl$），HCl 消耗血浆中 HCO_3^-，导致 AG 正常型代谢性酸中毒。

2.机体的代偿调节　体液的缓冲系统、肺、肾和细胞内外离子交换的调节是维持酸碱平衡的重要机制，也是发生酸碱平衡紊乱后机体进行代偿的重要环节。代谢性酸中毒时，机体的代偿调节主要表现为以下几方面（图 7-1）。

（1）血液的缓冲作用：代谢性酸中毒时，细胞外液 H^+ 增高，即刻与血液 HCO_3^- 和非 HCO_3^- 缓冲碱作用，使 HCO_3^- 和非 HCO_3^- 缓冲碱不断被消耗，结果 AB、SB、BB 均降低，BE 负值增大。

（2）肺的代偿调节：血液 H^+ 升高，刺激外周化学感受器（主要是颈动脉体感受器）反射性兴奋呼吸中枢，使呼吸加深加快，CO_2 排出增多，$PaCO_2$ 和血浆 H_2CO_3 随之降低，使 HCO_3^-/H_2CO_3 的比值又得以接近 20 ∶ 1。肺的这种代偿作用在数分钟内即可出现并较快地达到高峰，但不能持久。

（3）肾的代偿调节：酸中毒时，肾小管上皮细胞中的碳酸酐酶及谷氨酰胺酶活性增高，肾小管上皮细胞泌 H^+、泌 NH_4^+ 作用增强，重吸收 HCO_3^- 增多。肾代偿一般在酸中毒持续数小时后开始，3 ～ 5 日才能达到最大效应，但作用持久。

（4）细胞内外离子交换：酸中毒时，细胞外液过多的 H^+ 进入细胞内，被细胞内液的缓冲系统所缓冲。与此同时，细胞内 K^+ 外移，使血钾升高，故酸中毒常并发高钾血症。

3.对机体的影响　代谢性酸中毒主要引起心血管、神经和骨骼系统的功能障碍。

（1）心血管系统的影响：血浆 H^+ 升高时可引起下列变化。

1）心律失常：酸中毒时，一方面使细胞内 K^+ 外移，另一方面使肾小管上皮细胞分泌 H^+ 增加而排 K^+ 减少，常伴有血钾升高，导致心律失常。重度高血钾可引起严重传导阻滞和心肌兴奋性消失，甚至导致致死性心律失常和心跳停止。

2）心肌收缩力减弱：H^+ 可抑制心肌 Ca^{2+} 内流；H^+ 可抑制肌浆网 Ca^{2+} 的释放；H^+ 竞争性抑制 Ca^{2+} 与肌钙蛋白结合，从而使心肌收缩力减弱，心排血量减少。

3）微血管扩张：血浆 H^+ 升高时，毛细血管前括约肌因对儿茶酚胺的反应性降低而松弛，导致微血管扩张，回心血量减少，严重时可发生休克。

（2）中枢神经系统影响：酸中毒时，主要表现为神经系统功能障碍，严重者可发生嗜睡或昏迷。其发生机制可能与酸中毒时脑组织中谷氨酸脱羧酶活性增强，抑制性神经递质生成增多及生物氧化酶类的活性受抑制，氧化磷酸化进程减弱，致使 ATP 生成减少，脑组织能量供应不足等有关。

（3）骨骼系统改变：慢性酸中毒时，因不断从骨骼释放钙盐以进行缓冲，故不仅影响骨骼的发育，延迟小儿生长，还可引起纤维性骨炎和肾性佝偻病，成人则可导致骨软化症。

（二）呼吸性酸中毒

呼吸性酸中毒（respiratory acidosis）是指血浆中 H_2CO_3 原发性增高，导致血液 pH 值低于正常。

1. 原因及机制　主要是因 CO_2 排出障碍所致，也可由于 CO_2 吸入过多引起。

（1）CO_2 排出障碍，多见于通气障碍。

1）呼吸中枢抑制：颅脑损伤、脑炎、脑膜脑炎、脑血管意外、麻醉药或镇静药用量过大均可抑制呼吸中枢，导致通气不足，使 CO_2 在体内滞留。

2）呼吸肌麻痹：见于急性脊髓灰质炎、多发性神经根炎、重症肌无力、有机磷中毒等使呼吸运动失去动力，导致 CO_2 排出困难。

3）呼吸道阻塞：喉头痉挛、喉头水肿、溺水、异物堵塞气管等。

4）肺部疾患：严重的肺炎、支气管哮喘、慢性阻塞性肺疾患等。

5）胸廓病变：胸部创伤、严重气胸或大量胸膜腔积液和胸廓畸形等，均可严重影响肺通气功能，而使体内 CO_2 潴留。

（2）CO_2 吸入过多，多见于通风不良的矿井或呼吸机使用不当等。

2. 分类　按病程可分为两类。

1）急性呼吸性酸中毒：常见于急性心源性肺水肿、急性气道阻塞、中枢或呼吸肌麻痹引起的呼吸暂停等。

2）慢性呼吸性酸中毒：见于气道及肺部慢性炎引起的 COPD 及肺不张或肺广泛的纤维化时，一般指 CO_2 高浓度潴留时间大于 24 小时。

3. 机体的代偿调节　呼吸性酸中毒的基本发生原因是通气功能障碍，故肺调节作用不能发挥。其代偿调节的主要方式如下。

（1）细胞内、外离子交换和细胞内缓冲：这是急性呼吸性酸中毒时的主要代偿方式。①细胞内外 K^+ 与 H^+ 交换：因 CO_2 的潴留，使血浆 H_2CO_3 不断升高；H_2CO_3 解离为 H^+ 和 HCO_3^-，H^+ 进入细胞内，可被细胞内的蛋白阴离子所缓冲；细胞内 K^+ 外移，使血浆 K^+ 升高。②细胞内、外 HCO_3^- 与 Cl^- 交换：血浆 CO_2 弥散进入红细胞，在碳酸酐酶催化下生成 H_2CO_3，进一步解离为 H^+ 和 HCO_3^-，H^+ 被 HbO_2 所缓冲，HCO_3^- 与血浆中的 Cl^- 进行交换入血，使血浆 HCO_3^- 有所增高，而 Cl^- 则降低。

（2）肾的代偿调节：是慢性呼吸性酸中毒时的主要代偿方式。由于 $PaCO_2$ 和 H^+ 升高，肾小管上皮细胞的碳酸酐酶和谷氨酰胺酶活性增强，促进肾小管上皮细胞泌 H^+、泌 NH_4^+ 和重吸收 HCO_3^-，使 H^+ 随尿排出，而血浆 HCO_3^- 有较大程度的提高。这种作用 3 ～ 5 日之后才发挥最大的效应。

（3）常用指标变化

1）急性呼吸性酸中毒时，因 CO_2 急剧潴留，肾代偿发挥慢而无法进行有效代偿，细胞内、外离子交换和细胞内缓冲作用是有限的，故 HCO_3^- 与 H_2CO_3 的比值降低，血 pH 降低。其指标变化是：$PaCO_2$ 升高，pH 降低，其他指标如 SB、BB、BE 等往往变化不大。

2）慢性呼吸性酸中毒时，由于肾强大的代偿作用，血浆 HCO_3^- 与 H_2CO_3 均可增高，若两者比值维持在 20 ∶ 1，则 pH 在正常范围，称代偿性呼吸性酸中毒；若经肾代偿后两者比值仍不能维持在 20 ∶ 1，pH 降低，则称失代偿性呼吸性酸中毒。此时 $PaCO_2$ 升高，AB、SB、BB 继发性升高，AB > SB，BE 为正值。

4. 对机体的影响　呼吸性酸中毒对机体的危害与代谢性酸中毒相似，但它对中枢神经系统的危害更为突出，常导致中枢神经系统功能障碍。早期表现为头痛、视觉模糊、疲乏无力。进一步发展可出现精神错乱、震颤、谵妄或嗜睡等，即易发生"CO_2 麻醉"。机制：①高浓度的 CO_2 可使脑血管扩张而颅内压升高，并可有视盘水肿；②脑细胞酸中毒使其能量代谢障碍，从而发生水肿、变性、坏死。

（三）代谢性碱中毒

代谢性碱中毒（metabolic alkalosis）是指血浆中 HCO_3^- 原发性增多，导致血液 pH 值高于正常。

1. 原因及机制　按照代谢性碱中毒对生理盐水治疗的反应性可分为两大类。

（1）盐水反应性碱中毒：对生理盐水治疗有效的碱中毒，均有低氯血症。常见于因剧烈呕吐而引起的胃肠 H^+ 丢失过多，往往伴有氯和钾的丧失，引起低氯血症和缺钾。低氯血症和缺钾也是促进发生代谢性碱中毒的原因。

（2）盐水抵抗性碱中毒：对生理盐水治疗无效的碱中毒。

1）肾上腺皮质激素增多：能增强肾远端小管和集合管对 Na^+ 和水的重吸收，促进 H^+、K^+ 的排泌，使 $NaHCO_3$ 重吸收增多，导致代谢性碱中毒。

2）低钾：低钾血症时，细胞外液 K^+ 含量降低，细胞内 K^+ 向细胞外移动，而细胞外液中的 H^+ 向细胞内转移。同时，肾小管上皮细胞内钾缺乏可导致 H^+ 排泌增多和 HCO_3^- 重吸收增强，因而发生代谢性碱中毒。

3）碱性物质摄入或输入过多：常为医源性所致。如过量口服或输入 $NaHCO_3$ 等碱性药物，则易发生代谢性碱中毒。

2. 机体的代偿调节

（1）血液的缓冲作用：血液对酸中毒的缓冲能力强，而对碱中毒的缓冲能力弱。代谢性碱中毒主要是通过肺和肾来代偿调节。

（2）肺的代偿调节：代谢性碱中毒时，细胞外液的 HCO_3^- 和 pH 增高、H^+ 降低，对呼吸中枢有抑制作用，呼吸运动变浅变慢，肺泡通气量减少，从而使 $PaCO_2$ 和血浆 H_2CO_3 升高，$NaHCO_3/H_2CO_3$ 比值趋于正常。但肺的代偿调节是有限的，因为浅慢的呼吸虽可提高 $PaCO_2$ 的水平，但同时也引起 PaO_2 的降低，后者对外周化学感受器具有刺激作用，反而使呼吸中枢兴奋。

（3）细胞内外离子交换：碱中毒时，细胞内 H^+ 外移，同时细胞外 K^+ 进入细胞内以维持电中性。故碱中毒时常伴有低钾血症。

（4）肾的代偿调节：肾在代谢性碱中毒的代偿调节中具有重要的作用。血 H^+ 降低和 pH 升高，使肾小管上皮细胞碳酸酐酶和谷氨酰胺酶的活性降低，肾小管泌 H^+、NH_4^+ 减少，H^+-Na^+ 交换减少，肾小管上皮细胞对 HCO_3^- 的重吸收也减少。

（5）常用指标变化：通过上述代偿调节后，若能使 $NaHCO_3/H_2CO_3$ 的比值维持在 20 ∶ 1，则血 pH 可在正常范围，称代偿性代谢性碱中毒；若血浆 $NaHCO_3/H_2CO_3$ 的比值仍大于 20 ∶ 1，血 pH 高于 7.45，称失代偿性代谢性碱中毒。此时血浆 AB、SB 均升高，BE 正值增大，$PaCO_2$ 继发性升高。

3. 对机体的影响　轻度的代谢性碱中毒患者多无明显的临床症状，急性或严重者则可出现许多功能代谢变化。

（1）对神经肌肉的影响：最常见的是神经肌肉应激性增高，表现为面部肌肉抽搐、手足搐搦等。这与血浆 pH 偏高时血液中游离 Ca^{2+} 降低，并发低钙血症有关。

（2）对中枢神经系统的影响：严重的代谢性碱中毒可引起烦躁不安、精神错乱、谵妄等症状。是由于：① pH 增高时，酪氨酸转氨酶活性增高而谷氨酸脱羧酶活性降低，故酪氨酸分解加强而生成减少，对中枢神经系统的抑制作用减弱，因此出现中枢兴奋症状；②血红蛋白氧离曲线左移（见缺氧），氧合血红蛋白不易释出氧，脑组织缺氧而出现精神症状。

（3）低钾血症：碱中毒时，细胞内 H^+ 外移，同时细胞外 K^+ 进入细胞内；同时，由于肾小管上皮细胞泌 H^+ 减少，故 H^+-Na^+ 交换减少而 K^+-Na^+ 交换加强，因而肾排 K^+ 增多，血钾降低。碱中毒与低钾血症可互为因果。

代谢性碱中毒的纠正

　　临床上代谢性碱中毒少见，重在预防。在积极治疗原发病的同时，促使血浆中过多的 HCO_3^- 从尿中排出。轻者输入足量的生理盐水即可纠正，严重者可视病情适当选用酸性药物。

链　接

（四）呼吸性碱中毒

呼吸性碱中毒（respiratory alkalosis）是指血浆中 H_2CO_3 原发性降低，导致血液 pH 高于正常。

1. 原因及机制　各种原因引起的肺通气过度是呼吸性碱中毒发生的基本机制。①乏氧性缺氧：引起的通气过度，使血浆 H_2CO_3 降低。②精神性通气过度：如癔症发作等。③中枢神经系统疾患：如脑炎、脑肿瘤、脑血管病等。④水杨酸等药物服用过量，可直接兴奋中枢化学感受器而使通气增强。⑤代谢过盛：见于发热、甲状腺功能亢进症等，引起呼吸中枢兴奋，通气过度。⑥人工呼吸机使用不当，造成通气过度。

2. 分类　呼吸性碱中毒按病程可分为两类。①急性呼吸性碱中毒：常见于人工呼吸机使用不当引起的过度通气、高热和低氧血症时，一般指 24 小时内 $PaCO_2$ 急剧下降。②慢性呼吸性碱中毒：常见于慢性颅脑疾病、肺部疾患、缺氧等兴奋呼吸中枢引起的 $PaCO_2$ 下降。

3. 机体的代偿调节

（1）细胞内外离子交换和细胞内缓冲：急性呼吸性碱中毒时，此种代偿调节最为重要。此时，血浆 H_2CO_3 迅速降低，HCO_3^- 相对增高，H^+ 从细胞内逸出至细胞外液，细胞外液的 K^+、Na^+ 进入细胞内。在细胞外液中 H^+ 与 HCO_3^- 结合，形成 H_2CO_3，使血浆 H_2CO_3 有所回升，而 HCO_3^- 则有所降低。此外，$PaCO_2$ 降低，HCO_3^- 升高时，血浆 HCO_3^- 与 Cl^- 交换进入红细胞内，进入红细胞内的 HCO_3^- 与 H^+ 结合生成 H_2CO_3，再分解成 CO_2 和 H_2O，CO_2 逸出红细胞进入血浆，使血浆 H_2CO_3 有所回升。但这种缓冲作用很有限，故急性呼吸性碱中毒常是失代偿性的，表现为 pH 升高、$PaCO_2$ 原发性降低、AB ＜ SB、BB 与 BE 变化不大。

（2）肾的代偿调节：慢性呼吸性碱中毒低碳酸血症持续存在时，肾小管上皮细胞泌 H^+、NH_4^+ 均减少，故 HCO_3^- 重吸收减少而随尿排出增多，使血浆 HCO_3^- 含量代偿性降低。因肾代偿不断排出 HCO_3^-，可使 AB、SB、BB 继发性降低，BE 负值增大。

4. 对机体的影响　与代谢性碱中毒相似。但较前者更易出现窒息感、气促、眩晕、易激动、四肢及口周围感觉异常、意识障碍及抽搐，严重时可发生惊厥等。神经系统功能障碍除与碱中毒对脑功能的损伤有关外，还与 $PaCO_2$ 降低所引起的脑血管收缩痉挛、脑血流量减少有关。

四种单纯型酸碱平衡紊乱的特点比较见表 7-1。

表 7-1　四种单纯型酸碱平衡紊乱的特点比较

项目	pH	H$^+$	原发变化	代偿后变化
代谢性酸中毒	↓	↑	HCO$_3^-$ ↓	H$_2$CO$_3$ ↓
呼吸性酸中毒	↓	↑	H$_2$CO$_3$ ↑	HCO$_3^-$ ↑
代谢性碱中毒	↑	↓	HCO$_3^-$ ↑	H$_2$CO$_3$ ↑
呼吸性碱中毒	↑	↓	H$_2$CO$_3$ ↓	HCO$_3^-$ ↓

三、混合型酸碱平衡紊乱

混合型酸碱平衡紊乱（mixed acid base disorders）是指同一患者有两种或两种以上单纯型酸碱平衡紊乱同时并存。当两种原发性酸碱平衡紊乱使 pH 向同一方向移动时，称为酸碱一致型或酸碱相加型酸碱平衡紊乱，血浆 pH 显著偏离正常。如果一种酸中毒与一种碱中毒合并存在时，使 pH 向相反的方向移动时，称为酸碱混合型或酸碱相消型酸碱平衡紊乱，血浆 pH 由主要紊乱一方决定；如这两种紊乱对 pH 的效应互相抵消时，血浆 pH 可在正常范围。

1. 酸碱一致型（相加型）酸碱平衡紊乱　①呼吸性酸中毒合并代谢性酸中毒：如慢性阻塞性肺疾病，所致乳酸性酸中毒；②呼吸性碱中毒合并代谢性碱中毒：如高热合并呕吐，体温增高刺激呼吸中枢引起过度通气，反复呕吐使胃酸丢失而发生代谢性碱中毒。

2. 酸碱混合型（相消型）酸碱平衡紊乱　①呼吸性酸中毒合并代谢性碱中毒：如慢性肺源性心脏病患者，长时间使用大量排钾利尿剂；②呼吸性碱中毒合并代谢性酸中毒，如肝功能不全患者因过度通气而发生呼吸性碱中毒时，又可合并乳酸酸中毒；③代谢性酸中毒合并代谢性碱中毒，如剧烈呕吐伴有严重腹泻的患者。

总之，临床所见的酸碱平衡紊乱是很复杂的，必须密切联系临床实际，结合患者病史，根据血气指标，综合分析病情，才能做出准确的判断和治疗。临床上常见的混合型酸碱平衡紊乱类型见表 7-2。

表 7-2　临床上常见的混合型酸碱平衡紊乱类型

双重型酸碱平衡紊乱	三重型酸碱平衡紊乱
呼吸性酸中毒合并代谢性酸中毒	呼酸合并代酸加代碱
呼吸性酸中毒合并代谢性碱中毒	呼碱合并代酸加代碱
呼吸性碱中毒合并代谢性碱中毒	
呼吸性碱中毒合并代谢性酸中毒	
代谢性酸中毒合并代谢性碱中毒	

（王见遐）

目 标 检 测

1. 名词解释　代谢性酸中毒、呼吸性酸中毒、代谢性碱中毒、呼吸性碱中毒、混合型酸碱平衡紊乱、动脉血二氧化碳分压、实际碳酸氢盐、标准碳酸氢盐

2. 简述引起代谢性酸中毒、呼吸性酸中毒、代谢性碱中毒、呼吸性碱中毒的常见原因和对机体的主要影响。

3. 试比较四种酸碱平衡紊乱的主要血气变化，酸

中毒是如何引起血钾浓度升高的？

4. 病例讨论

（1）患者男，化验结果：血 pH 7.31，$PaCO_2$ 4.67kPa，[HCO_3^-] 19mmol/L，血清 [Na^+] 140mmol/L，血 [Cl^-] 103mmol/L。分析：其酸碱平衡紊乱的类型是哪种？

（2）患者女，60 岁，被诊断为肺源性心脏病并发呼吸衰竭、心功能不全、休克。血气分析结果：pH 7.25，$PaCO_2$ 10.7kPa（80mmHg），BE-4.6mmol/L，SB 20mmol/L。

问题： 该患者可能发生的酸碱平衡紊乱是哪种？

（3）患者，男，幽门梗阻合并反复呕吐。血浆 pH 7.49，$PaCO_2$ 6.4kPa（48mmHg），HCO_3^- 36mmol/L。

问题： 患者酸碱平衡紊乱的类型是哪种？可能出现的水、钠代谢紊乱是什么？

第8章 发 热

学习要求

掌握发热的概念、发生机制；理解发热时机体功能代谢的变化；了解发热的原因。

发热（fever）是指由于致热原的作用，使体温调节中枢调定点上移而引起调节性体温升高。是疾病发生的信号，常见的临床表现。人体的温度是相对恒定的，这是维持人体正常生命活动的重要条件之一。正常人在24小时内体温略有波动，一般相差不超过1℃。生理状态下，早晨体温略低，下午略高。

发热不是体温调节障碍，而是将体温调节到较高水平。体温升高也不都是发热，它可分为调节性体温升高和非调节性体温升高，发热时体温调节功能仍正常，只不过是由于调定点上移，体温调节在高水平上进行而已。非调节性体温升高时调定点并未发生移动，而是由于体温调节障碍（体温调节中枢损伤），或散热障碍（皮肤鱼鳞病和环境高温所致的中暑等）及产热器官功能异常（甲状腺功能亢进）等，体温调节机构不能将体温控制在与调定点相适应的水平上，是被动性体温升高（非调节性体温升高），称为过热。

某些生理情况也会出现体温升高，如剧烈运动、月经前期、心理性应激等，由于它们属于生理性反应，故称为生理性体温升高（图8-1）。

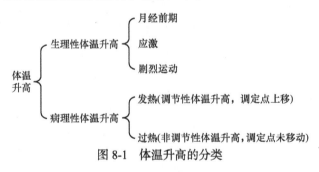

图 8-1 体温升高的分类

一、发热的原因和机制

（一）发热激活物

发热激活物（pyrogenic activator）是指能引起机体发热的物质。主要包括外致热原和某些体内产物。

1. 外致热原　是指来自体外的致热物质。主要是指细菌（内毒素、外毒素）、病毒、立克次体、衣原体、钩端螺旋体、真菌、寄生虫等。

2. 体内产物　如抗原 - 抗体复合物、坏死组织、类固醇（本胆烷醇酮）等。

（二）内生致热原

发热激活物并不直接作用于体温调节中枢，而是作用于产内生致热原细胞，使其产生和释放具有致热活性、能引起体温调节中枢调定点上移的细胞因子，后者再作用于体温调节中枢引起发热。这些致热性细胞因子被称为内生性致热原（endogenous pyrogen，EP）。

1. **EP 种类** ①白细胞介素 -1（IL-1）：IL-1 是由单核细胞、巨噬细胞、内皮细胞、星状细胞、角质细胞及肿瘤细胞等细胞在发热激活物的作用下所产生的多肽类物质。②肿瘤坏死因子（TNF）：TNFα 主要由单核（巨噬）细胞分泌，TNFβ 主要由活化的 T 淋巴细胞分泌，故 TNFβ 又被称为淋巴毒素。除此以外，内皮细胞、中性粒细胞、嗜酸性粒细胞、肥大细胞、星形胶质细胞、某些肿瘤细胞等都可分泌 TNF。在内毒素引起的发热和肿瘤患者的发热中，TNF 是一种主要的内生性致热原。③干扰素（interferon，IFN）：是一种具有抗病毒、抗肿瘤作用的蛋白质，主要由白细胞所产生。④白细胞介素 -6（IL-6）：是由单核细胞、成纤维细胞和内皮细胞等分泌的细胞因子，内毒素（ET）、病毒、IL-1、TNF、血小板生长因子等都可诱导其产生和释放。

此外，巨噬细胞炎症蛋白 -1（MIP-1）、睫状神经营养因子（CNTF）、白细胞介素 -8（IL-8）以及内皮素等也被认为与发热有一定的关系。

2. **EP 的产生和释放** 是一个复杂的细胞信息传递和基因表达调控的过程。所有能够产生和释放 EP 的细胞，称为产 EP 细胞，包括单核细胞、巨噬细胞、内皮细胞、淋巴细胞、星状细胞以及肿瘤细胞等。当这些细胞与发热激活物如脂多糖（LPS）结合后，即被激活，从而始动 EP 的合成。

（三）发热时的体温调节机制

1. **体温调节中枢** 位于 POAH，该区含有温度敏感神经元，对来自外周和深部温度信息起整合作用。将致热原或发热介质微量注射于 POAH 可引起明显的发热反应，在发热时该部位可测到显著升高的发热介质。而另外一些部位，如中杏仁核（medial amygdaloid nucleus，MAN）、腹中隔（ventral septal area，VSA）和弓状核，则对发热时的体温产生负向影响。目前倾向于认为，发热时的体温调节涉及中枢神经系统的多个部位。

发热体温正负调节学说认为发热体温调节中枢可能由两部分组成：一个是正调节中枢，主要包括 POAH 等；另一个是负调节中枢，主要包括 VSA、MAN 等。当外周致热信号通过这些途径传入中枢后，启动体温正、负调节机制，一方面通过正调节介质使体温上升，另一方面通过负调节介质限制体温升高。正负调节相互作用的结果决定调定点上移的水平及发热的幅度和时程。因此，发热体温调节中枢是由正、负调中枢构成的复杂的功能系统。传统上把发热体温调节中枢局限于 POAH 的观点应予修正。

2. **致热信号传入中枢的途径** 血液循环中产生的 EP，能否或怎样进入脑内到达体温调节中枢引起发热，目前认为可能存在几种途径：① EP 通过血脑屏障转运入脑；② EP 通过终极血管器（OVLT）作用于体温调节中枢；③ EP 通过迷走神经向体温调节中枢传递发热信号。

3. **发热中枢调节介质** ①正调节介质：主要包括前列腺素 E（PGE）、Na^+/Ca^{2+} 比值、环磷酸腺苷（cAMP）、促肾上腺皮质激素释放素（CRH）、一氧化氮（NO）；②负调节介质：有精氨酸加压素（AVP）、黑素细胞刺激素（α-MSH）等，对体温升高有限制作用。

4. **体温调节及发热的时相** 发热时，来自体内外的发热激活物作用于产 EP 细胞，引起 EP 的产生和释放，EP 经血液循环到达颅内，在 POAH 附近引起中枢发热介质的释放，后者作用于相应的神经元使调定点上移。此时，由于调定点高于中心温度，体温调节中枢对产热和散热进行调解，从而把体温升高到与调定点相适应的水平。在体温升高的同时，负调节中枢也被激活，产生负调节介质，进而限制调定点的上移和体温的上升。正负调节相互作用的结果决定体温上升的水平。也正因为如此，发热时体温很少超过 41℃，从而避免了脑细胞损伤，故41℃称之为热限。发热的发生机制可划分为三个基本环节，即信息传递、中枢调节、效应反应。发热持续一定时间后，随着激活物、EP及发热介质的消除及降解，调定点迅速或逐渐恢复到正常水平，体温也相应被调控下降至正常（图8-2）。

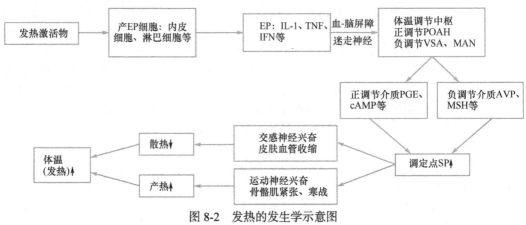

图8-2　发热的发生学示意图

发热过程大致分为三个时相：即体温上升期、高温持续期、体温下降期。

（1）体温上升期：在发热的开始阶段，由于SP上移，一方面引起运动神经兴奋，机体出现寒战使产热增加，同时有竖毛肌收缩，皮肤出现"鸡皮疙瘩"；另一方面引起交感神经兴奋，使皮肤血管收缩，皮肤散热大大减少，患者感觉发冷。

（2）高温持续期（高峰期）：当体温升高到调定点的新水平时，便不再上升，在这个与新调定点相适应的高水平上波动，称高温持续期。由于此期体温已与调定点相适应，所以寒战停止开始出现散热反应。因散热的反应皮肤血管扩张、皮肤血流量增多，皮温上升，患者不再感到冷，有酷热的感觉，"鸡皮疙瘩"消失。此外，皮肤温度的升高加强了皮肤水分的蒸发，而皮肤和口唇干燥。

（3）体温下降期（退热期）：高温持续期后，由于激活物、EP及发热介质的消除，体温调定点返回到正常水平。由于高血温及皮肤温度感受器传来的热信息对发汗中枢的刺激，汗腺分泌增加，引起大量出汗，严重者可致脱水。退热期持续几小时或一昼夜（骤退），甚至几天（渐退）。

二、机体功能和代谢变化

1.物质代谢变化　体温每升高1℃，基础代谢率提高13%。糖、脂肪、蛋白质的代谢表现为分解代谢加强，合成代谢相对减弱。各种维生素的消耗增多。体温下降期的大量出汗可导致机体水分的大量丢失，严重者引起脱水，所以发热患者应及时补充各种营养物质及水分、电解质和维生素。

2.机体功能变化

（1）中枢神经系统功能改变：中枢神经系统兴奋性增高，患者出现头痛、头昏、烦躁、谵妄、幻觉等症状。在小儿（6个月～4岁）高热比较容易引起抽搐（热惊厥）。

（2）循环系统功能变化：一方面心率增快，体温每升高1℃，心率增加18次/分，心率在150次/分之内可增加心排血量；另一方面血压有波动，体温上升期由于心率的增快和外周血管的收缩，可使血压轻度上升，高温持续期和体温下降期因外周血管扩张，而使血压轻度下降。

（3）呼吸功能改变：发热时，血温升高可刺激呼吸中枢，提高呼吸中枢对 CO_2 的敏感性，再加上代谢加强、CO_2 生成增多，促使呼吸加快加强，更多的热量从呼吸道散发。

（4）消化功能改变：发热时，消化液分泌减少，各种消化酶活性降低，因而产生食欲减退、口腔黏膜干燥、腹胀、便秘等临床征象。与交感神经兴奋、副交感神经抑制以及水分蒸发较多有关。

（5）泌尿系统功能改变：体温上升期和高热持续期可出现尿量减少和尿比重增高，持续高热可致肾小管上皮细胞发生变性，尿中可出现蛋白和管型等。

（6）防御功能的改变：①发热能提高动物的抗感染能力，某些免疫细胞功能加强；②发热时产 EP 细胞所产生的大量 EP（IL-1、TNF、IFN 等）多具有一定程度的抑制或杀灭肿瘤细胞的作用；③高热可引起细胞变性、坏死等不利影响。

综上所述，发热对机体防御功能的影响利弊并存，发热能提高机体的抗感染能力，使免疫细胞（淋巴细胞、中性粒细胞、巨噬细胞）功能加强，但持续高热（42℃或43℃）可使中性粒细胞和巨噬细胞的趋化性、吞噬功能反而降低，使营养物质消耗增加，器官功能障碍，对机体造成不利影响。发热对防御功能的影响不能一概而论，应全面分析，具体对待。

（石娅莉）

目 标 检 测

1. 发热、致热源的概念。发热过程分几期，各期的临床表现是什么？

2. 简述发热时机体的物质代谢和各系统功能变化的特点。

3. 病例讨论

患儿女，2 岁。因发热、咽痛 3 天，惊厥半小时入院。3 天前上午，患儿畏寒，诉"冷"，出现"鸡皮疙瘩"和寒战，皮肤苍白，烦躁，不能入睡，哭诉头痛和喉痛。入院前半小时突起惊厥，尿少色深。查体：体温41℃，心率116次/分，呼吸24次/分，血压13.3/8kPa。疲乏、嗜睡，重病容，面红，口唇干燥，咽部明显充血，双侧扁桃体肿大（++），颈软，双肺呼吸音粗。入院后立即物理降温、输液、纠正酸碱平衡紊乱及抗生素等治疗。1 小时后大量出汗，体温降至38.4℃。住院 4 天痊愈出院。

问题：患儿体温升高的机制是什么？体温变化表现分几期？各期临床表现？

第9章 缺 氧

学习要求

掌握缺氧、乏氧性缺氧、血液性缺氧、循环性缺氧、组织性缺氧的概念、原因；理解缺氧时呼吸系统和中枢神经系统的变化；了解氧疗和氧中毒的概念。

缺氧（hypoxia）是指组织细胞供氧不足或利用氧障碍时，引起机体的功能、代谢和形态结构发生异常变化的病理过程。氧为生命活动所必需。成人静息时需氧量约为250ml/min。体内储存的氧仅能维持数分钟，一旦呼吸停止，机体数分钟内就可因缺氧而死亡。所以，缺氧临床上非常重要而常见。

一、常用的血氧指标

血氧指标是氧在体内由血液携带和血液循环运输有关的血气检测指标。常用的血氧指标有血氧分压、血氧容量、血氧含量、动-静脉血氧含量差、血氧饱和度等。

1. 血氧分压（partial pressure of oxygen，PO_2）　是指物理状态溶解于血液内的氧所产生的张力。正常动脉血氧分压（PaO_2）约为100mmHg，静脉血氧分压（PvO_2）约为40mmHg。PaO_2取决于吸入气体氧分压和外呼吸功能。

2. 血氧容量（oxygen binding capacity in blood，CO_2max）　是指在标准条件下，每升血液中血红蛋白所能结合的最大携氧量，正常值约为200ml/L，它主要取决于血红蛋白的质和量。

3. 血氧含量（oxygen content in blood，CO_2）　是指每升血液中实际的携氧量，主要取决于血氧分压和血氧容量。正常动脉血氧含量（CaO_2）约为190ml/L，静脉血氧含量（CvO_2）约为140ml/L。

4. 动静脉血氧含量差（$AVdO_2$）　是指动脉血氧含量与静脉血氧含量的差值，正常值约为50ml/L，即每升血液流经组织细胞时大约有50ml氧被利用。反映组织细胞的摄氧能力。

5. 血氧饱和度（oxygen saturation of hemoglobin，SO_2）　是指血红蛋白被氧饱和的程度，即血红蛋白实际结合的氧量和它能够结合最大氧量的百分比值，主要取决于动脉血氧分压的高低。正常动脉血氧饱和度为95%～97%，静脉血氧饱和度约为75%（图9-1）。

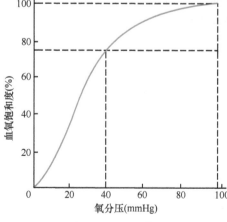

图 9-1　氧解离曲线

氧解离曲线

　　表示氧分压与血氧饱和度关系的曲线。以氧分压（PO_2）值为横坐标，血氧饱和度为纵坐标。当二氧化碳分压升高、体温升高、pH 下降、2，3- 二磷酸甘油酸升高时，氧解离曲线右移，可增加氧气的利用，表示氧与 Hb 亲和力下降；反之，氧解离曲线左移。

链接

二、缺氧类型、原因及特点

　　正常组织细胞氧的供应和利用主要包括以下几个环节：外呼吸、血液携带氧、氧的运输及组织细胞对氧的利用。其中任何一个环节发生障碍都可引起机体缺氧，由此可将缺氧分成以下四种类型。

（一）乏氧性缺氧

　　乏氧性缺氧是以动脉血氧分压降低为特征的缺氧，又称低张性缺氧（hypotonic hypoxia）。

　　1. 原因及发生机制

　　（1）吸入气体中氧分压过低：见于海拔 3000 米以上的高原或高空，通风不好的矿井、坑道内，又称为大气性缺氧。

　　（2）外呼吸功能障碍：呼吸肌活动障碍、肺与胸廓疾患，使肺通气、换气功能障碍，血液通过肺泡摄取的氧减少，故又称呼吸性缺氧。

　　（3）静脉血分流入动脉：在由右向左分流的先天性心脏病患者，未经氧合的静脉血直接流入左心，导致动脉血氧分压降低。

　　2. 血氧变化特点　动脉血氧分压、血氧含量和血氧饱和度均下降；血氧容量正常；动静脉血氧含量差减小或正常。

　　当毛细血管血液中脱氧血红蛋白平均浓度大于 50g/L 时，患者的皮肤和黏膜呈青紫色，称为发绀。发绀是乏氧性缺氧的特点之一。

（二）血液性缺氧

　　血液性缺氧（hemic hypoxia）是由于血红蛋白（Hb）数量减少或性质改变，使血红蛋白携氧能力降低或氧合血红蛋白释放氧障碍引起的缺氧。由于动脉血氧分压正常，故又称为等张性缺氧。

　　1. 原因及发生机制

　　（1）血红蛋白量减少：见于严重贫血。贫血是血液性缺氧最常见的原因。

　　（2）血红蛋白质的改变：①一氧化碳（CO）中毒：CO 与 Hb 的亲和力是氧的 210 倍。当 CO 中毒时，CO 与 Hb 结合形成无携氧能力的碳氧血红蛋白（HbCO）。CO 能抑制红细胞内的糖酵解，引起氧合血红蛋白释放氧减少，加重组织缺氧。患者皮肤、黏膜呈樱桃红色。②高铁血红蛋白血症：在亚硝酸盐等氧化剂的作用下，Hb 中的二价铁可氧化成三价铁，形成高铁血红蛋白而失去携氧能力。食用大量含硝酸盐的腌菜，肠道细菌将硝酸盐还原成亚硝酸盐，形成高铁血红蛋白血症。患者皮肤、黏膜呈咖啡色或青石板色，类似发绀，称肠源性发绀。

　　2. 血氧变化特点　因吸入气氧分压和外呼吸功能正常，故动脉血氧分压、血氧饱和度正常；由于血红蛋白量或质有改变，因此血氧容量、血氧含量均降低；CO 中毒和高铁血红蛋白血症时，由于血红蛋白和氧亲和力增强，故动 - 静脉血氧含量差低于正常。

（三）循环性缺氧

　　循环性缺氧（circulatory hypoxia）是指组织器官血液灌流量减少或血流速度变慢所致的缺氧，又称低动力性缺氧。

1. 原因及发生机制

（1）局部性血液循环障碍：如局部动脉缺血或静脉淤血等。

（2）全身性血液循环障碍：如休克、心力衰竭等。

2. 血氧变化特点 动脉血氧分压、氧容量、氧含量及血氧饱和度均正常；因单位体积血液被组织摄取的氧较多，故静脉血氧含量下降，动 - 静脉血氧含量差增大。由于血流缓慢，毛细血管内脱氧血红蛋白常大于 50g/L，患者皮肤、黏膜出现发绀。

（四）组织性缺氧

组织性缺氧（histogenous hypoxia）是由于组织细胞利用氧发生障碍所引起的缺氧。

1. 原因及发生机制 见于组织中毒，如氰化物中毒。氰化物能使细胞色素氧化酶失去传递电子的功能，以致呼吸链中断，组织不能利用氧；组织损伤，如大剂量放射线照射、重症感染等可损伤线粒体，从而影响细胞的氧化过程；呼吸酶合成障碍，如某些维生素缺乏，亦可使组织细胞对氧的利用发生障碍。

2. 血氧变化特点 动脉血氧分压、氧容量、氧含量及血氧饱和度均正常；由于组织利用氧障碍，静脉血氧含量升高，故动 - 静脉血氧含量差小于正常。因毛细血管内氧合血红蛋白量高于正常，患者皮肤、黏膜呈玫瑰红色。

现将各型缺氧血氧变化特点归纳于表 9-1。

表 9-1 各型缺氧的血氧变化特点

缺氧类型	动脉血氧分压	血氧容量	动脉血氧含量	动脉血氧饱和度	动 - 静脉血氧含量差
低张性缺氧	↓	N 或 c	↓	↓	↓ 或 N
血液性缺氧	N	↓ 或 N	↓	N	↓
循环性缺氧	N	N	N	N	↑
组织性缺氧	N	N	N	N	↓

注：N，正常；↓，下降；↑，增高

氰 化 物

氰化物是一类剧毒物，常见的有氰化氢、氰化钠、氰化钾、氰化钙及溴化氰等无机类和乙腈、丙腈、丙烯腈、正丁腈等有机类。另外，某些植物果实中如苦杏仁、桃仁、李子仁、枇杷仁、樱桃仁及木薯等都含有氰苷，分解后可产生氢氰酸。

链 接

临床上单一类型的缺氧少见，常是混合性缺氧，如失血性休克，既有循环障碍所致的循环性缺氧，又有血红蛋白量减少所致的血液性缺氧，若并发肺水肿，则还可出现乏氧性缺氧。

三、机体功能和代谢变化

缺氧对机体的影响因缺氧的原因、类型、速度、程度、持续时间和患者的反应而不同。以下以乏氧性缺氧为例，说明缺氧对机体的影响。

1. 呼吸系统的变化 当乏氧性缺氧患者的动脉血氧分压低于 60mmHg 时，可刺激外周化学感受器，反射性地引起呼吸加深加快，增加通气量，并使胸腔负压加大，促进静脉血回流，增加肺血流量，从而加强氧的摄取和运输。但当动脉血氧分压低于 30mmHg 时，呼吸运动由兴奋转入抑制。有些人进入 4000 米高原时，可出现头痛、胸闷、气急、咳血性泡沫痰、发绀等，这是一种急性肺水肿（高原肺水肿），其发病机制可能与肺动脉高压有关。

2. 循环系统的变化 急性乏氧性缺氧的主要代偿反应是心排血量增加，这与急性缺氧引起的心率加快、心肌收缩力增强和静脉回流增加有关；皮肤、腹腔器官等处血管收缩而血流量减少，心、脑血管舒张而血流量增多，这是血流的重分布；肺泡氧分压降低时，可造成肺细小动脉收缩，这有利于肺通气／血流比例的维持；慢性缺氧还可出现毛细血管增生。

严重全身性缺氧时，心脏可发生各种功能和形态的变化，如高原性心脏病、肺源性心脏病和心力衰竭等，这与严重缺氧引起的肺动脉高压、心肌收缩与舒张功能降低、心律失常和静脉回流减少等有关。

3. 血液系统的变化

（1）红细胞增多：慢性缺氧时可刺激肾产生大量促红细胞生成素，使骨髓生成红细胞增多。当红细胞过度增加时，可使血液黏度增加，增大血管阻力，甚至出现微循环障碍。

（2）血红蛋白与氧亲和力降低（氧离曲线右移）：缺氧时，糖酵解增强，其中间代谢产物 2,3- 二磷酸甘油酸（2,3-DPG）增加，使血红蛋白与氧亲和力降低，引起氧离曲线右移，有利于血红蛋白释出氧供组织利用。

4. 中枢神经系统的变化　脑是耗氧量最高、对缺氧耐受性最差的器官。急性缺氧可出现头痛、情绪激动、判断力降低和运动不协调等。慢性缺氧可表现精神不集中、易疲劳、嗜睡及精神抑郁等症状。严重缺氧可导致惊厥、昏迷甚至死亡，与脑水肿和脑细胞受损有关。

5. 组织细胞和代谢的变化　慢性缺氧时，细胞利用氧的能力增强，表现为细胞内线粒体数目增多、组织中毛细血管数量增多、氧化还原酶活性增强，同时肌红蛋白量增多，细胞的耗能过程减弱。

严重缺氧时，有氧氧化减弱，能量生成减少，可导致缺氧性细胞损伤，主要包括细胞膜、线粒体、溶酶体的损伤。

四、氧疗与氧中毒

病因治疗是缺氧最基本、最主要的治疗措施，必要时可给予吸氧治疗（氧疗），但吸入氧的浓度或压力过高也可引起病变，即氧中毒。

1. 氧疗　各型缺氧均可给予氧疗。吸氧可增加动脉血氧分压和改善组织的供氧状况，对改善机体缺氧有一定效果。氧疗对低张性缺氧疗效最好，能提高肺泡气氧分压和动脉血氧分压，增加组织的供氧量。对于通气功能障碍所引起的缺氧，应采取低流量（1～2L/min）、低浓度（<35%）持续吸氧。因其呼吸主要靠低氧对化学感受器的刺激来维持，如缺氧的减轻或纠正，必将减少通气，使 CO_2 蓄积加重。CO 中毒的患者，可吸入纯氧治疗（亦可在高压氧舱内治疗）。

2. 氧中毒（oxygen intoxication）　给予高浓度氧（>0.5 个大气压），或在常压下吸氧浓度超过 60%，时间超过 24～48 小时者均可导致氧中毒。主要影响肺与中枢神经系统，表现为肺充血、水肿、出血、肺泡内透明膜形成等，临床表现为咳嗽、呼吸困难等，中枢神经系统中毒症状主要表现为头晕、恶心、抽搐、晕厥等。

对氧中毒应以预防为主。氧疗时应控制吸氧的浓度和时间，一般认为吸纯氧不应超过 8～12 小时，在常压下吸入 40% 或低于 60% 的氧一般是安全的。

高压氧舱

高压氧舱是提供高气压环境的一种特殊和密封的设备。人在高压氧舱中溶解在血液中的氧随着氧舱的压力增高而增加。在 2 个大气压的氧舱里吸纯氧后溶解在血液里的氧气增加 14 倍，而在 3 个大气压下就增加了 21 倍。

高压氧舱适用于以下疾病：煤气、沼气等中毒，脑血栓、脑出血，糖尿病坏疽、难愈性溃疡，胎儿发育不良、新生儿窒息，减压病、高原病等。

链接

（齐贵胜）

目 标 检 测

1. 名词解释　缺氧、乏氧性缺氧、血液性缺氧、循环性缺氧、组织性缺氧、发绀
2. 简述常用的血氧指标及其意义。
3. 简述缺氧的类型、因素及血氧变化特点。
4. 病例讨论

（1）患者男，42岁，教师，暑假期间参加学校组织的西藏旅游时，突感头痛、气急、胸闷，继而出现恶心、呕吐。在导游的指导下进行吸氧，症状逐渐缓解。

问题：患者发生了哪种病理状况？赴高原旅游者，应做好哪些方面的准备？

（2）患儿，10岁，饮用散装牛奶后约1小时，出现头痛、头晕、恶心、呕吐、腹痛、腹泻、烦躁不安，同时口唇发绀。在医院治疗期间对其呕吐物进行了化验，检测出亚硝酸盐。

问题：此病例为何种类型缺氧？其发生机制如何？

第10章 休 克

学习要求

掌握休克的概念、发展过程及其发生机制；理解休克的原因和分类；了解休克时各主要器官的功能变化，机体代谢改变和细胞损伤，各期临床表现。

休克是 shock 的音译，其原意为震荡或打击。1731 年，法国医师 Le Darn 首次将休克一词应用于医学，用它来表示人体创伤后的一种危急状态。目前，认为休克是多病因、多发病环节，由各种强烈致病因子作用于机体，引起的以急性全身有效循环血量下降、组织微循环灌流量急剧降低为主要特征，进而发生细胞与器官功能代谢严重障碍的全身性病理过程。是涉及临床各科常见的危重病症。

一、休克的原因与分类

休克的原因很多，分类方法也有多种，比较常用的分类方法有以下三种。

（一）根据原因分类

1. 失血或失液性休克　常见于外伤出血、消化性溃疡出血、妇产科疾病所致的大出血等，大量出汗、严重腹泻或呕吐等情况引起的体液丧失，也可导致失液性休克。

2. 创伤性休克　见于各种严重创伤，如骨折、挤压伤、火器伤等。创伤过程伴有一定量出血时，更易发生休克。

3. 烧伤性休克　大面积烧伤伴有大量血浆渗出时，常导致休克等。

4. 感染性休克　见于细菌、病毒、立克次体等感染，均可引起感染性休克。严重感染，特别是革兰阴性细菌引起的感染性休克，内毒素对休克的发生尤为重要，故又称内毒素休克。感染性休克常伴有败血症，常称为败血性休克。感染性休克按血流动力学的特点分为两型：低排高阻型休克和高排低阻型休克。

5. 心源性休克　大面积急性心肌梗死、严重心肌炎、心包压塞及严重心律失常等，均可引起心排血量急剧减少，称心源性休克。

6. 过敏性休克　见于某些药物（青霉素）、血清制剂（如破伤风抗毒素、白喉类毒素）等过敏时，再次接受过敏原作用可导致过敏性休克。这种休克属于Ⅰ型速发型超敏反应。

7. 神经源性休克　脊髓麻醉意外或脑脊髓损伤、剧烈疼痛等，均可影响血管运动中枢功能，引起血管平滑肌扩张和血压下降，并导致神经源性休克。

（二）根据休克发生的始动环节分类

组织有效灌流的基础：①维持足够有效血量；②正常的心泵功能；③正常血管舒缩功能保持着血管容量。各种原因影响三个环节，导致休克的发生，可分为以下三类。

1. 低血容量性休克　始动环节是血容量减少，常见于失血、失液、烧伤等，若快速失血占全身血量的 20% 左右，常出现休克。这类休克在临床上出现"三低一高"的典型表现，即中心静脉压、动脉血压、心排血量降低，总外周阻力增高。

2.心源性休克　始动环节是心排血量急剧降低，常见于急性心肌梗死、严重心肌炎、严重心律失常、急性心包填塞、急性肺动脉栓塞等。

3.血管源性休克　始动环节是外周血管容量扩大，常见于过敏性休克、神经源性休克和部分感染性休克。休克时，主要是腹腔器官小血管扩张，血液淤滞在内脏的微血管中，使有效循环血容量减少。

（三）根据血流动力学分类

根据休克时外周阻力和心输出量的变化，可分为三种类型。

1.低排高阻型休克　血流动力学特点是心排血量低，而总外周阻力高，血压降低可不明显，但脉压差明显缩小，主要见于低血容量性、心源性、创伤性和大多数感染性休克。革兰阴性细菌感染的患者，休克前血容量明显减少者，易发生低排高阻型休克。这类患者主要表现为四肢湿冷、皮肤苍白、少尿、血压下降等，故又称"寒冷型休克"。

2.高排低阻型休克　血流动力学特点是心排血量高，而总外周阻力低。革兰阳性细菌感染的患者，休克前血容量减少不明显者，易发生高排低阻型休克。主要表现四肢温暖、皮肤潮红、尿量不减、血压下降等，故又称"温暖型休克"。此型休克少见。

3.低排低阻型休克　血流动力学特点为心排血量和总外周阻力都降低，是失代偿的表现，常见于各种类型休克的晚期阶段。

二、休克的发展过程及其发生机制

微循环是指微动脉与微静脉之间微血管的血液循环，是循环系统最基本的结构，是血液和组织物质代谢交换的最小功能单位，这一单位主要受神经 - 体液的调节（图 10-1）。休克的原因很多，各类休克都有一个共同发病学环节，即微循环障碍。根据微循环和血液流变学的变化规律，一种典型休克（如低血容量性休克）的发展过程可分为三期。

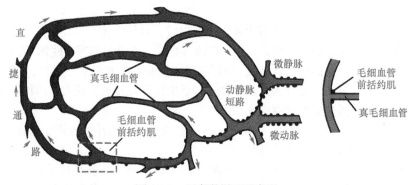

图 10-1　正常微循环示意图

（一）休克早期（休克代偿期、微循环血管收缩期、微循环缺血性缺氧期）

休克早期的微循环变化，以缺血为主，故称缺血性缺氧期或微循环痉挛期。此期机体以动员各种代偿机制来保证重要器官的血液灌流，属于休克的代偿阶段。

休克的动因，如血容量减少、心排血量降低、内毒素、疼痛等，均通过不同途径引起交感-肾上腺髓质系统强烈兴奋，大量释放儿茶酚胺，后者可使除脑、心以外的器官毛细血管前阻力增加，大部分血流通过直捷通路和动静脉吻合支流入小静脉，微循环灌流量随之急剧减少。微循环灌流特点：少灌少流、灌少于流。此外，在休克时体内还产生其他体液因子，如交感兴奋激活肾素 - 血管紧张素 - 醛固酮系统，儿茶酚胺刺激血小板产生血栓素 A_2，血管紧张 II 和血栓素 A_2 都有强烈的缩血管作用（图 10-2）。

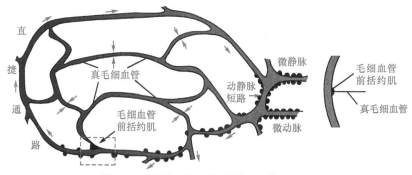

图 10-2　微循环缺血期微循环变化示意图

休克早期微循环变化，一方面引起皮肤、腹腔内脏特别是肾器官的缺血缺氧；另一方面却具有一定的代偿意义，其主要表现在以下两个方面。

1. 回心血量增加　有助于休克早期动脉血压的维持，其机制：①外周阻力血管收缩，血管总阻力增高；②容量血管收缩，回心血量增加，起到"自身输血"的作用；③循环血容量增加，因为毛细血管前阻力收缩，毛细血管内压下降，组织液重吸收增加，起到"自身输液"的作用；④心排血量增加，交感神经兴奋，心率加快，心肌收缩力增强，使心排血量增加。

2. 血流重分布　有助于心、脑血液供应。由于不同器官对儿茶酚胺反应不一，导致血流重新分布，皮肤、腹腔内脏、肾的血管收缩，而心、脑重要生命器官血管张力无明显变化。血流的重分布保证了心、脑等重要器官的血液供应。

（二）休克进展期（休克中期、可逆性失代偿期、微循环血管扩张期、淤血性缺氧期）

若休克初期未能得到及时和适当的治疗，微循环持续缺血和组织缺氧，病情发展进入休克中期，此期微循环变化以淤血为主，也称为淤血性缺氧期。临床出现典型的休克症状，病情恶化，故又称临床进展期。

组织缺血缺氧加重，CO_2 和乳酸堆积而发生酸中毒。酸中毒导致血管平滑肌对儿茶酚胺反应性降低；缺氧和酸中毒刺激肥大细胞释放组胺，ATP 的分解产物腺苷堆积，这些物质都可引起血管平滑肌舒张和毛细血管扩张，血液大量涌入真毛细血管网。由于毛细血管的后阻力大于前阻力，组织血液灌而少流（多灌少流），灌大于流，大量血液淤滞在微循坏。缺氧和酸中毒使微血管通透性增高，血浆不断外渗，血容量进一步减少，动脉血压下降（图 10-3）。

血液流变学改变在微循环淤血的发生发展中也起着非常重要的作用。由于血流缓慢和血浆外渗，红细胞聚集，白细胞贴壁与嵌塞，这些变化使微循环血流更趋缓慢。机体由代偿逐渐向失代偿发展，"自身输血""自身输液"停止，恶性循环形成。患者皮肤颜色由苍白而逐渐发绀（口唇、指端）；动脉血压进行性降低，脉搏细速；少尿和无尿；心肌收缩无力，神志淡漠甚至昏迷等。

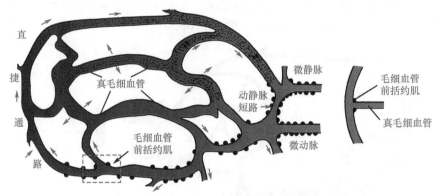

图 10-3 微循环淤血期微循环变化示意图

（三）休克晚期（休克难治期、弥散性血管内凝血期、微循环衰竭期）

休克进展期持续较长时间以后，休克进入晚期，由于缺氧和酸中毒加重，微血管平滑肌麻痹，对任何血管活性物质均失去反应，微循环血流停止，不灌不流，所以称为微循环衰竭期。临床上又称为难治期（图 10-4）。

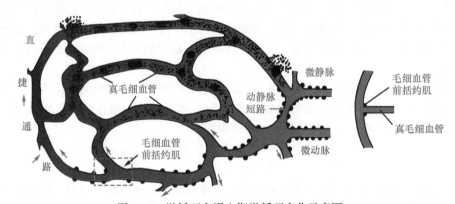

图 10-4 微循环衰竭血期微循环变化示意图

休克晚期，由于微血流流态紊乱和凝血系统被激活，易导致 DIC 发生，其机制：①微血流流态紊乱，由于血液浓缩，血细胞压积和血液黏度增加，红细胞和血小板聚集，血池及微血流淤泥形成，血液处于高凝状态，血流停滞；②凝血系统被激活，由于持续缺氧、酸中毒和内毒素作用，血管内皮受损，内源性凝血系统被激活；而某些休克原始动因，如创伤、烧伤等，常伴有大量组织破坏并释放组织因子入血，外源性凝血系统被激活。应当指出，并非所有休克患者都一定发生 DIC。也就是说，DIC 并非是休克晚期必经的过程。

休克与 DIC 互为因果，一旦发生 DIC，造成恶性循环，病情恶化，对微循环和各器官功能将产生严重影响。这是因为 DIC 引起的出血，使血容量进一步降低；微血管广泛栓塞，使回心血量减少，加重重要器官的缺血，可导致多器官功能衰竭。休克发展到 DIC 和多器官功能衰竭，给临床治疗带来极大的困难，所以休克晚期又称难治期。

休克发展过程中，微循环三期变化可归纳为：早、缩、缺，中、扩、淤，晚、衰、凝。

休克发展过程微循环变化见图 10-5。

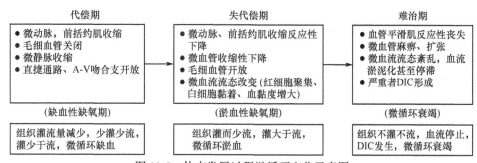

图 10-5 休克发展过程微循环变化示意图

三、休克时细胞代谢改变及器官功能障碍

休克时，细胞和器官功能的障碍除了继发于微循环障碍，也可以由休克的原始动因（内毒素等）对细胞的直接损伤所致。

1. 细胞代谢异常　休克时微循环障碍，组织灌流不足和细胞缺氧，导致细胞代谢障碍：①供氧不足，糖酵解加强；②ATP生成减少，钠泵失灵，钠水内流导致细胞水肿；③乳酸堆积，CO_2 不能及时清除，造成局部酸中毒。

2. 细胞结构损伤　①细胞膜的改变：缺氧、能量不足、酸中毒、溶酶体酶释放和自由氧作用都导致细胞膜损伤，生物膜损伤导致离子泵功能障碍，水、Na^+、Ca^{2+} 内流，细胞水肿和跨膜电位下降。②线粒体的改变：休克时，线粒体肿胀，致密结构和嵴消失。线粒体损伤后，导致呼吸链障碍，氧化磷酸化障碍，ATP生成减少。③溶酶体的改变：休克时，缺氧和酸中毒引起溶酶体酶释放。溶酶体酶主要来自缺血的肠、肝、胰等器官，可引起细胞自溶、形成心肌抑制因子等毒性多肽，并加重血流动力学障碍。

3. 重要器官功能障碍

（1）急性肾衰竭：在休克早期，由于血液重分布，可发生功能性肾衰竭，表现为少尿、尿相对密度高、血尿素氮升高等，是可逆性，一旦肾灌注及时恢复，肾功能也可迅速恢复。若休克持续发展，严重的肾缺血或肾毒素的作用，可引起急性肾小管坏死，即使通过治疗使肾血流恢复正常，也难以使肾功能立刻逆转，患者可因急性肾衰竭而死亡。

（2）急性呼吸衰竭：严重休克患者，可出现进行性呼吸困难，吸氧也难以纠正的缺氧，动脉血氧分压进行性下降，称为成人呼吸窘迫综合征（ARDS）。形态学上主要变化是：肺水肿、出血、局部肺不张、微血栓形成以及肺泡腔内透明膜形成等，又称之为休克肺。休克晚期约 1/3 患者死于急性呼吸衰竭。

（3）急性心力衰竭：除心源性休克伴有原发性心功能障碍以外，其他类型的休克早期，由于血液重分布，使冠状动脉灌流量能够得以维持，心泵功能不受显著影响。随着休克的发展，动脉血压下降，酸中毒和高钾血症以及心肌抑制因子的作用，可导致急性心力衰竭。

（4）多系统器官功能衰竭：休克晚期，常出现两个或两个以上的器官（或系统）同时或相继发生功能衰竭，称为多系统器官功能衰竭。各型休克中以感染休克发生率最高，它是休克患者死亡的重要原因。

四、临床病理联系

1. 休克早期（代偿期）　临床表现主要与交感肾上腺髓质系统强烈兴奋有关。患者表现为脉率加快，＞100次/分钟。由于阻力血管的收缩代偿，血压可以接近正常，但脉压减小（＜4kPa），脉压降低与血管收缩及心排血量减少的程度有关。功能性肾衰竭可导致尿量减少，故监测尿量有助于休克的早期诊断。尿量的变化反映了肾组织微循环的灌流量，而且少尿的出现是发生在血压下降之前。由于汗腺分泌增加和皮肤血管收缩，患者的皮肤往往苍白、湿冷。因去甲肾上腺素分泌增多，使脑干网状结构的上行激动系统活动增强，患者可出现烦躁不安。休克早期临床表现及机制见图10-6。

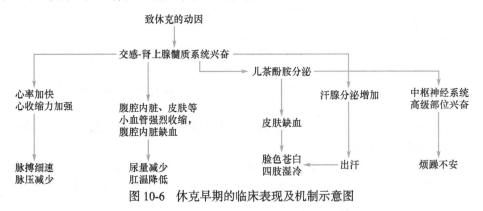

图10-6　休克早期的临床表现及机制示意图

2. **休克进展期**　典型临床表现：①外周血管扩张，血容量和心排血量进一步减少，血压进行性下降，可低于50mmHg（6.67kPa），脉压进一步缩小，常小于20mmHg（2.67kPa）；②微循环淤血，皮肤、黏膜发绀和出现花斑；③肾持续缺血，出现少尿甚至无尿；④脑缺血，出现神志淡漠、意识模糊甚至发生昏迷（图10-7）。

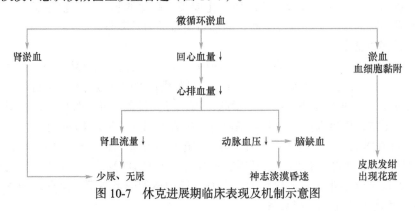

图10-7　休克进展期临床表现及机制示意图

3. **休克晚期**　患者血压进一步下降，甚至难以测出；皮肤、黏膜出现瘀斑，伴有不明原因的呕血、便血和尿血时，可能发生了DIC，需要进行实验室检查以确定诊断；多器官功能衰竭患者常首先发生急性肺衰竭，它是以呼吸困难和进行性低氧血症为特征。动脉血气测定及肺部X线检查，有助于早期发现。

休克各期主要特点比较见表10-1。

表10-1　休克各期主要特点比较

区别项目	休克早期	休克期	休克晚期
微循环变化	以缺血为主	以淤血为主	衰竭
组织灌流	少灌少流	灌大于流	不灌不流

续表

区别项目	休克早期	休克期	休克晚期
血压	灌少于流 接近正常 或稍有下降	灌而少流 进行性下降 收缩压 8 ~ 10.7kPa	血流停止 收缩压 < 8.0kPa 或测不到
尿量	减少（< 30ml/h）	减少（< 20ml/h）	无尿
对机体影响	代偿阶段 由于血液重分布保证心脑血供，致功能性肾功能不全	失代偿阶段 各脏器灌流进行性下降，心、脑灌流也不足	难治阶段 各脏器功能衰竭，甚至发生 DIC

休克各期的诊断标准：①早期：交感神经功能亢进及儿茶酚胺分泌增多的临床征象，苍白微发绀，手足湿冷，脉速有力，烦躁易激动，神志清醒，尿量减少，血压正常或稍低（收缩压）≤10.7kPa，原有高血压者收缩压降低 5.33 ~ 10.7kPa 以上，脉压差缩小 < 2.67kPa。②中期：神志清醒，表情淡漠，反应迟钝，口干渴，脉细速，浅静脉微陷，呼吸浅促，尿量 < 500ml/24h，收缩压 8 ~ 10.7kPa。③晚期：面唇青灰，手足发绀，皮花斑，湿冷，脉细弱不清，血压 < 8.0kPa，或测不到，脉压差很小，嗜睡昏迷，无尿，呼吸急促，潮式呼吸，DIC 倾向。

（郭家林）

目 标 检 测

1. 简述休克的概念、发生的始动环节及其分类。
2. 简述休克的分期及各期的主要特征。
3. 简述休克时各主要器官的功能代谢变化。
4. 病例讨论

患者因上消化道大出血休克而入院抢救。在治疗中，曾使用去甲肾上腺素加入葡萄糖盐水点滴，6 小时后因患者无尿而进一步体检：心率 100 次 / 分，动脉血压 17.3/12.0kPa，尿量 100ml/24h。

问题：患者在治疗过程中发生了什么变化？在治疗休克中应注意什么？

第11章 弥散性血管内凝血

学习要求

掌握弥散性血管内凝血（DIC）的概念、发生机制；理解 DIC 的分期、分型及四大临床表现；了解 DIC 的原因。

弥散性血管内凝血（disseminated intravascular coagulation，DIC）是指在某些致病因子作用下，大量促凝物质入血，凝血因子和血小板被激活，凝血酶增加，引起全身微血管内血栓形成（高凝状态）；同时或继发纤维蛋白溶解亢进（低凝状态），从而出现出血、贫血、休克甚至多器官功能障碍的病理过程。

DIC 患者发生的严重程度不一，有的临床症状十分轻微，甚至是"隐蔽"（occult），患者体征也不明显，只有用比较敏感的实验室检查方法才能发现；但也可以比较严重，如急性 DIC 患者发病急、预后差，死亡率高达 50% ～ 60%。

一、原因和发生机制

1. 原因　引起 DIC 的原因很多，常见原因见表 11-1。

表 11-1　引起 DIC 的常见原因

类型	比例	常见疾病
感染性疾病	31% ～ 43%	内毒素血症、败血症、细菌、病毒、真菌、螺旋体感染等
肿瘤性疾病	24% ～ 34%	消化系统、泌尿生殖系统等恶性肿瘤及白血病等
妇产科疾病	4% ～ 12%	胎盘早期剥离、宫内死胎、羊水栓塞、子宫破裂等
创伤及手术	1% ～ 5%	严重软组织创伤、挤压综合征、大面积烧伤及大手术等

最常见的是感染性疾病，如休克、缺氧、酸中毒等均可促进 DIC 的发生、发展。因此，在临床上遇到存在易发 DIC 基础性疾病的患者，并出现了无法用现有临床证据解释其出血症状时，应想到发生 DIC 的可能。此外，在疾病过程中某些因素也能触发凝血系统和促进 DIC 发生、发展，如缺氧、酸中毒、抗原 - 抗体复合物、自由脂肪酸与脂类物质以及相继激活、触发的纤维蛋白溶解系统、激肽系统、补体系统等，这些称为 DIC 的触发因素。

2. 发生机制　DIC 的发生机制较为复杂，主要机制为组织损伤激活外源性凝血系统、血管内皮损伤激活内源性凝血系统、凝血与抗凝血功能失调、血细胞的破坏和血小板激活、某些促凝物质入血等（图 11-1）。

（1）组织损伤，释放组织因子，启动外源性凝血系统：临床上严重感染、严重创伤和烧伤、外科手术、产科意外、病变器官组织的大量坏死、癌组织坏死或广泛血道转移等病因，都可促使 TF 大量释放入血，TF 与 Ca^{2+}、凝血因子Ⅶ结合形成复合物（F Ⅶ a-Ca^{2+}-TF），F Ⅶ a-Ca^{2+}-TF 使大量因子 X 激活（传统通路），从而形成因子 Xa- Va-Ca^{2+}-PL 复合物；也可通过因子IX激活（选择通路）形成因子IXa- VIIIa-Ca^{2+}-PL 复合物。两者继而产生凝血酶原激活物，导致凝血酶生成。凝血酶又可以正反馈加速因子 V、因子VIII、因子IX激活，从而也加速了凝血酶的生成，加速凝血反应以及血小板活化、聚集过程，在微血管内形成大量微血栓。

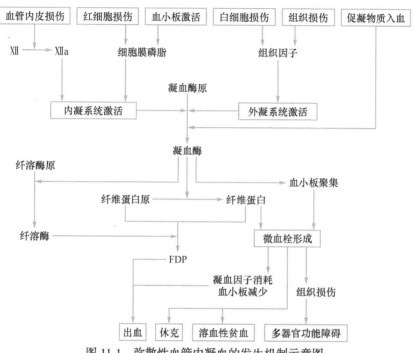

图 11-1　弥散性血管内凝血的发生机制示意图

（2）血管内皮细胞损伤，启动内源性凝血系统：细菌、内毒素、病毒、创伤、缺氧、酸中毒、抗原 - 抗体复合物形成等原因，均可损伤血管内皮细胞，内膜下胶原暴露。胶原、内毒素等使血浆中的凝血因子XII激活，通过一系列酶促反应，启动内源性凝血系统，引起DIC。

（3）血细胞大量破坏，血小板被激活：①红细胞大量破坏，如异型输血、疟疾、阵发性睡眠性血红蛋白症、某些药物等引起血管内溶血，血液中大量红细胞破坏，尤其是伴有较强免疫反应的急性溶血时，促使红细胞释放大量膜磷脂和 ADP。膜磷脂有直接的促凝作用，又可促进血小板释放反应；ADP 促进血小板黏附、聚集和释放 PF$_3$，促进血凝过程。②白细胞破坏，血液中的单核细胞、中性粒细胞在内毒素等作用下，会诱导表达组织因子；急性早幼粒细胞性白血病患者，在放疗、化疗等致白细胞大量杀伤时，释放组织因子样物质，启动外源性凝血系统。③血小板激活，内毒素、免疫复合物、补体成分等可直接激活血小板，促进血小板的黏附、聚集，并释放血小板因子（PF）。PF$_3$ 能加速凝血酶原的激活，PF$_4$ 能中和肝素，促使可溶性纤维蛋白多聚体沉淀，加速凝血过程，促进 DIC 发生、发展。

（4）促凝物质进入血液：急性坏死性胰腺炎时，大量胰蛋白酶入血，促使凝血酶原转变为凝血酶；蛇毒含有蛋白酶，可直接水解凝血酶原形成凝血酶；某些肿瘤细胞可分泌促凝物质；细菌、病毒、羊水、胎粪等异物颗粒入血，可通过表面接触激活凝血因子XII，启动内源性凝血系统；补体活化产物，可激活凝血、激肽、纤溶系统，促使组织因子、PF$_3$ 的释放，促进凝血过程。

总之，DIC 的发病机制是复杂的，可通过多种途径、多个环节促使 DIC 的发生、发展。严重感染引起的 DIC 可能与下列因素有关：①细菌、内毒素损伤血管内皮，胶原暴露，激活凝血因子Ⅻ，启动内源性凝血系统；②细菌、内毒素使组织损伤，释放组织因子，启动外源性凝血系统；③内毒素等激活血小板，促使血小板黏附、聚集，释放反应，激活白细胞合成、释放促凝物质，促进 DIC 的发生、发展。

DIC 诊断中各种 FDP 片段的实验室检查

FDP 片段的检查在 DIC 的诊断中具有重要的意义。①"3P"试验，即鱼精蛋白副凝试验。其原理是将鱼精蛋白加入患者血浆后，鱼精蛋白可与 FDP 结合，使血浆中原与 FDP 结合的纤维蛋白单体分离并彼此聚合而凝固。这种不需酶的作用而形成纤维蛋白的现象，称副凝试验。DIC 患者呈阳性反应。②D-二聚体检查，是纤溶酶分解纤维蛋白的产物。因此，D-二聚体是反映继发性纤溶亢进的重要指标。

二、影响弥散性血管内凝血发生、发展的因素

1.单核-吞噬细胞系统功能受损　单核-吞噬细胞系统具有吞噬功能，可以吞噬、清除血液中一定量的促凝物质，使凝血与抗凝血之间保持动态平衡。单核-吞噬细胞可以吞噬清除细菌内毒素、组织细胞碎片、免疫复合物、细胞因子和 ADP 等促凝物质。因此，当单核-吞噬细胞系统功能严重障碍（如长期大量应用糖皮质激素、严重肝病）或由于过量吞噬（细菌、内毒素、坏死组织）导致细胞功能受"封闭"时，单核-吞噬细胞对血液中促凝物质的清除减少，大量促凝物质堆积，极易诱发 DIC 发生。

2.肝功能严重障碍　正常情况下，肝是诸多凝血物质、抗凝血酶、纤溶酶原等抗凝或促进纤溶作用物质生成或清除的场所，而且还可灭活 FⅨa、FⅩa、FⅪa。当肝功能障碍（重型肝炎或肝硬化）时，可引起凝血、抗凝和纤溶作用的显著紊乱，易促进 DIC 的发生。

3.血液的高凝状态　血液的高凝状态是指在某些生理或病理条件下，血液凝固性增高，有利于血栓形成的一种状态。

（1）妊娠期可有生理性高凝状态：从妊娠3周开始孕妇血液中血小板及凝血因子（Ⅰ、Ⅱ、Ⅴ、Ⅶ、Ⅸ、Ⅹ、Ⅻ等）逐渐增加，而 AT-Ⅲ、t-PA、u-PA 降低；胎盘产生的纤溶酶原激活物抑制物（PAI）增多，使血液渐趋高凝状态，到妊娠末期最明显。

产科意外引起 DIC 的机制：①羊水栓塞、胎盘早剥时，羊水具有类凝血激活酶、TF 和类血小板因子作用，具有较强促凝作用，可以激活Ⅹ因子引起血凝；②人工流产后感染、产后感染，由于子宫内具有凝血活性的 TF，进入血液导致 DIC；③宫内死胎也能释放组织因子入血启动外源性凝血系统。血液中凝血因子有随年龄增加而逐渐增多的趋势，高龄者可出现生理性高凝状态。

（2）酸中毒：可诱发 DIC 的发生，其发生机制为：①导致血管内皮细胞的损伤，启动凝血系统，诱发 DIC 的发生；②血液 pH 降低使凝血因子的酶活性升高，肝素的抗凝活性减弱；③促使血小板聚集性增强。聚集后血小板可释放一系列促凝因子，使血液处于高凝状态。

4.微循环障碍　休克时，常有血流缓慢、血流淤滞和血液浓缩等微循环障碍。此时伴有酸中毒及内皮细胞受损，促进凝血过程，有利于 DIC 的发生。此外，血容量减少时，由于肝、肾等器官处于低灌流状态，不能及时清除某些凝血或纤溶产物，也可促进 DIC 形成。

此外，临床上不适当地应用纤溶抑制剂（6- 氨基已酸、对羧基苄胺）等药物，使纤溶系统过度抑制，血液黏度增高，也可促使 DIC 的发生。

影响 DIC 发生发展的因素较多，上述因素在 DIC 发生发展中较为常见而重要，应予重视，并尽可能及早采取相应的措施，以防止 DIC 的发生。

三、弥散性血管内凝血的分期和分型

1. 分期　根据 DIC 的病理生理特点和发展过程，典型的 DIC 可分为 3 期：高凝期、消耗性低凝期、继发性纤溶亢进期（表 11-2）。

表 11-2　DIC 的分期及各期临床特点

区别项目	高凝期	消耗性低凝期	继发性纤溶亢进期
发生机制	促凝物质入血 凝血酶被激活	凝血因子和血小板大量消耗 继发纤溶亢进	激活纤溶酶原，生成大量的纤维蛋白降解产物 （FDP）
临床特点	微血栓广泛形成 血液呈高凝状态	血液呈低凝状态，出血倾向	明显的出血症状、休克和器官功能衰竭

2. 分型

（1）按发生急缓：①急性型，起病急骤，可在数小时或 1 ～ 2 天内发生。病情危急，临床表现休克和出血，分期不明显，实验室检查明显异常。常见于严重创伤、异型输血、急性移植排斥反应、严重感染等，特别是革兰阴性菌引起的败血症等。②慢性型，病程较长，机体具有一定的代偿能力，单核 - 吞噬细胞系统功能受损较轻，故临床表现不明显，常以某器官功能不全表现。诊断较难，多半在尸检中才发现。常见于恶性肿瘤、胶原病、慢性溶血性贫血等。此型在特定条件下可转为急性型。③亚急性型，病程及表现均介于急性和慢性之间。常由宫内死胎、恶性肿瘤转移等原因引起。

（2）按机体代偿情况：①失代偿型，是指凝血因子和血小板的消耗超过生成。患者表现为明显的出血和休克等，实验室检查血小板及纤维蛋白原等凝血因子明显减少。急性DIC 多属此型。②代偿型，是指凝血因子和血小板的消耗与代偿基本处于动态平衡状态。临床表现不明显或只有轻度出血和血栓形成的症状，实验室检查基本正常，容易被忽视。轻度 DIC 多属此型。在特定条件下，代偿型也可转为失代偿型。③过度代偿型，是指凝血因子和血小板代偿性生成迅速，甚至超过其消耗，可出现纤维蛋白原等凝血因子暂时性升高。慢性 DIC 或恢复期 DIC 多属此型。当病因的性质及强度改变时，也可转为失代偿型 DIC。

（3）按 DIC 的发生部位：可分为局部型和全身型。多数 DIC 为全身型，即全身多部位、多脏器同时或相继出现广泛微血栓形成。局部型 DIC 是指局限于机体某一部位或器官的多发性微血栓形成。如静脉瘤、主动脉瘤、室壁瘤、体外循环、器官移植后排异反应等，在病变局部有凝血过程的激活，主要产生局限于某一器官的多发性微血栓症，但全身也存在轻度的血管内凝血。因此，局部型 DIC 是全身型 DIC 的局部表现。

四、弥散性血管内凝血的临床表现

DIC 的临床表现复杂而多种多样，可因原发病的不同及病情轻重、进展速度而异。较典型的临床表现为出血、休克、微血管内微血栓形成和血管内溶血性贫血，其中尤以出血和微血管内微血栓形成最为突出。

1. 出血　是 DIC 患者最早、最主要的表现。

（1）表现形式：多部位自发的出血倾向。轻度 DIC 可有伤口及注射部位的渗血，重度 DIC 表现为皮肤瘀斑、紫癜、呕血、黑便、咯血、血尿、鼻出血和阴道出血，严重者可引起脑出血。

（2）出血机制：①凝血物质大量消耗（消耗性凝血病），DIC 发生、发展过程中，由于大量血小板和凝血因子被消耗，并且消耗超过代偿性增加，使血液中 Fbg、因子 V、因子 Ⅷ、因子 Ⅸ、因子 X 和血小板急剧减少，故 DIC 又称为消耗性凝血病。②继发性纤溶系统激活，纤溶系统增强产生大量纤溶酶，是一种活性较强的蛋白酶，除能降解纤维蛋白（原）外，还能水解各种凝血因子，使血液中凝血物质急剧减少，加剧凝血功能障碍并引起出血。③纤维蛋白（原）降解产物（FDP）的形成，DIC 时通过 FDP 各种成分产生强大的抗凝血和抗血小板聚集作用，使机体凝血功能明显降低，产生了严重的出血倾向。④血管损伤，DIC 发生发展过程中，多种因素可导致微血管壁损伤，也是 DIC 出血的机制之一。

2. 器官功能障碍　DIC 时，多系统器官功能障碍主要原因是由于微血管内广泛的微血栓形成，阻塞微血管，引起不同器官不同部位的组织细胞缺血缺氧，从而发生代谢、功能障碍或缺血坏死，严重者可导致器官功能不全甚至衰竭。①肺内广泛微血栓形成，可引起肺泡毛细血管膜损伤，出现成人呼吸窘迫综合征（ARDS）等急性呼吸衰竭的临床症状；②如肾内广泛微血栓形成，可引起两侧肾皮质坏死和急性肾衰竭，临床表现为少尿、血尿和蛋白尿等；③消化系统出现 DIC 可引起恶心、呕吐、腹泻、消化道出血；④肝内微血栓形成可引起门静脉高压和肝功能障碍，出现消化道淤血、水肿、黄疸和其他相关症状；⑤累及心脏导致心肌收缩力减弱，心排血量降低，心排血指数减低，肌酸磷酸激酶和乳酸脱氢酶明显增高；⑥累及肾上腺时，可引起皮质出血性坏死和急性肾上腺皮质功能衰竭，具有明显休克症状和皮肤大片瘀斑等体征，称为华 - 弗综合征；⑦垂体发生坏死，可引起席汉综合征（Sheehan syndrome）；⑧神经系统病变则出现神志不清、嗜睡、昏迷、惊厥等非特异性症状。

3. 休克　急性 DIC 常伴有休克发生，DIC 与休克之间互为因果，可以形成恶性循环。DIC 引起的休克常有以下几个特点：①突然出现或与病情不符；②伴有严重广泛的出血及四肢末梢的发绀；③伴有多器官功能不全综合征出现；④对休克的综合治疗缺乏反应，病死率高。

DIC 引起休克的机制：① DIC 时微循环内大量微血栓形成及血流受阻，回心血量减少；加上心肌受损、广泛出血等所致的血容量减少等因素，使有效循环血量显著下降，心排血量减少，导致全身微循环障碍。② DIC 形成过程中，Ⅻ因子被激活和继发性纤溶系统启动，使血中Ⅻa、凝血酶、纤溶酶增多，从而激活补体和激肽系统；其中缓激肽具有扩张微动脉及毛细血管前括约肌和增强血管壁通透性的作用，使外周阻力下降，回心血量减少；同时补体中的 C3a、C5a 等可使肥大细胞和嗜碱性粒细胞脱颗粒释放组胺、5- 羟色胺，发挥类似激肽的作用，导致血压下降。③ FDP 增多，FDP 的某些成分如 A、B、C 片段，能增强组胺及激肽的作用，引起微血管扩张和通透性增高，导致有效循环血量减少。④ DIC 时冠状动脉内有大量微血栓形成，可致心肌缺血缺氧，心肌收缩性降低，心排血量减少，动脉系统灌流不足。

4. 微血管病性溶血性贫血（microangiopathic hemolytic anemia，MHA）　是 DIC 患者特有的溶血性贫血，其特征是外周血涂片中可见一些形态各异的红细胞碎片，称为裂体细胞（图 11-2）。由于裂体细胞脆性高，很容易发生溶血。

　　DIC 时产生裂体细胞的机制是在凝血反应的早期，纤维蛋白丝在微血管内形成细网，当血循环的红细胞流过细网孔时，可以黏着、滞留或挂在纤维蛋白丝上，在血流不断冲击下，使红细胞破裂，形成裂体细胞；缺氧、酸中毒使红细胞变形能力降低，此种红细胞强行通过纤维蛋白网更易受到损伤；裂体细胞和继发性球形红细胞增多症因细胞面积/体积比变小及不易变形，脆性明显提高，很易破裂发生溶血（图 11-3）。DIC 早期溶血较轻，不易察觉，后期在外周血中易发现裂体细胞。外周血破碎红细胞数大于2%，对 DIC 有辅助诊断意义。慢性 DIC 和有些亚急性 DIC 往往可以出现溶血性贫血症状。这种 RBC 碎片并非仅见于 DIC，也可见于恶性高血压、血栓性血小板减少性紫癜等。

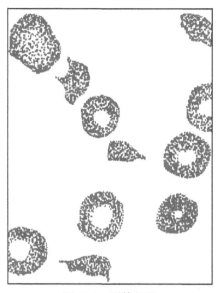

图 11-2　裂体细胞

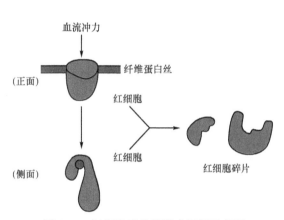

图 11-3　红细胞碎片的形成机制示意图

（卓　刚）

目 标 检 测

1. 名字解释　DIC、消耗性低凝期、微血管病性溶血性贫血
2. 简述 DIC 的原因和发生机制，分期和分型，对机体影响及临床表现。
3. 病例讨论

　　患儿2岁，因高热、呕吐伴皮肤瘀点1天入院。查体：体温 39.7℃，神志不清。四肢、胸前及背部皮肤见散在出血点，多数如针尖大小，少数呈小片状瘀斑。前囟饱满，颈项强直。呼吸急促，两肺布满湿啰音。肝、脾轻度增大，凯尔尼格征阳性。从瘀点涂片找到脑膜炎双球菌。入院治疗时，针头内有凝血影响输液，后又出现针刺部位渗血不止。临床诊断为：①流行性脑脊髓膜炎；②急性 DIC。

　　问题：患者发生 DIC 的机制是什么？出血原因是什么？

第12章 应 激

学习要求

掌握应激、应激源、全身适应综合征的概念和分期；理解应激的神经内分泌反应，应激性溃疡的定义和发生机制；了解应激的机体代谢变化和功能变化。

应激（stress）是指任何躯体的或者心理的刺激，只要达到一定强度，除了引起与刺激因素直接相关的特异性变化外，都可以引起一组与刺激因素的性质无直接关系的全身性非特异反应，又称应激反应。而刺激因素被称为应激源。

应激是一种普遍存在的现象，是一切生命为了生存和发展所必需的，它是机体适应、保护机制的重要组成部分，有利于机体适应变动的环境。

应激源（stressor）是指凡是能引起应激反应的各种刺激因素，可分为三类。①环境因素：如温度、射线、低氧、电击、低压、中毒、创伤、感染等。②机体的内在因素：如血液成分改变、心功能障碍、心律失常、器官功能的紊乱、性压抑等。③心理社会因素：大量事实表明，心理社会因素是现代社会中重要的应激源。职业的竞争、工作的压力、紧张的生活节奏等皆可引起应激反应。

心理社会因素作为应激源可引起良性应激（eustress）或劣性应激（distress）。前者如中奖、提升，后者如事业或学业失败、丧失亲人等。应激对健康的作用是双重的。应激源如强度适宜，作用时间适中，其所引起的应激将有助于动员机体更好地完成某项任务或躲避可能发生的危险。若应激源过分强烈和持久将导致机体的功能障碍。

一、应激反应的基本表现

应激反应基本的表现是以蓝斑 - 去甲肾上腺素能神经元 / 交感 - 肾上腺髓质轴（LC/NE）和下丘脑 - 垂体 - 肾上腺皮质轴（HPA）的强烈兴奋为代表的神经内分泌反应。

（一）应激的神经内分泌反应

应激时，最主要的神经内分泌反应是蓝斑 - 去甲肾上腺素能神经元 / 交感 - 肾上腺髓质轴（LC/NE）和下丘脑 - 垂体 - 肾上腺皮质轴（HPA）的强烈兴奋，多数应激反应的生理变化与外部表现皆与这两个系统的强烈兴奋有关。

1. 蓝斑 - 去甲肾上腺素能神经元 / 交感 - 肾上腺髓质轴（LC/NE） 应激时，交感神经兴奋、儿茶酚胺分泌增多是最重要的神经内分泌反应之一。应激时的交感 - 肾上腺髓质反应既有其防御意义，同时又可对机体产生不利的影响。应激时的基本效应如下。

（1）中枢效应：与应激时的兴奋、警觉有关，并可引起紧张、焦虑的情绪反应。

（2）外周效应：主要表现为血浆中儿茶酚胺（包括肾上腺素、去甲上腺素及多巴胺）的浓度迅速升高。其主要参与调控机体对应激的急性反应，介导一系列的代谢和心血管代偿机制以克服应激源对机体的威胁或对内环境的干扰。

儿茶酚胺对机体产生的有利影响：①心跳加快，使心排血量增多；②血液重新分布，保证心脑血液供应；③促进胰高血糖素的分泌，抑制胰岛素分泌，使血糖升高；④提高中枢神经的兴奋性，使反应更灵敏；⑤促进脂肪分解，提供更多的能量。

儿茶酚胺对机体产生的不利影响：①大量能源物质消耗和组织分解；②外周小血管收缩，导致局部组织缺血；③心肌耗氧增多，易发生致死性心律失常。

2. 下丘脑 - 垂体 - 肾上腺皮质轴（HPA） HPA 轴的基本组成单元为下丘脑的室旁核、腺垂体和肾上腺皮质，室旁核是该神经内分泌轴的中枢位点。应激时的基本效应如下。

（1）中枢效应：HPA 轴兴奋释放的中枢介质为促肾上腺皮质激素释放激素（CRH）和促肾上腺皮质激素（ACTH）。特别是 CRH，它可能是应激时最核心的神经内分泌反应。CRH 的作用：①最主要的功能是刺激 ACTH 的分泌进而增加糖皮质激素（GC）的分泌；②另一个重要功能是调控应激时的情绪行为反应，促进适应；③促进内啡肽的释放、镇痛及增强免疫力。

适量 CRH 分泌可使机体兴奋或有愉快感，促进适应。但大量的 CRH 增加，特别是慢性应激时 CRH 的持续增加则造成适应机制障碍，出现抑郁、焦虑、食欲缺乏、性欲减退等。

（2）外周效应：主要由 GC 引起。GC 分泌增多是应激最重要的一个反应，对机体抵抗有害刺激起着极为重要的作用。GC 增加对机体的保护作用：①提高心血管系统对儿茶酚胺的敏感性；②升高血糖，促进蛋白质分解和糖异生；③稳定溶酶体膜，使溶酶体内的溶酶不致逸出，以免损伤细胞；④抑制炎症介质的生成、释放和激活，避免发生过强的炎症和变态反应。

GC 持续增加对机体的不利影响：①对免疫、炎症反应有显著的抑制作用，机体免疫力下降，易发生感染；②抑制生长激素的分泌，造成生长发育迟缓；③抑制性腺轴，引起性功能减退、月经失调等；④抑制甲状腺素轴；⑤影响物质代谢，出现血脂增高、血糖升高、胰岛素抵抗等。

3. 其他激素的反应 应激时会导致多方面的神经内分泌变化。水平升高的激素有内啡肽、血管升压素、醛固酮、胰高血糖素、催乳素等；水平降低的激素有胰岛素、TRH、TSH、T_3、T_4、GnRH、LH、FSH。

（二）应激的细胞体液反应

细胞对多种应激源，特别是非心理性应激源，可出现一系列细胞内信号转导和相关基因的激活，表达一些相关的、多半具有保护作用的一些蛋白质，如急性期反应蛋白、热休克蛋白以及某些酶和细胞因子等。

1. 热休克蛋白（heat shock proteins，HSP） 是指细胞在热应激或其他应激源作用下细胞合成增加或新合成的一组高度保守蛋白质。HSP 属非分泌性蛋白，主要在细胞内发挥保护作用。在细胞内含量相当高，约占细胞总蛋白的 5%。HSP 的生物功能涉及细胞的结构维持、更新、修复、免疫等，但其基本功能为帮助新生蛋白质的正确折叠、移位、维持以及受损蛋白质的修复、移除、降解，被人形象地称之为"分子伴娘"。

HSP 可增强机体对多种应激原的耐受能力，如可使机体对热、内毒素、病毒感染、心肌缺血等的抵抗力增强。

2. 急性期反应蛋白 感染、炎症、创伤、烧伤、手术等应激原可诱发机体出现快速启动的防御性非特异反应，如体温升高、血糖升高、外周血白细胞增高、血浆中某些蛋白质浓度升高等，这种反应称为急性期反应（acute phase response，APR），这些蛋白质被称为急性期反应蛋白（acute phase protein，AP），属分泌型蛋白质。AP 的种类很多，功能也相当广泛，是一种启动迅速的机体防御机制。主要作用有抑制蛋白酶、清除异物和坏死组织、抗感染及抗损伤、结合及运输功能。

（三）应激时机体的功能代谢变化

1. 中枢神经系统　与应激最密切相关的中枢神经系统部位包括边缘系统的皮层、杏仁体、海马、下丘脑、脑桥的蓝斑等结构。这些部位在应激时可出现活跃的神经传导、神经递质和神经内分泌的变化，并出现相应的功能变化。

2. 免疫系统　是应激系统的重要组成部分。急性应激反应时，非特异性免疫反应常增加，但持续强烈的应激反应常造成免疫功能的抑制或功能紊乱，可诱发自身免疫性疾病。此外，免疫细胞产生的某些细胞因子也具有神经 - 内分泌激素样作用。

3. 心血管系统　应激时，心血管系统的基本变化为心率加快、心肌收缩力增强、心排血量增加、血压升高，冠状动脉血流通常增加，血管总外周阻力可升高（如失血、心源性休克或某些精神应激时）也可降低（与运动、战斗有关的应激）。某些强烈的精神应激可引起冠状动脉痉挛，导致心肌缺血，也可诱发心室纤颤，导致猝死。

4. 消化系统　慢性应激时，消化功能的典型变化为食欲缺乏，严重时可诱发神经性厌食症。应激时由于交感 - 肾上腺髓质系统的强烈兴奋，胃肠血管收缩，血流量减少，特别是胃肠黏膜的缺血，可造成胃肠黏膜的损害，成为应激时出现胃肠道黏膜糜烂、溃疡、出血的基本原因。也可发生胃肠运动的改变。

5. 血液系统　急性应激时，血液表现出非特异性抗感染能力和凝血能力的增强、全血和血浆黏度升高、红细胞沉降率增快等。这些改变既有抗感染、抗损伤出血的有利方面，又有促进血栓、DIC 发生的不利方面。慢性应激时，各种慢性疾病状态下，患者常出现贫血。

6. 泌尿生殖系统　应激时，泌尿功能的主要变化是少尿、尿相对密度升高、水钠排泄减少。应激对生殖功能常产生不利影响，女性出现月经紊乱或闭经，哺乳期妇女乳汁分泌减少等。

二、应激损伤与应激相关疾病

各种疾病都或多或少地含有应激的成分。如果劣性应激源持续作用于机体，则应激可表现为一个动态的连续过程，并最终导致内环境紊乱和疾病。

应激性疾病是指那些应激起主要致病作用的疾病，如应激性溃疡等。原发性高血压、动脉粥样硬化、冠状动脉粥样硬化性心脏病、溃疡性结肠炎、支气管哮喘、忧郁症等，应激在其发生发展中是一个重要的原因或诱因，这些疾病暂称为应激相关疾病。

（一）全身适应综合征

全身适应综合征（general adaptation syndrome，GAS）是机体自稳态受到威胁、扰乱后出现的一系列生理和行为的适应性反应，可分为 3 期。

1. 警觉期（alarm stage）　在应激作用后迅速出现，为机体防御机制的快速动员期。交感 - 肾上腺髓质系统兴奋为主，使机体处于最佳动员状态，有利于机体的战斗和逃避。

2. 抵抗期（resistance stage）　应激源持续作用机体，产生警觉反应之后，机体将进入抵抗和适应阶段。肾上腺皮质激素增多为主，对特定应激源的抵抗程度增强，消耗了防御贮备能力。

3. 衰竭期（exhaustion stage）　强烈刺激耗竭机体抵抗力，进入衰竭期，警觉期可再次出现。虽然肾上腺皮质激素增高，但 GC 受体数量和亲和力均下降，陆续出现应激相关疾病。

上述三个阶段并不一定都依次出现，只要应激源及时撤除，多数应激只引起第一、第二期的变化，只有少数严重的应激反应才进入第三期。

（二）应激性溃疡

患者在遭受各种严重创伤（包括大手术）、感染、重病及其他应激情况时，出现胃、十二指肠黏膜的糜烂、浅表溃疡、渗血等急性损伤，称为应激性溃疡。少数溃疡可较深或穿孔，当溃疡发展侵蚀大血管时，可引起大出血。应激性溃疡是一种典型的应激性疾病，不同于一般的消化性溃疡（图 12-1）。应激也可促进和加剧消化性溃疡的发展。发病机制如下。①胃、十二指肠黏膜缺血这是应激性溃疡形成的最基本的条件。应激时儿茶酚胺增多，内脏血流量减少，胃肠黏膜缺血，其黏膜的缺血程度常与病变程度正相关。黏膜缺血使黏膜上皮细胞能量不足，不能产生足量的碳酸氢盐和黏液，胃黏膜屏障遭到破坏，胃腔内的 H^+ 就顺着浓度差

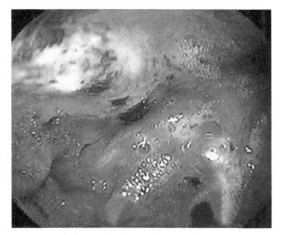

图 12-1　应激时急性胃黏膜病变

进入黏膜，造成损伤。②胃腔内 H^+ 向黏膜内的反向弥散，这是应激性溃疡形成的必要条件。在创伤、休克等应激状态下，胃黏膜血流量减少，不能将侵入黏膜的 H^+ 及时运走，即使反向弥散至黏膜内的 H^+ 量不多，也将使黏膜内 pH 明显下降，造成细胞损害。③其他因素也参与应激性溃疡的发病，酸中毒时血流对黏膜内 H^+ 的缓冲能力降低，可促进应激性溃疡的发生。

（三）应激与心血管疾病

情绪心理应激因素与心血管疾病关系较密切的主要有 3 种疾病：原发性高血压、冠状动脉粥样硬化性心脏病（冠心病）和心律失常。持续的负性情绪因素，特别是敌意情绪可促进原发性高血压和冠心病的发生。交感 - 肾上腺髓质轴的激活以及下丘脑 - 垂体 - 肾上腺皮质激素轴的激活都参与升高血压。上述因素都可能促进高血压和动脉粥样硬化的发生。应激对心脏节律影响，主要通过儿茶酚胺兴奋引起心率增加。严重时在冠状动脉和心肌已有病变基础上，诱发心律失常。致死性心律失常主要为心室纤颤。

（四）应激与免疫功能障碍

应激所导致的免疫功能障碍主要表现为自身免疫病和免疫抑制两大方面。

1. 自身免疫病　许多自身免疫病都可以寻找出精神创伤史或明显的心理应激因素，如类风湿性关节炎、系统性红斑狼疮等。而且严重的心理应激常可诱发这些疾病的急性发作，如哮喘患者可因心理应激而发作。

2. 免疫抑制　在遭受严重精神创伤后一段时间内有明显的免疫功能低下，主要机制可能是 HPA 轴的持续兴奋，糖皮质激素过多所致。持续应激时，患者的胸腺、淋巴结有萎缩的现象。

（五）应激与内分泌功能障碍

应激可引起神经 - 内分泌功能的广泛变化，而持续应激则与多种内分泌功能的紊乱有关系，下面仅举几例。

1. 应激与生长轴及甲状腺轴　慢性应激可使儿童生长发育延迟，特别是失去父母或生活在父母粗暴、亲子关系紧张家庭中的儿童，可出现生长缓慢、青春期延迟，并常伴有行为异常，如抑郁、异食癖等，被称为心理社会呆小状态或心因性侏儒。

2. 应激与性腺轴　应激对性腺轴的抑制主要表现在慢性应激时，如过度训练比赛的运动员、芭蕾舞演员，可出现性欲减退、月经紊乱或停经。急性应激时也可出现性腺轴紊乱，

如突发的生活事件、丧失亲人等，可使30多岁的妇女突然绝经或哺乳期妇女突然断乳。

（六）应激与心理精神障碍

1. **应激对认知功能的影响**   良性应激有利于神经系统的发育，使机体保持一定的"唤起"状态，对外界保持积极的反应，可增强认知功能。但劣性应激，如长时间噪声环境可使儿童的认知学习能力下降，特别是声音相关的认知学习功能的损害。

2. **应激对情绪及行为的影响**   情绪是一个模糊的概念，一种主观感受。每个人都要经历各种各样的情绪，但又很难对情绪做出客观描述。在社会心理应激中，情绪往往是左右应激的关键之一。如在激烈的体育竞技项目中，常可见到运动员的失控行为。

3. **急性心因性反应**   指在急剧而强烈的心理社会应激源作用后，数分钟至数小时内所引起的功能性精神障碍。

4. **延迟性心因性反应**   又称创伤后应激障碍，指受到严重而强烈的精神打击（如经历恐怖场面、恶性交通事故、残酷战争、凶杀场面或被强暴后等）而引起的延迟出现或长期持续存在的精神障碍，一般在遭受打击后数周至数月发病，主要表现为做恶梦，易触景生情，易出现惊恐反应如心慌、出汗、易惊醒、不与周围人接触等。

（王见遐）

目 标 检 测

1. 名词解释   应激、应激源、全身适应综合征、热休克蛋白、急性期反应蛋白
2. 全身适应综合征分几期？各期主要表现是什么？
3. 为何说应激是心源性猝死的重要原因？
4. 病例讨论

患者男性，28岁，因车祸致多发性肋骨骨折、血气胸、肝脾破裂，伤后半小时入院。入院后行脾切除、肝修补、胸腔闭式引流手术。次日患者出现黑便。

问题： 患者黑便的原因是什么？应做何种检查来证实你的分析结果？

第13章 缺血-再灌注损伤

学习要求

掌握缺血-再灌注损伤的概念；理解缺血-再灌注损伤的原因和条件；了解缺血-再灌注损伤的发生机制、主要器官缺血-再灌注损伤的变化。

指各种原因造成组织血液灌流量减少，恢复血液再灌注后，部分细胞功能代谢障碍及结构破坏反而加重，这种血液再灌注使缺血性损伤进一步加重的现象称为缺血再灌注损伤。但是，各种原因造成的组织血液灌流量减少均可使细胞发生缺血性损伤，尽早恢复组织的血液灌注是减轻缺血性损伤的根本措施。

一、缺血-再灌注损伤的原因和条件

1. 原因　凡是在组织器官缺血基础上的血液再灌注都可能导致缺血-再灌注损伤的发生。常见的原因：全身循环障碍后恢复血液供应，如心搏骤停后心肺复苏。组织器官缺血后血液恢复，如断肢再植术后。某一血管再通后，如动脉搭桥术、冠状动脉痉挛缓解后。

2. 条件　许多因素可影响缺血-再灌注损伤的发生及其严重程度。

（1）缺血时间：缺血时间长短和再灌注损伤的发生与否有关。①缺血时间过短或过长均不易发生再灌注损伤；②侧支循环容易形成者，因可缩短缺血时间和减轻缺血程度，不易发生再灌注损伤；③氧需求量高的组织器官，如心、脑等，易发生再灌注损伤；④低温（25℃）、低压、低pH、低钠、低钙液灌流，可减轻再灌注损伤，而高温、高压、高钠、高钙可诱发再灌注损伤。

氧反常、钙反常、pH值反常

用低氧溶液灌注组织器官或在缺氧的条件下培养细胞一定时间后，再恢复正常氧供应，组织及细胞的损伤不仅未能恢复，反而更趋严重，这种现象称为氧反常（oxygen paradox）。用无钙溶液灌流大鼠心脏后，再用含钙溶液进行灌流时，心肌细胞的损伤反而加重，称为钙反常（calcium paradox）。缺血引起的代谢性酸中毒是细胞功能及代谢紊乱的重要原因，但在再灌注时迅速纠正缺血组织的酸中毒，反而会加重缺血再灌注损伤，称为pH值反常（pH paradox）。

链接

二、缺血-再灌注损伤的发生机制

1. 自由基的作用

（1）自由基的概念与类型：自由基是指在外层电子轨道上具有单个不配对电子的原子、原子团和分子的总称。自由基的种类很多，如脂质自由基、氯自由基和甲基自由基等。其中由氧诱发的自由基，称为氧自由基。分类如下：①非脂质氧自由基，包括超氧阴离子（O_2）、羟自由基（OH·）、一氧化碳（NO）。②脂质氧自由基，如脂氧自由基（LO·）、脂过氧自由基（LOO·）、活性氧（ROS）。

（2）自由基的代谢：细胞线粒体在将分子氧还原成水的过程中产生能量，同时会产生少量自由基。氧获得 1 个电子时还原生成超氧阴离子，获得 2 个电子时还原生成 H_2O_2，获得 3 个电子时还原生成 OH·。生理状态下，98% 的氧通过细胞色素氧化酶系统接受 4 个电子还原成水，同时释放能量，仅 1%～2% 的氧经单电子还原成超氧阴离子，这是其他自由基和活性氧产生的基础。另外，在血红蛋白、肌红蛋白等氧化过程中也可生成超氧阴离子。

生理情况下，细胞内存在的抗氧化物质可以及时清除自由基，使自由基的生成与降解处于动态平衡，对机体并无有害影响。病理情况下，由于活性氧生成过多或机体抗氧化能力不足，可引发氧化应激反应，导致细胞损伤。

（3）缺血 - 再灌注时，氧自由基生成增多的机制如下。①黄嘌呤氧化酶途径：黄嘌呤氧化酶及其前身黄嘌呤脱氢酶主要存在于毛细血管内皮细胞内，当组织缺血时，细胞内 Ca^{2+} 增多（Ca^{2+} 超载），激活 Ca^{2+} 依赖性蛋白酶，使黄嘌呤脱氢酶大量转变为黄嘌呤氧化酶；同时，由于 ATP 降解，ADP、AMP 增加，并依次生成次黄嘌呤。再灌注时，大量分子氧随血液进入缺血组织，使缺血时积聚的次黄嘌呤在黄嘌呤氧化酶的作用下生成黄嘌呤，并进而催化黄嘌呤转变为尿酸。两步反应中都有大量活性氧生成，使活性氧在短时间内爆发性增多。②中性粒细胞：组织缺血可激活补体系统，或经细胞膜分解产生多种具有趋化活性的物质，如 C3 片段，吸引、激活中性粒细胞。再灌注期组织重新获得氧供应，激活的中性粒细胞耗氧显著增加，产生大量氧自由基，称为呼吸爆发或氧爆发，造成细胞损伤。③线粒体：缺血、缺氧使 ATP 减少，Ca^{2+} 进入线粒体增多，使线粒体功能受损，细胞色素氧化酶系统功能失调，以致进入细胞内的氧经 4 价还原形成的水减少，而经单电子还原而形成的氧自由基增多。

（4）自由基的损伤作用：自由基可与各种细胞成分（膜磷脂、蛋白质、核酸等）发生反应，造成细胞结构损伤和功能代谢障碍。①自由基对磷脂膜的损伤作用：主要表现为形成脂质自由基和过氧化物，造成多种损害，如破坏膜的正常结构、间接抑制膜蛋白功能、促进自由基及其他生物活性物质生成、减少 ATP 生成等。②抑制蛋白质功能：自由基可使细胞结构蛋白和酶的巯基氧化，形成二硫键；也可使氨基酸残基氧化，胞浆及膜蛋白和某些酶交联形成二聚体或更大的聚合物，直接损伤蛋白质的功能。③破坏核酸及染色体：自由基可使碱基羟化或 DNA 断裂，从而引起染色体畸变或细胞死亡。

自由基及其衍生物犹如一把"双刃剑"

作为生理功能的信号转导分子，其适度浓度可发挥有益的生物学作用，诸如调节血管张力、抑制血小板黏附、诱导亚铁血红素加氧酶基因的表达等转录因子、参与细胞增殖和分化等。

高浓度则可损害细胞所有主要成分，参与许多疾病和病理过程的发生。例如，动脉粥样硬化、心脑血管疾病、神经退行性疾病、糖尿病、癌症、肌萎缩、风湿性关节炎、急性呼吸窘迫综合征、人类免疫缺陷病毒感染、阻塞性睡眠呼吸暂停、衰老、休克、氧中毒、炎症和缺血 - 再灌注损伤等。

链　接

2. 钙超载　细胞内钙主要储存在线粒体和肌浆网，胞浆游离钙浓度低于 0.1μmol/L。缺血 - 再灌注损伤、氧反常、钙反常及 pH 反常时，均可见胞浆钙浓度明显增加，而且钙浓度升高的程度往往与细胞受损的程度呈正相关。各种原因引起的细胞内钙含量异常增多并导致细胞结构损伤和功能代谢障碍的现象称为钙超载。

（1）细胞内钙超载的机制：Na^+/Ca^{2+} 交换异常。①再灌注时，缺血细胞重新获得氧及营养物质，细胞内高 Na^+ 迅速激活 Na^+/Ca^{2+} 交换蛋白，以反向转运的方式加速 Na^+ 向细胞外转运，将大量 Ca^{2+} 运入胞浆。②再灌注使组织间液 H^+ 浓度迅速下降，而细胞内 H^+ 仍然很高，形成跨膜 H^+ 浓度梯度。可激活 Na^+/H^+ 交换蛋白，促进细胞内 H^+ 排出，而使细胞外 Na^+ 内流，细胞内高 Na^+ 就可继发性激活 Na^+/Ca^{2+} 交换蛋白，促进 Ca^{2+} 内流。③缺血 - 再灌注损伤时，α_1 肾上腺素能受体激活 G 蛋白 - 磷脂酶 C 通路，促进细胞内 Ca^{2+} 释放，使胞浆 Ca^{2+} 浓度升高。另外，生物膜损伤，可使其通透性增加，细胞外 Ca^{2+} 顺浓度差进入细胞内，使细胞内 Ca^{2+} 分布异常，加重细胞功能紊乱与结构破坏。

（2）钙超载引起再灌注损伤的机制：①线粒体功能障碍，再灌注后，胞浆内 Ca^{2+} 浓度明显增加，刺激线粒体钙泵摄钙。线粒体过多摄入 Ca^{2+}，除增加 ATP 消耗外，还干扰线粒体的氧化磷酸化，使 ATP 生成减少。②激活多种酶，Ca^{2+} 浓度升高可激活磷脂酶类，促进膜磷脂分解，使细胞膜及细胞器膜结构均受到损伤。钙可激活蛋白酶，促进细胞膜和结构蛋白的分解。钙可激活某些 ATP 酶，加速 ATP 消耗。钙还可激活核酶，引起染色体损伤。③再灌注性心律失常，通过 Na^+/Ca^{2+} 交换形成一过性内向电流，在心肌动作电位后形成延迟后除极，引起心律失常。④促进氧自由基生成。⑤肌原纤维过度收缩发生机制，再灌注使缺血细胞重新获得能量供应，在胞浆存在高浓度 Ca^{2+} 的条件下，肌原纤维发生过度收缩，再灌注使缺血期堆积的 H^+ 迅速移出，减轻或消除了 H^+ 对心肌收缩的抑制作用。

3. 白细胞的作用　实验发现，结扎狗冠状动脉造成心肌局部缺血一段时间后，再解除结扎恢复血流，部分缺血区并不能得到充分的血液灌流，这称为无复流现象。中性粒细胞激活及致炎因子的释放是引起微血管床及血流流变学改变和产生无复流现象的病理生理学基础。

（1）再灌注时白细胞激活：白细胞聚集和激活的主要机制是：①再灌注损伤可使细胞膜磷脂降解，释放出大量趋化因子，如白三烯、血小板活化因子等，吸引大量中性粒细胞聚集于缺血区的血管内并进入组织；②再灌注期，激活的中性粒细胞亦可释放具有趋化作用的炎性介质，如白介素等，促进更多的白细胞聚集和浸润；③再灌注期，中性粒细胞和血管内皮细胞表达黏附分子增加，加剧了缺血组织内白细胞积聚和激活。

（2）中性粒细胞介导的再灌注损伤：微血管损伤激活的中性粒细胞与血管内皮细胞相互作用，这是造成微血管损伤的主要决定因素。再灌注早期，中性粒细胞黏附在血管内皮细胞上。随后，有血小板沉积和红细胞聚集，损伤的血管内皮细胞肿胀，造成毛细血管阻塞，微血管通透性增高。细胞损伤激活的中性粒细胞与血管内皮细胞可释放大量的致炎物质，如自由基、蛋白酶、细胞因子等，使周围组织细胞受到损伤，导致局部炎症反应。

三、缺血 - 再灌注损伤时机体的功能及代谢变化

1. 心脏缺血 - 再灌注损伤的变化

（1）心功能变化：①再灌注性心律失常，是指心肌再灌注过程中出现的心律失常。其中以室性心律失常，特别是室性心动过速和心室纤颤最为常见。发生机制可能与心肌 Na^+ 和 Ca^{2+} 负荷过度及动作电位时程的不均一性有关系。②心肌舒缩功能降低，缺血 - 再灌注导致的心肌可逆性或不可逆性损伤，均造成心肌舒缩功能降低，表现为心输出量减少，心室内压最大变化速率降低，左室舒张末期压力升高等。

（2）心肌代谢变化：再灌注期高能磷酸化合物含量并未恢复正常。心肌氧化型谷胱甘肽含量进行性增加，还原型谷胱甘肽含量减少，再灌注时活性氧产生增多。

（3）心肌超微结构的变化：再灌注损伤时，心肌超微结构变化较单纯缺血时进一步加

重，表现为细胞膜破坏、线粒体肿胀、嵴断裂、溶解、空泡形成等；肌原纤维断裂、节段性溶解和出现收缩带。再灌注还可造成不可逆性损伤，出现心肌出血、坏死。

2.脑缺血-再灌注损伤的变化　脑对缺氧最敏感，它的活动主要依靠葡萄糖有氧氧化提供能量，因此一旦缺血时间较长即可引起严重的不可逆性损伤。

（1）脑再灌注损伤时细胞代谢的变化：脑缺血后短时间内 ATP、CP、葡萄糖、糖原等均减少，乳酸明显增加。缺血期 cAMP 含量增加，而 cGMP 含量减少。再灌注后脑内cAMP 进一步增加，cGMP 进一步下降，这提示缺血-再灌注时脂质过氧化反应增强。

（2）脑再灌注损伤时组织学变化：脑最明显的组织学变化是脑水肿及脑细胞坏死。

3.其他器官缺血-再灌注损伤的变化　肠缺血时，液体通过毛细血管滤出而形成间质水肿。缺血后再灌注，肠管毛细血管通透性更加升高，严重肠缺血-再灌注损伤的特征为黏膜损伤。肾缺血-再灌注损伤时，血清肌酐明显增高，表示为肾功能严重受损。此外，骨骼肌缺血-再灌注可致肌肉微血管和细胞损伤，自由基生成增多，脂质过氧化增强。广泛的缺血-再灌注损伤还可引起全身炎症反应综合征甚至多器官功能障碍。

（齐贵胜）

目 标 检 测

1.名词解释　再灌注损伤、自由基、活性氧、钙超负荷

2.引起缺血-再灌注损伤常见的原因有哪些？

3.简述自由基、细胞内钙超负荷在再缺血-再灌注损伤中的作用。

4.缺血-再灌注损伤时心、脑有何改变？

5 病例讨论

患者男性，48 岁。因胸痛约 1 小时入院。经心电图诊断为急性心肌梗死（前间壁）。查体：血压 100/75mmHg，心率 37 次 / 分钟，律齐，意识淡漠。既往有高血压病史 10 年。给予吸氧、心电监护，同时急查心肌酶、凝血因子、电解质、血常规等。入院后约 1 小时给予尿激酶150 万 U 静脉溶栓（30 分钟滴完）。用药完毕患者胸痛即消失，但约 10 分钟时心电监护显示出现室性早搏、室上性心动过速及室颤，血压 90/65mmHg。

治疗：立即给予除颤，同时给予利多卡因、小剂量异丙肾上腺素，监护显示渐为窦性心律，血压达正常范围。复查心电图为广泛前壁心肌梗死。

问题：为什么患者在溶栓治疗胸痛症状消失后又出现严重的心律失常、血压下降？

第14章 黄 疸

学 习 要 求

掌握黄疸的概念、原因及发生机制；理解黄疸的分类及对机体的影响；了解三种黄疸的区别。

黄疸（jaundice）是指由于血清胆红素浓度增高所引起的巩膜、皮肤、黏膜等组织黄染。高胆红素血症是指血清胆红素浓度增高。血清胆红素正常含量多在 17.1μmol/L（10mg/L）以下，若血清中胆红素浓度超过正常范围，但临床上未见巩膜、皮肤、黏膜黄染时，则称为隐性黄疸。当血清胆红素浓度高于 34.2μmol/L（20mg/L）时，临床上即可出现明显黄疸，称为显性黄疸。黄疸是高胆红素血症的临床表现。

一、黄疸的类型、原因及发生机制

黄疸的原因和类型很多，常见分类：①根据黄疸的发生原因分溶血性、肝细胞性和阻塞性黄疸；②根据病变发生的部位分肝前性、肝性和肝后性黄疸；③根据血清中增多的胆红素的性质分未结合胆红素（非酯型胆红素或间接反应胆红素）性黄疸和结合胆红素（酯型胆红素或直接反应胆红素）性黄疸。

（一）胆红素生成过多性黄疸（肝前性黄疸）

1. 原因及发生机制

（1）红细胞破坏增多：①红细胞膜异常，见于遗传性红细胞增多症等，由于其红细胞膜异常，Na^+ 的流入和转运增加，使红细胞形态发生改变，可塑性变小，导致红细胞破坏。②红细胞酶和能量代谢异常，由于成熟红细胞没有线粒体，其 ATP 来源只能通过无氧糖酵解和磷酸戊糖旁路两种途径产生。参与上述两种途径的酶较多，其中重要的有红细胞 6-磷酸葡萄糖脱氢酶（G-6-PD）、还原型谷胱甘肽（GSH）等。当 G-6-PD 缺乏时，还原型辅酶Ⅱ（NADPH）生成减少，导致还原型谷胱甘肽（GSH）亦减少。由于 GSH 与红细胞的稳定性密切相关，它能稳定血红蛋白、膜蛋白和其他酶蛋白的巯基（SH），使其免受氧化，从而保持红细胞的正常代谢。应用伯氨喹、磺胺类药物、氯霉素等药物及蚕豆病、感染等都会影响红细胞代谢，导致红细胞破裂，产生血管内溶血。③物理性和机械性因素，如大面积烧伤、DIC 等可使红细胞变形，易被破坏。④某些化学物质或毒物（苯肼、铅、砷），直接破坏红细胞的膜蛋白和脂类，使红细胞膜溶解破裂。⑤某些厌氧菌的毒素、蛇毒可破坏红细胞膜，使红细胞膜破裂。⑥脾功能亢进、脾对红细胞的阻留和吞噬功能增强而引起溶血。如果红细胞破坏过多，使未结合胆红素增加，当超过肝处理能力时，致使未结合胆红素在血中堆积，而引起黄疸，又称溶血性黄疸。

（2）旁路性胆红素产生过多：较少见，见于恶性贫血、球蛋白生成障碍性贫血、再生障碍性贫血等疾病。由于造血功能紊乱，血红蛋白在骨髓内尚未成为红细胞成分之前就发生分解，骨髓中新生红细胞未释放前就发生裂解。这种"无效造血"增强，使旁路胆红素生成过多而导致旁路性高胆红素血症。由此引起黄疸是肝前性非溶血性黄疸（图14-1）。

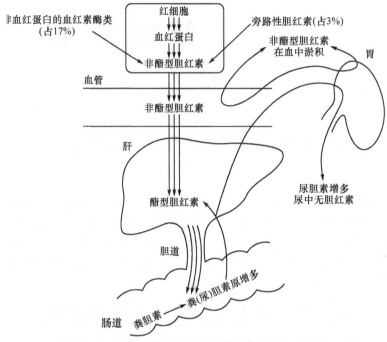

图 14-1　肝前性黄疸时，胆红素的代谢变化示意图

2. 胆红素的代谢特点　肝有很大的储备能力，溶血性黄疸时，血清胆红素浓度增加，肝可加速处理和排泄胆红素。

（1）血清中未结合胆红素增多：由于大量红细胞破坏，胆红素生成超过了肝的处理能力，故血中未结合胆红素含量增多，胆红素测定呈间接阳性。

（2）粪（尿）中粪（尿）胆素原增多：由于肝细胞对胆红素的摄取、结合和排泄功能代偿性加强，进入肠道的结合胆红素增多，因此在肠内形成的粪（尿）胆素原增多，进一步氧化形成的粪胆素增多，使粪便颜色加深。由此经肠吸收入血的尿胆素原增加，再经肾排出的尿胆素也增加，使尿液颜色加深。

（3）尿中无胆红素：由于未结合胆红素入血后与白蛋白牢固结合，不能通过肾滤过、排出，故尿中无胆红素。

（二）肝对胆红素的处理障碍性黄疸（肝性黄疸）

1. 原因及发生机制　肝对胆红素的处理包括肝细胞对胆红素的摄取、结合（酯化）和分泌排泄三个过程。任何一个环节发生障碍，均可引起肝性黄疸。常见的原因如下。

（1）肝细胞对胆红素的摄取、运载功能障碍：①肝细胞内的载体蛋白不足或缺乏，使肝细胞从血中摄取胆红素能力降低，导致血中未结合胆红素增多，如先天性非溶血性黄疸。②磺溴肽钠（BSP）、某些胆道造影剂、甲状腺素、脂肪酸、新生霉素、黄绵麻酸等，与胆红素竞争被肝细胞摄取或与载体蛋白（Y蛋白）结合，从而使肝细胞对胆红素的摄取和运载功能受抑制，导致暂时性未结合胆红素升高，引起黄疸。

（2）肝细胞对胆红素的结合障碍（酯化障碍）：肝细胞将摄取的胆红素在滑面内质网通过一系列酶反应，形成结合胆红素，其中很重要的一种酶为胆红素葡萄糖醛酸基转移酶（BGT）。由于先天性或后天性因素造成肝细胞内葡萄糖醛酸基转移酶缺乏，使肝细胞对胆红素结合障碍，导致血中未结合胆红素增高。主要见于病毒性肝炎、药物中毒等引起的肝细胞损伤及新生儿非溶血性家族性黄疸。

先天性非溶血性黄疸

先天性非溶血性黄疸［吉尔伯特（Gilbert）综合征］是一组综合病症，为非溶血性、非结合性胆红素血症所致的黄疸。先天性患者家族中有 25% ～ 50% 的人有此病，为常染色体显性遗传病。其特点为非溶血性、非结合性高胆红素血症，而血清胆酸正常，肝功能正常。主要表现为自幼年起的慢性间歇性黄疸，可呈隐性。黄疸可以持续存在达老年，往往随着年龄的增长而逐渐减退。血清胆红素有昼夜或季节性波动，可因疲劳、情绪波动、饥饿、感染、发热、手术、酗酒、妊娠诱发或加重黄疸。

（3）肝细胞对胆红素的分泌排泄障碍：肝细胞将结合胆红素通过毛细胆管排入胆汁中，肝细胞受损时，对胆红素的排泄发生障碍，引起的高胆红素血症。多见于肝细胞性黄疸和肝内胆汁淤积性黄疸。

（4）肝细胞对胆红素的综合处理功能障碍：在病毒性肝炎、钩端螺旋体病、败血症、肝脓肿、肝癌、四氯化碳或磷中毒时，肝细胞严重损害，发生的黄疸称为肝细胞性黄疸。

由于肝细胞对结合胆红素处理障碍，大量结合胆红素反流入血，所以血清中结合胆红素浓度升高。结合胆红素反流入血的机制：①肝细胞排泄障碍，结合胆红素在肝内滞留，反流入血；②相邻肝细胞坏死，引起毛细胆管破裂，胆汁反流入血；③毛细胆管通透性增高，胆汁进入血液；④毛细胆管被胆栓阻塞或被变性肿大的肝细胞压迫阻塞，促进胆汁反流入血。

未结合胆红素增多的机制：①肝细胞损伤时，对未结合胆红素加工、处理障碍；②结合胆红素的排泄障碍，可反馈性抑制 BGT 活性和肝对未结合胆红素的摄取；③肝细胞损伤时，溶酶体释出的 β- 葡萄糖醛酸酶，能将结合胆红素水解为未结合胆红素，而后反流入血。

2. 胆红素的代谢特点

（1）血清中结合与未结合胆红素均增高，胆红素测定呈双相阳性。

（2）粪便中粪胆素原减少，尿中尿胆素原增高。由于肝形成的结合胆红素减少，而且已形成的结合胆红素中又有一部分反流入血，所以进入肠道的胆红素少，肠内形成的粪胆素原减少，随大便排出的粪胆素原及粪胆素都减少。从肠内吸收入血的尿胆素原虽然比正常时少，但肝细胞摄取功能障碍，从肠吸收回肝的尿胆素原大部分由尿排出，故尿中尿胆素原含量增加。

（3）尿中出现胆红素：由于血中结合胆红素增多，结合胆红素可通过肾小球滤出，故尿中出现胆红素（图 14-2）。

（三）肝外胆汁排泄障碍性黄疸（肝后性黄疸）

1. 原因及发生机制　常见于胆道结石、蛔虫、肿瘤或胆管炎等，致胆道狭窄或阻塞，使胆管内大量胆汁淤积，胆管扩张，压力升高，胆汁则可通过破裂的小胆管和毛细胆管流入肝组织间隙和肝血窦，引起血中胆红素增多，导致黄疸。

2. 胆红素的代谢特点

（1）血中结合胆红素增多：胆道梗阻后，如果肝细胞处理胆红素的能力未受影响，血中结合胆红素增加，故胆红素测定呈直接阳性。

（2）粪（尿）中粪（尿）胆素原减少或消失：由于胆道阻塞，胆汁不能排入肠道（完全阻塞）或排入减少（不完全阻塞），致使粪（尿）胆素原减少或消失，大便呈白陶土色。

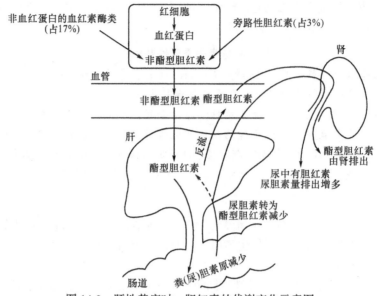

图 14-2　肝性黄疸时，胆红素的代谢变化示意图

（3）尿中出现胆红素：在胆道完全梗阻时，肝细胞处理胆红素的能力未受影响，血中结合胆红素增加，结合胆红素可溶于水，能经肾小球滤过，故尿中出现胆红素，尿的颜色加深如浓茶样（图 14-3）。

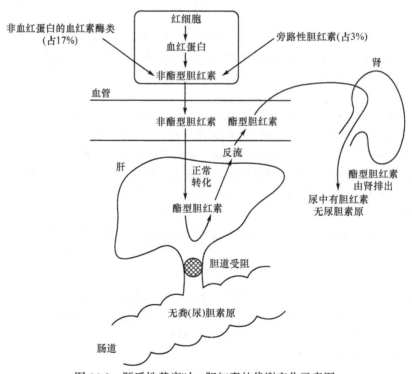

图 14-3　肝后性黄疸时，胆红素的代谢变化示意图

许多疾病引起的黄疸，往往是多种因素多个环节共同作用的结果。如阻塞性黄疸，因毛细胆管破裂和胆汁溢出，引起肝细胞变性、坏死，除有阻塞性黄疸的特点外，又可有肝

细胞性黄疸的某些特点。

三种类型的黄疸主要特征比较见表 14-1。

表 14-1　三种类型黄疸的比较

区别类型	肝前性黄疸	肝性黄疸	肝后性黄疸
血胆红素	非酯型胆红素增加	酯型与非酯型胆红素增加	酯型胆红素
粪胆素原	增加	减少	减少或消失
尿胆素原	增加	增加	减少或消失
尿胆红素	无	有	有
粪便颜色	变深	变浅	白陶土色

新生儿病理性黄疸的临床表现

新生儿病理性黄疸的原因较其他年龄组更为复杂，严重者可引起核黄疸，又称胆红素脑病。临床表现：①黄疸出现早，在出生后 24 小时内出现；②程度重，血清胆红素量超过生理性黄疸限度；③持续时间长，足月儿黄疸持续时间超过 2 周或早产儿超过 4 周；④结合胆红素大于 25.7μmol/L（15mg/L）。

二、黄疸的皮肤表现及对机体的影响

1. 皮肤表现　黄疸患者的皮肤黄染颜色与患者原来肤色、血中胆红素性质、浓度高低等有关，如血中未结合胆红素增高所致黄疸（游离胆红素较难透过毛细胆管壁）组织黄染色浅；血中结合胆红素增高所致的黄疸（结合胆红素易透过毛细胆管壁，溶于水，易渗入体液）组织黄染色深、肤色鲜黄。

2. 对神经系统的影响　血中未结合胆红素过多，可通过生物膜对细胞产生毒性作用，如新生儿血中未结合胆红素增加，超过 342μmol/L（200mg/L），则可通过新生儿血脑屏障，使大脑基底核黄染和变性、坏死等，称胆红素脑病（核黄疸）。

血中结合胆红素浓度增加，超过 427.5μmol/L（250mg/L）时，可抑制脑细胞内氧化磷酸化过程，从而阻断脑能量供应，导致中枢神经系统功能障碍，甚至导致死亡。

3. 对肾的影响　血中结合胆红素浓度过高，可使肾小管上皮细胞对缺血性损害的敏感性增高而易于发生变性、坏死。

4. 对肺的影响　非结合胆红素浓度过高能改变磷脂膜的表面张力，Ⅱ型肺泡上皮受损，使表面活性物质的合成与分泌减少。

5. 胆汁酸盐入血对机体的影响　阻塞性黄疸时，胆汁在血中淤积，胆盐、胆固醇等的血浆浓度也随相应增高，对机体造成各种不良影响。胆固醇在组织中沉积可形成黄色瘤；胆盐沉着于皮肤，可刺激感觉神经末梢引起皮肤瘙痒；胆盐刺激迷走神经，引起血压降低、心动过缓；胆盐不能进入肠道，可影响脂肪的消化吸收，导致脂溶性维生素（维生素 A、维生素 D、维生素 E、维生素 K）吸收障碍，而引起脂肪泻，出、凝血时间延长和出血倾向等。

（丁运良）

目标检测

1. 简述黄疸的概念、原因及发生机制。

2. 简述三种类型的黄疸区别。

3. 病例讨论

（1）患者男，35岁，巩膜皮肤黄染，尿颜色深黄如茶，大便颜色变深，检查：尿中无胆红素，尿胆素增加。

问题： 患者属于哪种类型的黄疸？

（2）患者男，31岁，巩膜皮肤黄染，尿颜色深黄如茶，大便颜色变浅，检查：尿中有胆红素，尿胆素增加。

问题： 患者属于哪种类型的黄疸？

（3）患者女，54岁，巩膜皮肤进行性黄染1个月，尿颜色深黄如茶，大便颜色呈陶土色10天，前来就诊。

问题： 患者属于哪种类型的黄疸？

第15章 肿 瘤

学习要求

掌握肿瘤、异型性、转移、癌前病变、原位癌、早期浸润癌的概念，肿瘤的生长方式和转移途径，良性肿瘤和恶性肿瘤的区别、肿瘤的命名原则和分类；理解肿瘤对机体影响，癌与肉瘤区别；了解肿瘤的病因、发生机制和预防原则。

肿瘤（tumor）是一类常见病、多发病。其中恶性肿瘤是危害人类健康最严重的疾病之一。在欧美一些国家，恶性肿瘤的死亡率仅次于心血管系统疾病而跃居第二位。2005年，我国城市人口中恶性肿瘤的死亡率居死因第一位（124.86/10万），农村人口中居死因第三位（105.99/10万）。全世界每年有约700万人死于恶性肿瘤。主要的十大恶性肿瘤，按死亡率由高到低为肺癌（31.44/10万）、肝癌（25.17/10万）、胃癌（18.12/10万）、食管癌（10.57/10万）、结直肠癌（8.31/10万）、乳腺癌（3.09/10万）、白血病（3.07/10万）、子宫颈癌（1.82/10万）、膀胱癌（1.59/10万）和鼻咽癌（1.27/10万）。近年来随着人口老龄化和环境污染等因素的影响，恶性肿瘤的发病率和死亡率仍逐年上升。因此，对肿瘤的基础理论和防治的研究依然是医学界乃至整个生命科学领域研究的重点。

第1节 肿瘤的概念

肿瘤是机体在各种致瘤因素作用下，局部组织的某个细胞基因调控失常，导致的克隆性异常增殖而形成的新生物。这种新生物常形成局部肿块。但是有些肿瘤性疾病（如白血病）并不一定形成局部肿块；临床上表现为"肿块"也不一定都是真正的肿瘤。

生物医学研究表明，肿瘤形成是机体的细胞异常增殖的结果，此细胞增殖称为肿瘤性增殖（neoplastic proliferation）。非肿瘤性增殖（non-neoplastic proliferation），例如在炎性肉芽组织中，可见血管内皮细胞、成纤维细胞等增殖。肿瘤性增殖与非肿瘤性增生有着本质的区别（表15-1）。

表 15-1 肿瘤性增生与非肿瘤性增生的区别

区别项目	肿瘤性增生	非肿瘤性增生
病因	环境或内在致瘤因素	炎症、组织损伤
增殖形式	与机体不协调，对机体有害呈失控性增生	正常的细胞更新、刺激因子或损伤引起的防御反应或修复，受机体调控
增生类型	单克隆性	多克隆性
细胞分化程度	细胞分化不成熟	细胞分化成熟

第2节　肿瘤的基本特征

一、肿瘤的形态特征

（一）肿瘤的大体形态

肿瘤的形态多种多样，在一定程度上可反映肿瘤的良、恶性。

1.肿瘤的形状　多种多样，发生于体表和空腔器官内的肿瘤多呈息肉状、蕈伞状、乳头状、菜花状；发生于深部组织和器官内的肿瘤多呈结节状、分叶状、哑铃状、囊状；恶性肿瘤则多呈浸润包块状、弥漫肥厚状、溃疡状。肿瘤形状上的差异一般与其发生部位、组织来源、生长方式和肿瘤的良、恶性密切相关（图15-1）。

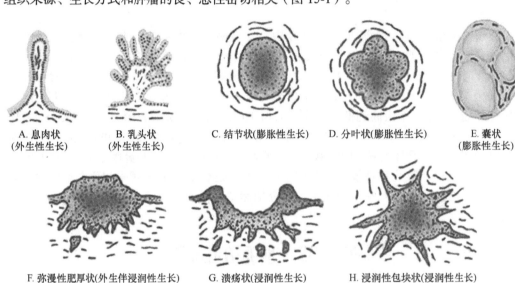

A. 息肉状
（外生性生长）　　B. 乳头状
（外生性生长）　　C. 结节状(膨胀性生长)　　D. 分叶状(膨胀性生长)　　E. 囊状
（膨胀性生长）

F. 弥漫性肥厚状(外生伴浸润性生长)　　G. 溃疡状(浸润性生长)　　H. 浸润性包块状(浸润性生长)

图 15-1　肿瘤的外形和生长方式

2.肿瘤的大小　大小不一，差异悬殊，小者仅数毫米，甚至只能在显微镜下发现，如原位癌；而大者直径可达数十厘米，重量可达数千克乃至数十千克，如卵巢浆液性囊腺瘤。一般说来，肿瘤的大小与肿瘤的良恶性、生长时间和发生部位有一定关系。如生长在体表或腹腔内的肿瘤可以长得很大，而生长于密闭的狭小腔道（如颅腔、椎管）内的肿瘤则一般较小。

一般而言，恶性肿瘤的体积愈大，发生转移的机会也愈大，因此，恶性肿瘤的体积是肿瘤分期（早期或晚期）的一项重要指标。某些肿瘤类型（如胃肠道间质肿瘤）、体积也是预测肿瘤生物学行为的重要指标。

3.肿瘤的颜色　由组成肿瘤的组织、细胞及其产物的颜色决定。一般良性肿瘤的颜色与其起源组织的颜色近似，如脂肪瘤呈淡黄色。恶性肿瘤多呈灰白色或灰红色，且常因出血、坏死、囊性变或含有色素而呈不同的颜色。癌的切面多粗糙和干燥，肉瘤多细腻而湿润。

4.肿瘤的硬度　与肿瘤的类型、实质与间质构成比例以及有无变性坏死等有关。如骨瘤很硬，脂肪瘤较软；瘤细胞丰富而间质成分少的肿瘤质地脆软，反之质地较硬；继发玻璃样变、钙化、骨化的肿瘤质地变硬，发生坏死、液化、囊性变的肿瘤质地变软。

5. 肿瘤的包膜　良性肿瘤常有完整包膜，与周围组织分界清楚，容易完整摘除；而恶性肿瘤大多无包膜，与周围组织分界不清，手术不易完整切除，术后易复发。

6. 肿瘤的数目　通常为一个（单发），也可多个（多发），如多发性子宫平滑肌瘤、脂肪瘤等。

（二）肿瘤的组织形态结构

肿瘤的组织结构千变万化，是组织病理学的重要内容，也是肿瘤组织病理学诊断的基础。可分为实质和间质两种成分（原位癌和白血病等例外）。

1. 肿瘤的实质（parenchyma）　即肿瘤细胞，是肿瘤的主要成分，决定了肿瘤的生物学特点和肿瘤的特殊性。不同组织起源的肿瘤，其实质各不相同，形态也多种多样（图15-2、图 15-3）。肿瘤的诊断、分类和命名通常是根据肿瘤实质的细胞形态来进行的。因此，肿瘤实质是识别肿瘤的组织起源、判断肿瘤的良恶性以及分化程度的形态学依据。肿瘤的实质通常只有一种成分，但少数肿瘤可以含有两种甚至多种实质成分。如乳腺纤维腺瘤含有纤维组织和腺组织两种实质成分，畸胎瘤含有三个胚层来源的异常增生和分化的多种实质成分等。

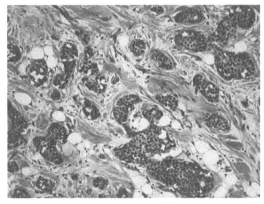

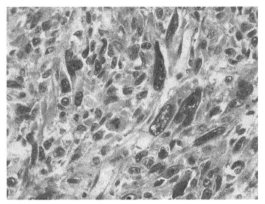

图 15-2　乳腺癌（镜下观）　　　　　图 15-3　子宫平滑肌肉瘤（镜下观）

巢状排列，实质与间质分界清楚　　　　　弥漫分布，实质与间质分界不清

2. 肿瘤的间质（mesenchyma，stroma）　是肿瘤的非特异性成分，一般由结缔组织和脉管组成，对肿瘤实质起着支持和营养作用。间质血管的多少对肿瘤的生长快慢起决定作用。间质内大多有 T 淋巴细胞浸润，这是机体抗肿瘤免疫反应的表现，间质 T 淋巴细胞的多少与预后有关。间质中的纤维母细胞、肌纤维母细胞以及形成的胶原纤维，可限制瘤细胞的活动，遏止瘤细胞侵入血管或淋巴管内，限制肿瘤细胞浸润，减少播散。

（三）肿瘤的分化与异型性

肿瘤的异型性（atypia）是指肿瘤组织无论在细胞形态和组织结构上，都与其起源的正常细胞和组织有不同程度的差异。肿瘤异型性的大小反映了肿瘤组织的成熟程度，即分化程度。肿瘤的分化（differentiation）是指肿瘤组织在形态和功能上由幼稚到发育成熟的过程。肿瘤分化成熟与某种正常组织相似的程度称为肿瘤的分化程度。一般肿瘤组织的分化程度高，说明肿瘤与其起源的正常细胞和组织相似，即异型性小，恶性程度低；反之亦然。

间变（anaplasia）是指恶性肿瘤细胞缺乏分化，异型性显著。间变性肿瘤细胞具有显著的多形性，通常难以确定其组织起源。间变性肿瘤几乎都是高度恶性肿瘤。

1. 肿瘤组织结构的异型性　肿瘤组织结构的异型性（architectural atypia）是指肿瘤组织在空间排列方式上（包括细胞的极性、排列的结构及与间质的关系等方面）与其起源的正常组织的差异。良性肿瘤（腺瘤）瘤细胞异型性小，只是腺体数目增多，大小及排列异常（图 15-4）；而恶性肿瘤（腺癌）瘤细胞异型性较大，腺体大小和形状十分不规则，排列较乱，细胞层次增多，紧密重叠，失去极性（图 15-5），并可呈实性或乳头状增生。

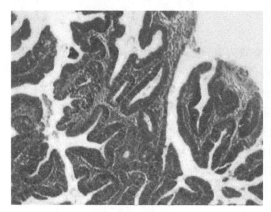

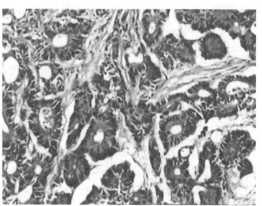

图 15-4　结肠腺瘤

瘤细胞异型性小，细胞排列与其起源组织相似

图 15-5　结肠腺癌（镜下观）

腺体大小和形态十分不规则，排列紊乱

2. 肿瘤细胞的异型性

（1）瘤细胞的多形性：恶性肿瘤细胞一般比其起源的正常细胞大，且大小和形态很不一致，可出现瘤巨细胞，多形性明显，如恶性纤维组织细胞瘤（图 15-6）；少数分化很差的肿瘤，瘤细胞小而一致，具有明显的幼稚性，如小细胞肺癌（图 15-7）。

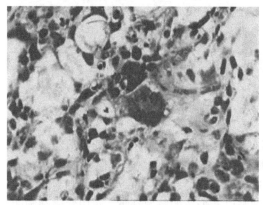

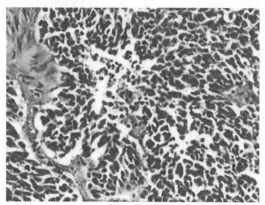

图 15-6　多形性脂肪肉瘤（镜下观）

瘤细胞大小和形态很不一致，多形性显著，可见瘤巨细胞

图 15-7　小细胞肺癌（镜下观）

癌细胞小而一致，具有明显的幼稚性

（2）瘤细胞胞核的多形性：瘤细胞胞核大，核浆比例增大接近 1：1（正常为 1：4 ～ 1：6）；核的大小、形状不一，可出现双核、多核、巨核、奇异形核等；核多深染，染色质呈粗颗粒状，堆积在核膜下使核膜增厚；核仁大，数目增多达 3 ～ 5 个；核分裂象常较多，可出现不对称性、多极性、顿挫性等病理性核分裂（图 15-8）。瘤细胞核的异型性和病理性核分裂象对于区别肿瘤的良、恶性具有重要意义。

（3）瘤细胞胞质的改变：胞质内核蛋白体增多，故多呈嗜碱性。亦可因产生的异常分泌物或代谢产物（激素、黏液、糖原、脂质、角蛋白和色素等）而使瘤细胞的胞质呈现不同的特点，这常有助于判断肿瘤的细胞起源。

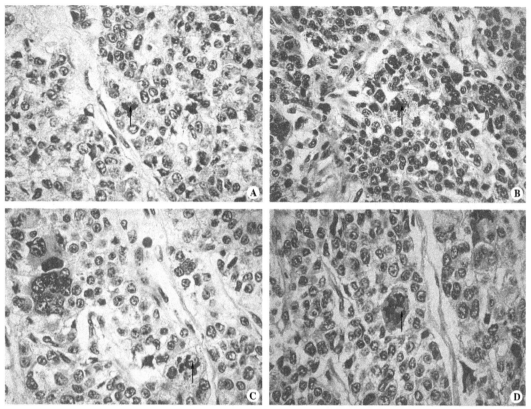

图 15-8 病理性核分裂象（镜下观）
多极核分裂（↑）

二、肿瘤细胞的代谢特点

1. 核酸代谢 肿瘤细胞的核酸合成增强。肿瘤组织合成 DNA 和 RNA 的聚合酶活性均高于正常细胞，导致细胞内 DNA、RNA 含量增加。DNA 与细胞的分裂和增殖有关，RNA 与细胞蛋白质合成及生长有关。核酸的增多是肿瘤生长的物质基础。

2. 蛋白质代谢 肿瘤细胞的蛋白质合成大于分解，对氨基酸的摄取、利用能力明显增强，甚至夺取正常组织的蛋白质分解产物，合成肿瘤本身所需要的蛋白质，肿瘤不断生长，机体处于恶病质状态。肿瘤可合成肿瘤蛋白，作为肿瘤相关抗原，引起机体的免疫反应。有的肿瘤蛋白与胚胎组织有共同的抗原性，称肿瘤胚胎性抗原。如肝细胞癌时，合成胎儿肝细胞所产生的甲种胎儿球蛋白（AFP），临床上检查患者血液内 AFP 有助于肿瘤的诊断。

3. 酶代谢 肿瘤细胞酶活性的改变复杂。除恶性肿瘤细胞内氧化酶（细胞色素氧化酶及琥珀酸脱氢酶）减少和蛋白分解酶增加外，与正常组织比较只是含量的改变或活性的改变。如前列腺癌的癌组织中酸性磷酸酶明显增加，骨肉瘤组织内碱性磷酸酶增加，同时患者血清中这些酶也相应增加。临床上检查患者血液内各种酶类等，有助于肿瘤的临床诊断。

4. 糖代谢 肿瘤细胞无论氧供应充分与否，主要是以无氧糖酵解获取能量。可能与肿瘤细胞线粒体功能障碍、瘤细胞内氧化酶少有关。糖酵解形成的中间产物，为肿瘤的生长提供必需的物质基础。

三、肿瘤的生长与扩散

（一）肿瘤的生长

1.肿瘤的生长速度　肿瘤生长速度（rate of growth）有很大差异。一般良性肿瘤生长较缓慢，可长达几年甚至几十年。如果短期内良性肿瘤生长速度突然加快，应考虑可能发生了恶变。恶性肿瘤生长快，短期内即可形成明显的肿块，并且当血管形成及营养供应相对不足时，易发生坏死、出血等继发改变。影响肿瘤生长速度的因素很多，如肿瘤细胞的倍增时间（doubling time）、生长分数（growth fraction）、肿瘤细胞的生长和死亡的比例等。

肿瘤细胞的倍增时间是从一个细胞分裂繁殖为两个子代细胞所需的时间。多数恶性肿瘤的倍增时间并不比正常细胞快，所以恶性肿瘤生长迅速可能主要不是肿瘤细胞倍增时间缩短引起的。生长分数是肿瘤细胞群体中处于增殖状态的细胞比例。处于增殖状态的细胞，不断分裂繁殖。每一次这样的分裂繁殖过程称为一个细胞周期，由 G_1、S、G_2 和 M 四个期组成。DNA 的复制在 S 期进行。细胞的分裂在 M 期。G_1 期为 S 期做准备；G_2 期为 M 期做准备。生长分数高的肿瘤对化疗敏感。

肿瘤细胞的生成和死亡的比例是影响肿瘤生长速度的一个重要因素。肿瘤生长过程中，由于营养供应和机体肿瘤反应等因素的影响，有一些肿瘤细胞会死亡，并且常常以凋亡的形式发生。肿瘤细胞的生成与死亡的比例，可能在很大程度上决定肿瘤是否能持续生长、能以多快的速度生长。促进肿瘤细胞死亡和抑制肿瘤细胞增殖，是肿瘤治疗的两个重要方面。

2.肿瘤的生长方式　主要有三种。

（1）膨胀性生长（expansive growth）：是发生在器官内或组织内的大多数良性肿瘤的生长方式。肿瘤分化较好，瘤细胞生长缓慢，不侵袭周围正常组织，瘤体如渐渐膨胀的气球，逐渐推开或挤压四周组织。肿瘤大多呈结节状、分叶状，常有完整的包膜，与周围组织分界清楚（图 15-9）。对周围组织的影响主要是挤压和阻塞，一般不明显破坏器官的结构和功能。临床检查时瘤体移动性良好，手术容易完整摘除，术后较少复发。

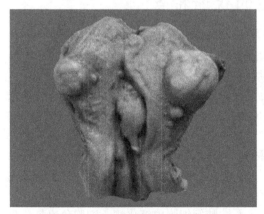

图 15-9　子宫平滑肌瘤（肉眼观）
呈结节状、膨胀性生长，与周围组织分界清楚

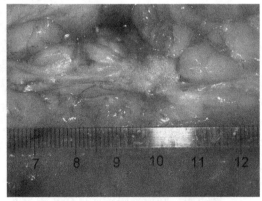

图 15-10　乳腺癌（肉眼观）
呈浸润性生长，无包膜，与周围组织分界不清

（2）浸润性生长（infiltrating growth）：为大多数恶性肿瘤的生长方式。肿瘤分化差，瘤细胞生长速度快，宛如树根长入泥土一样，侵入周围组织间隙、淋巴管或血管内，浸润并破坏周围组织。肿瘤没有包膜，与周围组织分界不清（图 15-10）。临床检查时瘤体移动性差或固定，手术不容易完整摘除，术后较易复发。

（3）外生性生长（exophytic growth）：发生在体表、体腔表面或管道器官（如消化道、泌尿道）表面的肿瘤，常向表面突起形成乳头状、息肉状（图 15-11）、蕈状或菜花状的肿物。良性肿瘤和恶性肿瘤都可呈外生性生长，但恶性肿瘤在向表面生长的同时，其基底部往往呈浸润性生长。

3. 肿瘤血管生成　肿瘤直径达到 1～2mm 后，若无新生血管生成以提供营养，不能继续增长。实验显示，肿瘤有诱导血管生成的能力。①肿瘤细胞本身及炎细胞（主要是巨噬细胞）能产生血管生成因子，如血管内皮细胞生长因子，诱导新生血管

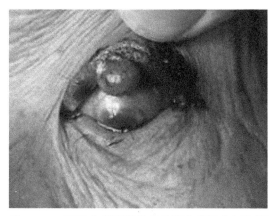

图 15-11　眼睑色素痣恶性变为黑色素瘤（肉眼观）
呈外生性生长，息肉状

的生成。②血管内皮细胞和成纤维细胞表面有血管生成因子受体。③血管生成因子与其受体结合后，可促进血管内皮细胞分裂和毛细血管出芽生长。抑制肿瘤血管生成成为治疗肿瘤的一个新途径。

4. 肿瘤的演进和异质性　恶性肿瘤生长过程中，其侵袭性增加的现象称为肿瘤的演进。可表现为生长速度加快、浸润周围组织和发生远处转移。肿瘤演进与它获得越来越大的异质性有关。恶性肿瘤虽然是从一个发生恶性转化的细胞单克隆性增殖而来，但在生长过程中，经过许多代分裂繁殖产生的子代细胞，可能出现不同的基因改变或其他大分子的改变，其生长速度、侵袭能力、对生长信号的反应、对抗癌药物的敏感性等方面都可以有差异。这时，这一肿瘤细胞群体不再是由完全一样的肿瘤细胞组成的。也就是说，这些肿瘤细胞是"异质的"。在获得这种异质性的肿瘤演进过程中，具有生长优势和较强侵袭力的细胞压倒了没有生长优势和侵袭力弱的细胞。

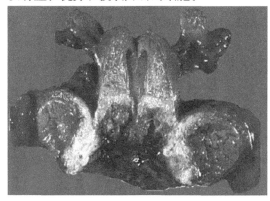

图 15-12　子宫颈鳞状细胞癌（肉眼观）

（二）肿瘤的扩散

恶性肿瘤不仅在原发部位浸润性生长、蔓延，而且还可通过多种途径扩散到身体其他部位继续生长，这是恶性肿瘤的主要特征。

1. 局部浸润和直接蔓延　随着恶性肿瘤的不断长大，瘤细胞沿着组织间隙、淋巴管、血管或神经束衣浸润，破坏邻近组织或器官，并继续生长，称直接蔓延。例如，晚期子宫颈癌蔓延到直肠、膀胱或骨盆壁（图 15-12）。

2. 转移（metastasis）　瘤细胞从原发部位侵入淋巴管、血管或体腔，迁徙到他处继续生长，形成与原发瘤类型相同的肿瘤的过程，称为转移，所形成的肿瘤称转移瘤或继发瘤；原来的肿瘤称为原发肿瘤。转移是恶性肿瘤的确凿证据，但并非所有恶性肿瘤都会发生转移，如皮肤基底细胞癌。常见的转移途径有以下几种。

（1）淋巴道转移（lymphatic metastasis）：为癌的常见转移方式。瘤细胞侵入淋巴管后，随淋巴液引流到局部淋巴结（区域淋巴结）。通常瘤细胞先聚集于淋巴结的边缘窦（图 15-13），继而逐渐波及整个淋巴结，使淋巴结肿大，质地变硬，切面常呈灰白色。当瘤细胞侵犯出淋巴结被膜后或多个淋巴结受累时，相邻淋巴结可相互融合成团块；也可

依次累及远处各组淋巴结或发生逆行转移，最后经胸导管进入血流，继发血道转移。在临床上最常见的是左锁骨上淋巴结转移，其原发癌多来自肺和胃肠道。

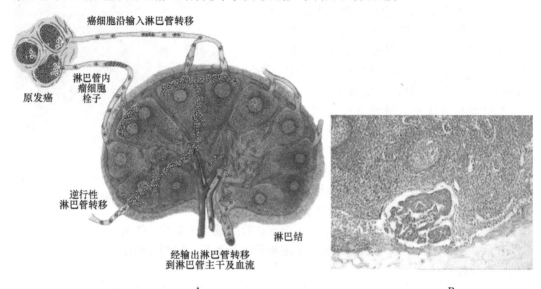

图 15-13   淋巴道转移

A. 癌的淋巴道转移模式图；B. 腺癌，淋巴结转移，癌细胞聚集于淋巴结边缘窦

（2）血道转移（hematogenous metastasis）：为肉瘤的常见转移方式。瘤细胞侵入血管（图 15-14）后，随血流到达远处器官并栓塞于器官内的小血管，继而从血管内皮细胞之间的间隙或内皮细胞的受损处穿出血管，侵入到组织内继续生长，形成转移瘤（图 15-15）。由于静脉壁较薄、压力较低，故瘤细胞多经静脉侵入。血道转移时，肿瘤细胞的运行途径与血栓栓塞过程相似。侵入胸、腰、骨盆静脉的肿瘤细胞，也可以通过吻合支进入脊椎静脉丛（脊椎静脉系统）。例如前列腺癌可通过这一途径转移到脊椎，进而转移到脑，这时可不伴有肺的转移。最常受累的脏器是肺和肝。形态学上，转移性肿瘤的特点是边界清楚，常为多个，散在分布，多接近于器官的表面。位于器官表面的转移性肿瘤，由于瘤结节中央出血、坏死而下陷，可形成所谓"癌脐"。某些肿瘤表现出对某些器官的亲和性，肺癌易转移到肾上腺和脑；甲状腺癌、肾癌和前列腺癌易转移到骨；肝癌转移到肺（图 15-15）；乳腺癌常转移到肺、肝、骨、卵巢和肾上腺等。

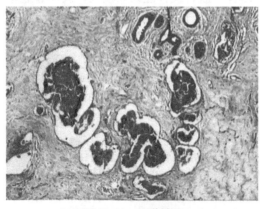

图 15-14   血道转移

癌旁乳腺组织，血管内癌栓

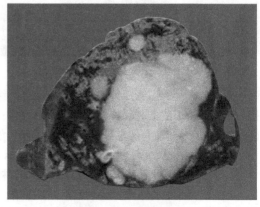

图 15-15   转移瘤

原发性肝细胞癌肝内转移，形成卫星灶

（3）种植性转移（implantation metastasis）：体腔内器官的瘤细胞蔓延到器官浆膜面时，瘤细胞可脱落并散落在体腔的浆膜或器官的表面继续生长，形成多个转移瘤，这种转移方式称种植性转移。种植性转移常见于腹腔器官的恶性肿瘤。如胃肠道黏液癌侵及浆膜后，可种植到大网膜、腹膜、盆腔器官如卵巢等处。在卵巢表现为双侧卵巢增大，镜下见富于黏液的印戒细胞癌弥漫浸润。这种特殊类型的卵巢转移性肿瘤称为 Krukenberg 瘤，多由胃肠道黏液癌（特别是胃的印戒细胞癌）转移而来。

浆膜腔的种植性转移常伴有浆膜腔积液，可为血性浆液性积液，是由于浆膜下淋巴管或毛细血管被瘤栓堵塞，毛细血管通透性增加，血液漏出，以及肿瘤细胞破坏血管引起的出血。体腔积液中可含有不等量的肿瘤细胞。抽取体腔积液做细胞学检查，以发现恶性肿瘤细胞，是诊断恶性肿瘤的重要方法之一。

四、肿瘤的复发

肿瘤的复发是指恶性肿瘤经手术切除或放疗、化疗等治疗，获得一段消退期或缓解期后，又重新出现同样类型的肿瘤。复发可在原发部位，也可在其他部位，复发的原因主要是手术切除不干净、切口种植、隐性转移灶及肿瘤细胞的多克隆灶等有关。

恶性肿瘤局部浸润和蔓延的相关机制

肿瘤细胞局部浸润和蔓延的机制比较复杂，以癌为例，可归纳为：①癌细胞表面黏附分子减少，使癌细胞彼此容易分离，以便于进一步与基膜附着；②癌细胞与基膜的黏附增加，使得从癌细胞群分离出的单个癌细胞能与基膜紧密黏着；③细胞外基质降解，使基膜产生局部缺损，利于癌细胞通过；④癌细胞的迁移，癌细胞借助于自身的阿米巴样运动，通过被降解的基膜缺损处游出。癌细胞穿过基膜后，进一步溶解细胞外基质，到达血管壁时，癌细胞以同样的方式穿过基膜进入血管。

链 接

第 3 节　恶性肿瘤的病理分级和临床分期

1. 恶性肿瘤的病理分级　病理分级反映肿瘤的恶性程度，分级的依据主要是组织结构异型性、细胞形态异型性和核分裂数，通常分为Ⅰ、Ⅱ、Ⅲ级，或低度、中度、高度恶性。临床分期反映恶性肿瘤的早晚和对患者造成的危害程度。

2. 恶性肿瘤的分期　依据原发瘤的大小、浸润深度和范围、是否累及周围组织、有无淋巴结转移、血道转移和远处转移。国际上广泛采用 TNM 分期系统。T 指肿瘤的原发灶大小，用 $T_1 \sim T_4$ 表示；N 指淋巴结转移情况，用 $N_1 \sim N_3$ 表示；M 指血道转移，用 $M_0 \sim M_1$ 表示。临床医师可根据病理分级和临床分期准确了解癌症患者的恶性程度和严重程度，有利于做出正确诊断，选择恰当的治疗方法，估计患者的预后。

第 4 节　肿瘤对机体的影响

良性肿瘤生长缓慢，不浸润，不转移，对机体的影响相对较小，通常以局部压迫或阻塞症状为主。恶性肿瘤生长快，浸润并破坏器官的结构和功能，发生转移，对机体的影响严重，多数恶性肿瘤的死亡原因是全身转移。

一、局 部 影 响

1. 压迫与阻塞　肿瘤无论良性或恶性，长到一定体积，均可压迫周围组织或器官，或阻塞某些器官的管道，引起相应的功能障碍。例如，消化道肿瘤可引起肠套叠、肠梗阻；颅内肿瘤可引起颅内压升高和相应的神经系统症状，严重者可引起脑疝，危及生命。

2. 侵袭与破坏　恶性肿瘤可侵袭破坏周围正常的组织器官，引起功能障碍。例如，巨大肝癌可引起肝功能障碍；骨肉瘤可致病理性骨折等。

3. 出血和感染　恶性肿瘤常因肿瘤局部缺血坏死或侵袭破坏血管而发生出血。如肺癌出现痰血，膀胱癌出现血尿，鼻腔和肝的血管瘤可引起大出血等。发生出血坏死后局部黏膜屏障破坏，容易继发感染。

4. 疼痛　恶性肿瘤晚期，肿瘤压迫浸润局部神经，可引起顽固性疼痛。

二、全 身 性 影 响

肿瘤除产生的局部影响外，还会产生一系列全身性影响。

1. 恶病质　晚期恶性肿瘤患者，常出现乏力、极度消瘦、严重贫血和全身衰竭状态，称恶病质。其发生可能主要是肿瘤组织本身或机体反应产生的细胞因子等作用的结果。

2. 副肿瘤综合征　少数肿瘤患者由于肿瘤的产物（包括异位激素）或异常免疫反应（如交叉免疫、自身免疫、免疫复合物沉积等）或其他不明原因，引起内分泌、神经、消化、造血、骨关节、肾及皮肤等系统发生病变，出现相应的临床表现。这些表现不能用肿瘤的侵袭或转移来解释，但其症状可随肿瘤病情缓解而减轻，也可随肿瘤的复发而加剧，故称副肿瘤综合征。认识副肿瘤综合征的意义在于它可能是一些隐匿肿瘤的早期表现，及早识别，有助于肿瘤的早期诊治。

3. 内分泌症状　发生在内分泌腺的良性肿瘤常因能使某些激素的分泌过多而产生全身性影响，如垂体腺瘤可引起巨人症或肢端肥大症；胰岛细胞瘤可引起阵发性血糖过低。某些非内分泌腺肿瘤也能产生和分泌激素，引起内分泌紊乱症状，此类肿瘤称为异位内分泌肿瘤，其所引起的临床症状称为异位内分泌综合征。此类肿瘤大多数为恶性肿瘤，其中以神经内分泌肿瘤以癌为多，如肺癌、肝癌、胃癌等，某些肉瘤也能产生。

> **肿瘤患者 5 年生存率是怎么回事？**
>
> 5 年生存率是指从确诊后再经过治疗，生存 5 年的患者数占同期患者总数的百分比来衡量疗效。换句话说，肿瘤患者经治疗后能正常存活 5 年方可以记入疗效统计。
>
> 链接

第 5 节　良性肿瘤与恶性肿瘤的区别

良性肿瘤和恶性肿瘤在生物学特性和对机体的影响上有明显不同。良性肿瘤一般对机体的危害小，易于治疗，疗效好；恶性肿瘤危害大，治疗难度大，疗效不理想。如果把恶性肿瘤误诊为良性，会延误治疗，亦可因治疗不彻底而造成复发、转移；相反，把良性肿瘤误诊为恶性，则可误导过度治疗，使患者遭受不应有的痛苦、伤害和精神负担。正确区分良、恶性肿瘤，对于肿瘤的治疗和预后意义重大。良、恶性肿瘤的区别主要表现在形态结构、生物学行为及对机体的影响三个方面（表15-2）。

表 15-2　良性肿瘤与恶性肿瘤的区别

区别项目	良性肿瘤	恶性肿瘤
分化程度	分化好，异型性小	分化不好，异型性大
核分裂象	细胞分化和正常细胞相近，核分裂象无或少，不见病理性核分裂	细胞形态、分化程度和正常细胞不一致，核分裂象多，可见病理性核分裂
生长速度	缓慢	较快
生长方式	膨胀性或外生性生长，有包膜，不侵犯周围组织，可推动	浸润性或外生性生长，无包膜，浸润破坏周围组织，境界不清，活动受限制
继发改变	少见	常见，如出血、坏死、溃疡形成等
转移	不转移	可转移
复发	不复发或很少复发	复发易
对机体的影响	较小，主要为局部压迫或阻塞	较大，破坏原发部位和转移部位的组织；坏死、出血，合并感染；恶病质

良、恶性肿瘤之间也没有绝对界限。有些肿瘤的组织形态和生物学行为介于良、恶性肿瘤之间，称交界性肿瘤，或灰色病变。如卵巢浆液性交界性肿瘤和黏液性交界性肿瘤、膀胱乳头状瘤等。这一类肿瘤具有潜在恶性表现，应采取相应的治疗措施，以免恶变或复发。

第6节　肿瘤的命名和分类

一、肿瘤的命名

人体任何部位、任何组织、任何器官几乎都可发生肿瘤。因此，肿瘤的种类繁多，一般是根据其组织起源和生物学行为来命名分类。

（一）肿瘤一般命名

1.良性肿瘤的命名　良性肿瘤在其起源组织名称之后加一"瘤"字。例如，起源于纤维结缔组织的良性肿瘤称纤维瘤，起源于腺体和导管上皮的良性肿瘤称腺瘤，含有腺体和纤维两种成分的良性肿瘤称纤维腺瘤。有时还结合肿瘤的形态特点命名，如乳头状囊腺瘤、息肉状腺瘤等。

2.恶性肿瘤的命名　恶性肿瘤一般亦根据其组织起源命名。

（1）癌（carcinoma）：起源于上皮组织的恶性肿瘤统称为癌，命名时在其起源组织名称之后加"癌"字。如起源于鳞状上皮的恶性肿瘤称为鳞状细胞癌，来源于腺体和导管上皮的恶性肿瘤称为腺癌。有些恶性肿瘤的大体形态具有一定特点，则又结合其形态特点而命名，如形成乳头状及囊状结构的腺癌，则称为乳头状囊腺癌。

（2）肉瘤（sarcoma）：起源于间叶组织的恶性肿瘤统称肉瘤，命名时在起源组织名称之后加"肉瘤"二字。如起源于纤维结缔组织的肉瘤称为纤维肉瘤，起源于横纹肌组织的肉瘤称为横纹肌肉瘤。未分化肉瘤是指形态或免疫表型可以确定为肉瘤，但缺乏特定间叶组织分化特征的肉瘤。

（3）癌肉瘤（carcinosarcoma）：肿瘤既有癌的成分，又有肉瘤的成分，则称为癌肉瘤。

（二）肿瘤的特殊命名

少数肿瘤不按上述原则命名。

（1）母细胞瘤：来源于分化或发育十分幼稚组织的肿瘤称母细胞瘤。恶性者如神经母细胞瘤、髓母细胞瘤、肾母细胞瘤等；良性者如骨母细胞瘤、脂肪母细胞瘤等。

（2）在肿瘤名称前冠以"恶性"二字的恶性肿瘤：如恶性黑色素瘤、恶性畸胎瘤、恶性脑膜瘤、恶性神经鞘瘤等。

（3）以"人名"或"病"命名的恶性肿瘤：如白血病、霍奇金病、尤文肉瘤等。

（4）以"瘤"命名的恶性肿瘤：如精原细胞瘤、骨髓瘤、淋巴瘤等。

（5）以"瘤病"命名的肿瘤：多用于多发性良性肿瘤，如神经纤维瘤病、脂肪瘤病、血管瘤病等。

（三）转移性肿瘤的命名

转移性肿瘤（metastatic tumor）在肿瘤转移部位后加"转移性"再加原发瘤的命名，如肝癌转移至肺为"肺转移性肝癌"等。

二、肿瘤的分类

肿瘤的分类通常是以它的组织发生为依据。每一类又按其分化成熟程度和对机体的影响分为良性和恶性两大类。根据组织发生进行的肿瘤分类列举见表15-3。

表15-3 肿瘤分类举例

起源组织	良性肿瘤	恶性肿瘤	起源组织	良性肿瘤	恶性肿瘤
上皮组织			淋巴造血组织		
鳞状细胞	鳞状细胞乳头状瘤	鳞状细胞癌	淋巴细胞		淋巴瘤
			造血细胞		白血病
基底细胞		基底细胞癌	神经组织和脑脊膜		
腺上皮细胞	腺瘤	腺癌	胶质细胞	—	弥漫性星形细胞瘤
尿路上皮（移行细胞）	尿路上皮乳头状瘤	尿路上皮癌	神经细胞	神经节细胞瘤	神经母细胞瘤，髓母细胞瘤
间叶组织			脑脊膜	脑膜瘤	恶性脑膜瘤
纤维组织	纤维瘤	纤维肉瘤	神经鞘细胞	神经鞘瘤	恶性神经鞘瘤
脂肪	脂肪瘤	脂肪肉瘤	其他肿瘤		
平滑肌	平滑肌瘤	平滑肌肉瘤	黑色素细胞	—	恶性黑色素瘤
横纹肌	横纹肌瘤	横纹肌肉瘤	胎盘滋养叶细胞	葡萄胎	恶性葡萄胎，绒毛膜上皮癌
血管	血管瘤	血管肉瘤			
淋巴管	淋巴管瘤	淋巴管肉瘤	生殖细胞		精原细胞瘤
骨和软骨	软骨瘤，骨软骨瘤	骨肉瘤，软骨肉瘤			无性细胞瘤
					胚胎性癌
			性腺或胚胎剩件中的全能细胞	成熟畸胎瘤	不成熟畸胎瘤

三、癌与肉瘤的区别

癌与肉瘤均为恶性肿瘤，分别起源于上皮组织和间叶组织，其临床表现和病理变化各有特点。正确掌握两者的特点，对临床诊断和治疗非常重要。癌与肉瘤的区别见表15-4。

表 15-4　癌与肉瘤的区别

区别点	癌	肉瘤
组织来源	上皮组织	间叶组织
发病率	常见，占80%，为肉瘤的9倍	少见，占20%
年龄	40岁以上	青少年多见
部位	皮肤、黏膜、内脏多见	四肢、躯干多见
大体形态	质较硬、色灰白、较干燥	质软、色灰红、湿润、鱼肉状
组织学特点	多形成癌巢，实质与间质分界清楚，纤维组织增生	癌细胞弥漫分布，实质与间质分界不清，间质内血管丰富，纤维组织少
网状纤维	癌细胞间多无网状纤维	肉瘤细胞间多有网状纤维
转移方式	多经淋巴道转移	多经血道转移

第7节　癌前病变、上皮内瘤变、原位癌及早期浸润癌

正确识别癌前病变、上皮内瘤变、原位癌和早期浸润癌，对于肿瘤早期诊断及治疗有重要意义。

一、癌　前　病　变

癌前病变（precancerous lesions）是指某些具有潜在癌变可能性的良性病变，如长期存在即有可能转变为癌。临床上常见的癌前病变有以下几种。

1. **黏膜白斑**　常发生在口腔、外阴、阴茎等处，呈白色病变，故称白斑。主要变化是黏膜鳞状上皮过度增生和角化，并出现一定的异型性。如长期不愈可能转变为鳞状细胞癌。

2. **慢性子宫颈炎**　是已婚妇女常见的疾患。宫颈阴道部的柱状上皮细胞或鳞状上皮细胞在致炎因子的作用下发生坏死脱落，然后发生修复性改变或鳞状上皮化生。上述过程反复进行，可转变为宫颈鳞状细胞癌。现在认为人乳头状瘤病毒（human papilloma virus，HPV）与宫颈癌的关系密切。

3. **乳腺导管上皮增生性病变**　这是一组细胞形态和组织结构不同的增生性病变，主要发生于末梢导管小叶单位，包括普通型导管上皮增生和导管上皮内瘤变（图15-16）。这类病变与乳腺癌的发生密切相关。

4. **结直肠息肉状腺瘤**　较为常见，可单发或多发（图15-17），均可发生癌变。其中多发者常有家族史，属遗传性病变，几乎100%的患者在50岁前发生癌变。

5. **慢性萎缩性胃炎及胃溃疡**　慢性萎缩性胃炎的胃黏膜腺体可发生肠上皮化生，这种肠上皮化生与胃癌有一定关系，久治不愈可癌变；慢性胃溃疡时溃疡边缘黏膜因受刺激而增生，也可转变为癌，其癌变率约为1%。

6. **慢性溃疡性结肠炎**　在反复溃疡和黏膜增生基础上可发生结肠腺癌。

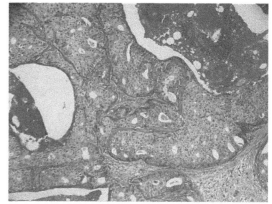

图 15-16　导管上皮异型增生
细胞形态单一，分布均匀，核异型小，呈筛状排列

7.**皮肤慢性溃疡**　久治不愈的皮肤溃疡和瘘管，特别是小腿慢性溃疡和瘘管，由于长期慢性炎症刺激，鳞状上皮增生，可发生癌变。

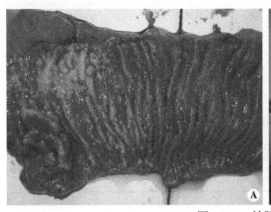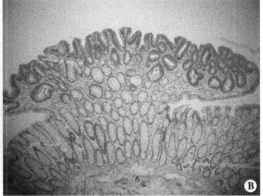

图 15-17　结肠多发性息肉

A.肉眼观，散在的大小不一的息肉；B.镜下观，隐窝上皮增生，呈管状，取代正常腺体，对比鲜明

8.**肝炎、肝硬化**　由慢性病毒性肝炎所致结节性肝硬化的患者，相当一部分可发展为肝细胞性肝癌。

二、上皮内瘤变

上皮内瘤变（intraepithelial neoplasia，IN）是指上皮细胞增生，并呈现一定程度的异型性，但尚未达到可诊断癌的标准。多发生于皮肤和黏膜表面的被覆上皮，也可以发生于腺上皮。表现为增生的细胞大小不一，形态多样，核大而深染，核质比例增大，核分裂增多，多呈正常的核分裂。细胞排列紊乱，极向消失。

根据病变累及范围可分轻、中、重三级（图 15-18）：上皮内瘤变累及上皮全层下 1/3 为轻度（上皮内瘤变 I 级），累及上皮全层下 2/3 为中度（上皮内瘤变 II 级），累及上皮全层的 2/3 以上为重度（上皮内瘤变 III 级）。轻度、中度上皮内瘤变在病因消除后可恢复正常，而重度则很难逆转，常转变为癌。

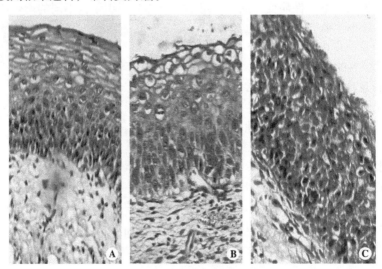

图 15-18　鳞状上皮内瘤变

A.轻度；B.中度；C.重度

三、原位癌及早期浸润癌

原位癌是指病变累及上皮全层，但尚未侵破基膜（图 15-19）。原位癌常见于子宫颈、食管、皮肤、膀胱等鳞状上皮和移行上皮被覆的部位。原位癌是早期癌，如能及时发现和治疗，可防止其发展为浸润性癌。早期浸润癌是指癌细胞突破基膜向间质内浸润，但浸润深度不超过基膜下 3mm。早期浸润癌一般肉眼不能判断，只有在显微镜下才能确诊。

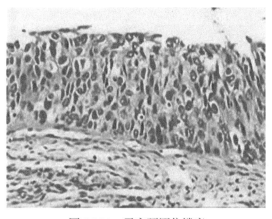

图 15-19　子宫颈原位鳞癌
癌细胞累及上皮全层，但尚未浸破基膜

目前，较多使用上皮内瘤变（intraepithelial neoplasia）这一概念来描述上皮从异型增生到原位癌这一连续的过程，将轻度和中度异型增生分别称为上皮内瘤变Ⅰ级和Ⅱ级，重度异型增生和原位癌称为上皮内瘤变Ⅲ级。

第 8 节　肿瘤的病因及发病机制

肿瘤防治的关键是查明病因和发病机制，而肿瘤的病因和发病机制极为复杂。研究表明，肿瘤是基因病，各种环境的和遗传的致癌因素可能以协同或序贯的方式引起细胞非致死性 DNA 损害，从而激活原癌基因或灭活肿瘤抑制基因，加上凋亡调节基因或 DNA 修复基因的改变，继而引起表达水平的异常，使靶细胞发生转化。初期被转化的细胞呈多克隆性增生，经过一个漫长的多阶段演进过程，其中一个克隆相对无限制地扩增，获得浸润和转移的能力，形成恶性肿瘤。

一、肿瘤发生的分子生物学基础

原癌基因、癌基因、肿瘤抑制基因等，对细胞生长、分化起正向或反向调节的基因，对于保持细胞的正常状态起重要作用。如发生异常改变，则可能引起细胞的转化和肿瘤的发生。

1. 癌基因（oncogene）　可以理解为由原癌基因衍生而来的具有转化细胞能力的基因，如 c-ras、c-myc 等。原癌基因是指存在于正常细胞内，编码促进细胞生长物质的基因序列。它们对正常细胞的生长与分化起正性调控作用。这些基因正常时并不导致肿瘤。在致癌因素作用下，原癌基因可被激活为具有促进细胞转化能力的癌基因。原癌基因的激活方式有点突变（point mutation）、基因扩增（gene amplification）和染色体转位（chromosomal translocation）。

2. 肿瘤抑制基因（tumor suppressor gene）　又称抑癌基因，与原癌基因编码的蛋白质促进细胞生长相反，肿瘤抑制基因编码的蛋白质能抑制细胞生长，对细胞的生长、分化起负性调控作用。在某些致癌因素作用下，抑癌基因可通过突变或缺失等方式失活，功能表达丧失，导致促进细胞的转化，引起细胞分化不成熟和过度增生，进而发生恶变。目前，了解最多的肿瘤抑制基因是 Rb 基因和 p53 基因。Rb 基因纯合性缺失见于所有视网膜母细胞瘤及部分骨肉瘤、乳腺癌和小细胞肺癌等肿瘤。p53 基因缺失或突变时，损伤的 DNA 不能修复，细胞继续增殖，最终可以发展成恶性肿瘤。超过 50% 的人类肿瘤存在 p53 基因突变，尤其在结肠癌、肺癌、乳腺癌和胰腺癌的突变更为多见。

3. 凋亡调节基因　除了原癌基因的激活与肿瘤抑制基因的失活外，还发现调节细胞进入凋亡的基因及其产物在某些肿瘤的发生上也起着重要作用。如在 B 细胞淋巴瘤 / 白血病家族中的 bcl-2 蛋白可以抑制凋亡，而 bax 蛋白则可以促进凋亡。

4. DNA 修复调节基因　致癌物质和因素都可引起 DNA 损伤。如果 DNA 损伤程度超过了细胞的承受范围，则受损的细胞会以凋亡的形式死亡；反之，则可通过 DNA 修复机制及时修复。而在遗传性 DNA 修复调节基因突变或缺陷的人中，肿瘤的发病率极高，如着色性干皮病。

5. 端粒、端粒酶和肿瘤　正常细胞分裂一定次数后就失去了分裂能力，这是由一种位于染色体末端的叫做端粒的 DNA 重复序列控制的。细胞分裂一次，其端粒就缩短一点，分裂一定次数后，端粒缩短使得染色体相互融合，导致死亡。端粒酶的存在可使缩短的端粒得以恢复。肿瘤细胞能够几乎无限制地分裂下去，也是因为有一定程度的端粒酶活性。

二、环境致癌因素及致癌机制

1. 化学因素　化学致癌物在结构上是多种多样的，其中少数不需经体内转化即可致癌，称直接致癌物，如烷化剂；绝大多数则需在体内（主要是肝）进行代谢、活化后才能致癌，称间接致癌物，如 3，4- 苯并芘。某些物质本身虽无致癌性，但可使化学致癌物的致癌作用增强，这种增加致癌效应的物质称促癌物，如巴豆油、激素、酚等。化学致癌物多数是致突变剂，大多与环境污染和职业因素有关。

2. 物理因素　物理性致癌因素主要是电离辐射（X 射线，γ 射线，亚原子微粒如 β 粒子、质子、中子或 α 粒子）以及紫外线照射。长期接触 X 射线及镭、铀、氡等放射性核素可引起各种癌（如皮肤癌、白血病、肺癌等）；在日本长崎、广岛受原子弹爆炸影响的幸存居民中，慢性粒细胞白血病、甲状腺癌、乳腺癌、肺癌等发生率明显增高。紫外线长期过度照射可引起外露皮肤的鳞状细胞癌、基底细胞癌和恶性黑色素瘤。辐射能使染色体断裂、易位和突变，从而激活癌基因或灭活肿瘤抑制基因，导致肿瘤的发生。

3. 生物因素　能引起人或动物肿瘤，或在体外能使细胞发生恶性转化的病毒，称为肿瘤病毒。肿瘤病毒已知有上百种，其中 2/3 为 RNA 病毒，1/3 为 DNA 病毒。

（1）RNA 病毒：可通过转导或插入突变将其遗传物质整合到宿主细胞 DNA 中，使宿主细胞发生转化。人类 T 细胞白血病 / 淋巴瘤病毒 1（HTLV-1）是一种与发生在日本和加勒比地区 T 细胞白血病 / 淋巴瘤有关的 RNA 病毒。

（2）DNA 病毒：有 50 多种 DNA 病毒可引起动物肿瘤。与人类肿瘤发生密切相关的 DNA 病毒有三种：人类乳头状瘤病毒与子宫颈鳞癌，EB 病毒与伯基特（Burkitt）淋巴瘤、鼻咽癌，某些霍奇金淋巴瘤和免疫抑制患者发生的 B 细胞淋巴瘤，乙型肝炎病毒与肝细胞肝癌。

（3）幽门螺杆菌：引起的慢性胃炎与胃低度恶性 B 细胞淋巴瘤的发生有关，对该淋巴瘤患者行抗生素治疗可使部分淋巴瘤消退。

（4）寄生虫：日本血吸虫病与结肠癌的发生有关，华支睾吸虫病与胆管细胞性肝癌的发生有关。

三、影响肿瘤发生发展的内在因素

环境因素对机体的影响是普遍存在的，但肿瘤的发生是有限的，因此机体内在因素在肿瘤发生和发展中起着重要作用。

1. 遗传因素

（1）常染色体显性遗传的肿瘤：如视网膜母细胞瘤、肾母细胞瘤、肾上腺或神经节的神经母细胞瘤、结肠家族性多发性腺瘤性息肉病、神经纤维瘤病Ⅰ型和Ⅱ型等。虽然本身不是恶性肿瘤，但恶变率极高。其中结肠家族性多发性腺瘤性息肉病 100% 在 50 岁前发生恶变，且为多发性结肠腺癌。

（2）常染色体隐性遗传的遗传综合征：如着色性干皮病、毛细血管扩张性共济失调症、Bloom 综合征（先天性毛细血管扩张性红斑及生长发育障碍）。上述三种遗传综合征均为常染色体隐性遗传的 DNA 修复基因缺陷。

（3）遗传因素与环境致癌因素在肿瘤发生中起协同作用，而环境因素更重要：如乳腺癌、胃肠癌、肝癌、鼻咽癌、白血病、子宫内膜癌、前列腺癌、恶性黑色素瘤等。

2. 宿主对肿瘤的反应——肿瘤免疫　正常细胞发生恶性转化是由于遗传基因改变引起的。有些异常基因表达的蛋白质可以引起免疫反应，从而使机体能够消灭这些转化的细胞。如果没有机体的免疫监视功能，肿瘤的发生比实际上或许会多得多。$CD8^+$ 的细胞毒性 T 细胞（CTL）在免疫监视机制中扮演了重要角色。

3. 种族、年龄、性别和激素因素　胃癌日本人多见，乳腺癌欧美人多见，而广东人鼻咽癌多见；神经母细胞瘤、肾母细胞瘤等好发于儿童；骨肉瘤、横纹肌肉瘤好发于青年人；癌多见于老年人；肺癌、食管癌、胃癌、大肠癌、肝癌男性较女性多见，而生殖器官、甲状腺、乳腺及胆囊的肿瘤女性较男性多见。种族、年龄和性别对肿瘤发生的影响，可能与遗传、生活习惯、地理环境、接触致癌物质的机会以及体内激素水平不同有关。

第 9 节　肿瘤的预防原则

一、一 级 预 防

1. 消除和避免致癌因素　改善生活习惯（戒烟），注意环境保护（避免大气、水源、土壤和农作物等污染），减少和避免接触某些致癌物。

2. 增强机体抗肿瘤的能力　加强身体锻炼，注意饮食合理营养，保持良好的心理状态以提高机体对肿瘤的防御能力。

二、二 级 预 防

对肿瘤采取"三早"原则（早期发现、早期诊断、早期治疗），不明原因的肿块、进行性消瘦、咯血、血尿、便血、阴道不规则出血等症状应及时就诊。提高患者治愈率和存活率。广泛开展防癌普查，积极治疗癌前病变等，

三、三 级 预 防

通过治疗，提高治愈率、生存率和生存质量，减轻痛苦，延长寿命等。

肿瘤的生物治疗

肿瘤的生物治疗是指应用各种生物治疗制剂和手段来调节和增强机体的免疫力和抗癌能力的方法，有变被动抗癌为主动抗癌的特点，有着巨大的潜力，具有决定性的长期疗效。例如，抗肿瘤单克隆抗体导向治疗，是把单克隆抗体当作导弹，把抗癌药、

毒素或同位素当作"核弹头"接在单克隆抗体上，利用抗原抗体相结合的原理，当这种带有"核弹头"的导弹注入机体后，就会追踪到肿瘤细胞并进行攻击，以达到消灭肿瘤的目的。又如肿瘤基因更换和修复治疗，是根据肿瘤发生的基因学说而兴起的一种治疗方法，是及时更换或修复"致癌基因"或已突变的"抑癌基因"，使癌肿的形成和发展被终止。

链 接

第10节　常见肿瘤举例

一、上皮组织肿瘤

由上皮组织发生的肿瘤最为常见，其中恶性上皮组织肿瘤（癌）对人类的危害最大，也最常见。

（一）良性上皮组织肿瘤

1.乳头状瘤（papilloma）　起源于被覆上皮细胞，呈外生性生长，形成多个乳头状或手指状突起，也可呈菜花状或绒毛状外观，根部常变细形成蒂。镜下观，乳头轴心为结缔组织间质，表面覆盖的瘤细胞因起源组织不同而异，可为鳞状上皮（图15-20）、柱状上皮或移行上皮等。发生于外耳道、阴茎和膀胱的乳头状瘤容易恶变为癌。

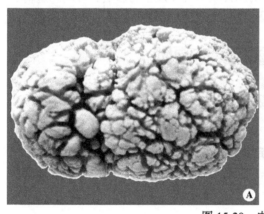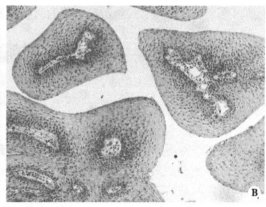

图15-20　皮肤乳头状瘤

A.肉眼观，肿瘤表面形成许多手指样或乳头状突起；B.镜下观，乳头表面覆盖增生的鳞状上皮，中心为结缔组织

2.腺瘤（adenoma）　起源于腺上皮，多见于甲状腺、乳腺、胃肠道、涎腺、卵巢等处。发生于腺器官的腺瘤多呈结节状，常有包膜；发生于黏膜的腺瘤多呈息肉状；分化较好的腺瘤常具有相应的分泌功能。根据腺瘤的组成成分或形态特点，又可将之分为管状腺瘤、绒毛状腺瘤、囊腺瘤、纤维腺瘤、多形性腺瘤等类型。

（1）管状腺瘤与绒毛状腺瘤：多见于结肠、直肠黏膜，呈息肉状，故常称为腺瘤性息肉。两种成分都有时，称为管状绒毛状腺瘤。腺瘤可有蒂与黏膜相连，但也可以是比较平坦的。绒毛状腺瘤恶变率高。

（2）囊腺瘤：是由于腺瘤的腺体分泌物淤积，腺腔逐渐扩大并相互融合的结果。肉眼上可见到大小不等的囊腔，常发生于卵巢等部位。卵巢囊腺瘤有两种主要类型：一种为腺上皮向囊腔内呈乳头状生长，并分泌浆液，称为浆液性乳头状囊腺瘤；另一种分泌黏液，常为多房性囊壁，多光滑，少有乳头状增生，称为黏液性囊腺瘤（图 15-21）。其中浆液性乳头状囊腺瘤较易发生恶变，转化为浆液性囊腺癌。

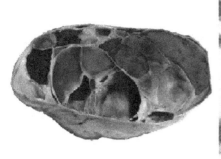
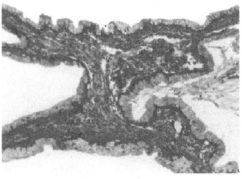

A. 肉眼观　　　　　　　　　　B. 镜下观

图 15-21　卵巢黏液性囊腺瘤

（二）恶性上皮组织肿瘤

1. **鳞状细胞癌**（squamous cell carcinoma）　多发生在有鳞状上皮被覆的皮肤、鼻咽、食管、阴茎、阴道、子宫颈等处，非鳞状上皮被覆的部位（如肺、肾盂、膀胱）也可发生。肿瘤多呈菜花状、溃疡状或结节状。镜下观，癌细胞呈不规则的巢状排列，分化好的鳞状细胞癌癌巢中央可出现层状角化物，称为角化珠（keratin pearl）或癌珠（图 15-22）；细胞间可见细胞间桥。分化差的鳞状细胞癌无角化珠形成，细胞间桥少或无。

2. **基底细胞癌**（basal cell carcinoma）　起源于皮肤的基底细胞，多见于中老年人的面部，尤以眼睑、颊和鼻翼处多见。镜下观，癌细胞由深染的基底样细胞构成，呈巢状排列，癌巢边缘细胞呈栅栏状。肿瘤生长较慢，表面常形成溃疡，可浸润破坏深层组织，但很少发生转移，对放射治疗很敏感，预后较好。

3. **移行细胞癌**（transitional cell carcinoma）起源于膀胱和肾盂等处的移行上皮细胞，常呈多发性，乳头状，也可溃破形成溃疡或广泛浸润膀胱壁。镜下观，癌细胞似移行上皮，

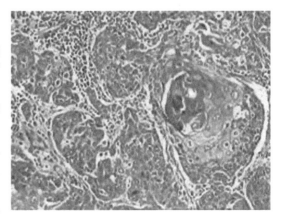

图 15-22　鳞状细胞癌
癌细胞呈巢状排列，角化珠形成

呈乳头状或巢状排列，有一定异型性。移行细胞癌分为Ⅰ级、Ⅱ级和Ⅲ级。级别越高越易复发和向深部浸润。级别越低者，也有复发倾向。

4. **腺癌**（adenocarcinoma）　起源于腺上皮，常见于乳腺、胃肠道、肝、胆囊、子宫体、甲状腺等处。以发生部位不同，肿瘤可呈息肉状、溃疡状、结节状等。镜下观，癌细胞具有腺上皮特点，呈管状、腺泡状、乳头状、条索状、实性巢状排列。胃肠道的腺癌分泌大量黏液，堆积在腺腔内或破入间质中，称黏液腺癌。如癌细胞产生的黏液储积于细胞质内，核受压偏于细胞一侧，形如戒指，称印戒细胞癌。

5. **未分化癌**（undifferentiated carcinoma）　是一种分化极差，难以确定其组织起源的高度恶性的癌。癌细胞异型性显著，核分裂象常见，弥散排列似肉瘤，但仍有巢、索状排列的倾向。

二、间叶组织肿瘤

（一）良性间叶组织肿瘤

1. 纤维瘤（fibroma）　多见于躯干及四肢皮下，呈结节状，与周围组织分界清，有包膜，切面灰白色，呈编织状，质地韧硬（图 15-23）。镜下观，肿瘤组织内胶原纤维排列呈束状，互相交织，其间有细长的分化好的纤维细胞。肿瘤生长缓慢，切除后一般不复发。

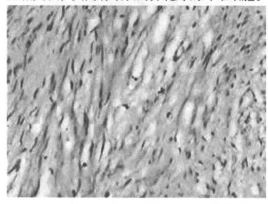

图 15-23　纤维瘤（镜下观）

纤维细胞细长，异型性小，束状排列，互相交织，胶原纤维丰富

2. 脂肪瘤（lipoma）　常发生于四肢和躯干的皮下组织，多为单发，也可多发，多呈扁圆形、分叶状或结节状，包膜薄而完整，切面淡黄色，质地柔软，有油腻感，似正常脂肪组织。镜下观，肿瘤由分化成熟的脂肪细胞构成，间质为少量纤维组织和血管，与正常脂肪组织的差别就在于肿瘤有包膜。一般无症状，极少恶变，手术易切除。

3. 脉管瘤　包括血管瘤和淋巴管瘤，分别由分化成熟的血管和淋巴管组成。为先天性脉管组织发育畸形，没有包膜，分界不清，多见于儿童。

4. 平滑肌瘤（leiomyoma）　多见于子宫，也可发生于皮肤、胃肠道和软组织。肉眼观，呈球形结节状，境界清楚，可有假包膜，切面灰白色、编织状。镜下观，肿瘤由形态较一致的梭形平滑肌样细胞组成，排列成束状，互相编织，核呈杆状，两端钝圆，核分裂象少见。瘤体较大者常继发玻璃样变、黏液样变、坏死、出血和囊性变。

5. 骨瘤（osteoma）　好发于颅面骨，常为单发，生长缓慢，境界清楚，在局部形成无痛性隆起。肿瘤主要由成熟的骨组织构成，但骨小梁排列紊乱，缺乏正常的哈佛管系统；间质为纤维组织，有时可见脂肪及造血细胞。

6. 软骨瘤（chondroma）　肿瘤的主要成分是透明软骨，切面呈灰白或淡蓝色，可有钙化和骨化。镜下观，肿瘤由分化成熟的软骨细胞和软骨基质组成，呈不规则分叶状，小叶由疏松的纤维血管间质包绕。发生在手、足短骨的软骨瘤多为良性，而发生在胸骨、肋骨、盆骨、椎骨及四肢长骨的软骨瘤易发生恶变。

（二）恶性间叶组织肿瘤

1. 纤维肉瘤（fibrosarcoma）　不多见，好发于成人的浅部或深部结缔组织。多呈结节状或不规则形，可有假包膜。镜下观，肿瘤由梭形瘤细胞和胶原纤维组成。分化较好者瘤细胞异型性小，常排列呈束状并相互交织，呈"鲱鱼骨"样，似纤维瘤；分化差者瘤细胞丰富，异型性明显，胶原纤维及网状纤维均少见（图 15-24）。

2. 脂肪肉瘤（liposarcoma）　常见，好发于中老年人的大腿及腹膜后的深部软组织，极少发生于皮下脂肪，这与脂肪瘤的

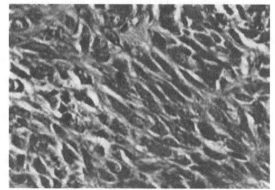

图 15-24　纤维肉瘤（镜下观）

瘤细胞丰富，呈梭形，大小一致，束状交织排列，胶原纤维稀少

分布相反。肿瘤多呈结节状或分叶状，直径多为 5 ～ 10cm，可有薄层包膜。分化好者呈黄色，似脂肪组织；分化差者可呈黏液样或鱼肉状改变。镜下观，肿瘤由不同程度异型性的脂肪细胞和脂肪母细胞构成，后者呈星形、梭形、小圆形或多形性。胞质内有大小不等的脂滴空泡，可挤压细胞核，形成压迹。有高分化脂肪肉瘤、去分化脂肪肉瘤、黏液样脂肪肉瘤 / 圆形细胞脂肪肉瘤、多形性脂肪肉瘤等类型。

3. 横纹肌肉瘤（rhabdomyosarcoma）　较常见，高度恶性，由不同分化阶段的横纹肌母细胞组成，分化好者胞质红染可见纵纹和横纹。根据形态特点可分为三型。①胚胎性横纹肌肉瘤：好发于婴幼儿、儿童的头颈区、腹膜后和泌尿生殖道；②腺泡状横纹肌肉瘤：主要发生于青少年的四肢等处；③多形性横纹肌肉瘤（图 15-25）：常见于中老年人的股部、躯干和头颈部等处。横纹肌肉瘤早期经血道转移，预后差。

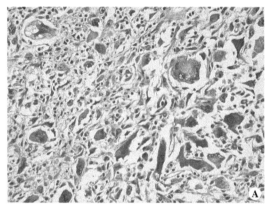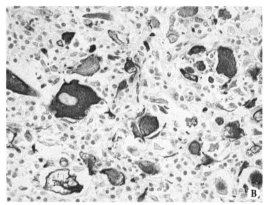

图 15-25　多形性横纹肌肉瘤（镜下观）

A. 瘤细胞异型性和多形性均显著；B. Desmin 阳性表达

4. 平滑肌肉瘤（leiomyosarcoma）　好发部位与平滑肌瘤类似，常见于中老年人。肿瘤呈不规则结节状，可有假包膜，常继发坏死、出血、囊性变。镜下观，分化较好者瘤细胞呈梭形，异型性小，呈相互交织状排列；分化差者瘤细胞多形性显著，排列紊乱，核分裂象易见，可见凝固性坏死灶。

5. 血管肉瘤（hemangiosarcoma）　好发于中老年人，男性多见，起源于血管内皮细胞，可发生于各器官和软组织。肿瘤大小不等，边界不清。切面呈灰褐色或棕红色，质软呈海绵状，常伴坏死、出血。镜下观，分化好者主要由肿瘤性血管内皮细胞和其围成的血管组成；分化差者瘤细胞异型性明显，呈实性巢状或弥漫分布，血管腔不明显。血管肉瘤的复发率和转移率都较高，预后很差。

6. 骨肉瘤（osteosarcoma）　是最常见的恶性肿瘤，好发于青少年，男性多见。多发生于股骨下端、胫骨和肱骨上端，常形成梭形肿块。切面灰白色、鱼肉状，常见出血坏死。肿瘤上下两端的骨皮质和掀起的骨膜之间形成三角形隆起，是由骨外膜骨膜产生的新生骨，构成 X 线上所见的 Codman 三角。由于骨膜被掀起，在骨膜和骨皮质之间，可形成与骨表面垂直的放射状反应性新生骨小梁，在 X 线上表现为日光放射状阴影。这些影像学表现是骨肉瘤特征性表现。镜下观，瘤细胞异型显著，常见骨母样细胞、软骨母样细胞、纤维母样细胞和肿瘤性骨样组织成分（图 15-26）。骨肉瘤恶性度高，生长快，侵袭破坏能力强，常经血道转移到肺，预后差。

7. 软骨肉瘤（chondrosarcoma）　好发于 40 ～ 70 岁，多见于盆骨，也可发生于股骨、胫骨等长骨和肩胛骨、肋骨等处。肿瘤位于骨髓腔内，呈灰白色、半透明的分叶状肿块，可见钙化或骨化灶。镜下观，软骨基质中散布异型的软骨细胞，常见双核、多核和巨核的瘤巨细胞。软骨肉瘤一般比骨肉瘤生长慢，转移也较晚。

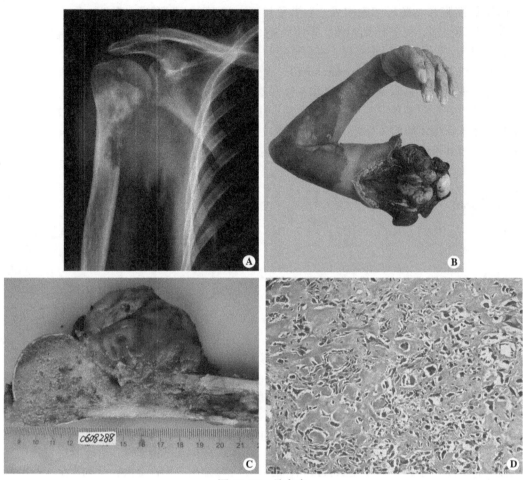

图 15-26　骨肉瘤

A. 肱骨上段骨破坏，软组织阴影；B. 离断的上肢；C. 肉眼观，肿瘤呈鱼肉状，破坏骨皮质和髓腔，并向骨外生长；D. 镜下观，瘤细胞异型明显，大量肿瘤骨样组织

三、其他组织肿瘤举例

1. 黑色素瘤（melanoma）　是一种能产生黑色素的高度恶性肿瘤，几乎均发生于成人。好发于皮肤，多见于足底、头皮、外阴及肛门周围的皮肤，通常由交界性色素痣恶变而来，也可一开始即为恶性。此瘤也可发生于黏膜、内脏和软组织。镜下观，组织结构多样，可呈巢状、索状、腺泡状排列，也可弥漫性分布。瘤细胞大小不等，细胞形态多样，可呈多边形、梭形、圆形，核大，常有嗜酸性大核仁。胞质内可找到黑色素颗粒（图 15-27）。本瘤恶性度高，预后差，晚期可发生淋巴道和血道转移。

2. 视网膜母细胞瘤（retinoblastoma）　是来源于神经外胚层的视网膜胚基的恶性肿瘤，多见于 3 岁以下的婴幼儿，预后不好。肉眼观，肿瘤为灰白色或黄色的扁平状或结节状肿物，切面可有明显的出血、坏死和钙化点。镜下观，肿瘤由小细胞构成，核圆形、分裂象多见，常有裸核，预后通常不好。

3. 淋巴瘤（lymphoma）　较常见，是原发于淋巴网状组织的恶性肿瘤，恶性度较高，见于各年龄阶段。多发生于淋巴结，也发生于结外，分为霍奇金淋巴瘤和非霍奇金淋巴瘤两大类，每类又分若干类型。临床表现多为淋巴结无痛性肿大，饱满质硬。镜下观，淋巴结结构破坏。其中非霍奇金淋巴瘤的瘤细胞弥漫性分布，类型单一，有异型性（图 15-28）。霍奇金淋巴瘤的瘤细胞（HRS 细胞）数量极少，背景以小淋巴细胞为主，散在浆细胞、组织细胞、嗜酸性粒细胞等（图 15-29）。

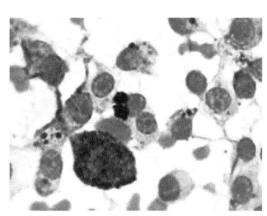

图 15-27　恶性黑色素瘤

瘤细胞核大，核仁显著，胞质内有黑色素颗粒

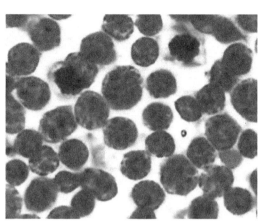

图 15-28　非霍奇金淋巴瘤

淋巴样瘤细胞弥漫分布，类型单一，有异型性

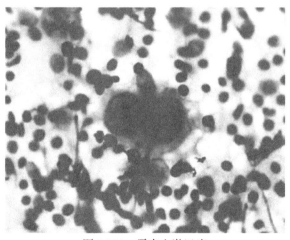

图 15-29　霍奇金淋巴瘤

中央为典型的 R-S 细胞，背景为小淋巴细胞

（白玉勤）

目 标 检 测

1. 名词解释　肿瘤、异型性、转移、癌前病变、异型增生、原位癌、早期浸润癌、癌、肉瘤、直接蔓延

2. 简述良、恶性肿瘤有何区别？癌与肉瘤有何区别？

3. 简述肿瘤的特征，肿瘤的命名原则。

4.背部皮下发现一肿物,病理活检为转移性腺癌,试述其可能的转移途径。

5.以胃腺癌为例,试述恶性肿瘤的扩散途径及其形成的转移瘤特征。

6.病例讨论

　　患者男性,62岁,慢性乙型病毒性肝炎病史30余年。近3个月来出现食欲减退、消瘦、全身无力。到医院就医发现肝大,右肋下4cm,质硬无压痛,表面不光滑。B超检查:肝大,右叶斜径>13cm,横径>10cm,剑突下左叶厚>4cm,肝边缘不规则,膈肌隆起,肝内回声增多,分布不均匀,呈密集光点、光斑或光团。

　　思考题:患者可能患有何种肿瘤?应该再进一步做什么检查?

第16章 心血管系统疾病

学习要求

掌握动脉粥样硬化、冠状动脉粥样硬化性心脏病、心绞痛、心肌梗死、风湿病、风湿小体、原发性高血压、高血压脑病的概念，动脉粥样硬化、冠状动脉粥样硬化、风湿病的基本病理变化、重要器官的病变及后果，原发性高血压的类型及病理变化；理解二尖瓣狭窄、二尖瓣关闭不全引起的血流动力学和心脏改变；了解急性感染性心内膜炎和亚急性感染性心内膜炎的心瓣膜病变。

心血管疾病是危害人类健康和生命较重的疾病之一。在我国，心血管疾病在疾病死亡率中一直处于上升趋势。心血管系统的疾病种类较多，本章仅介绍常见的心脏和动脉疾病。

第1节 动脉粥样硬化

动脉粥样硬化（atherosclerosis，AS）是一种与血脂异常及血管壁成分改变有关，血中脂质在动脉内膜中沉积，引起内膜灶性纤维性增厚及其深部成分的坏死、崩解，形成粥样物，并使动脉壁变硬、管腔狭窄的动脉疾病。主要累及大动脉（主动脉及其一级分支）和中动脉（冠状动脉、脑动脉等）。它是最常见的心血管系统疾病，也是危害人类健康的常见病。本病多见于中老年人，以40～49岁年龄组发展最快，临床上常有心、脑等缺血引起的症状，主要并发症包括缺血性心脏病、心肌梗死、猝死和四肢坏疽等。

动脉粥样硬化是动脉硬化的一种类型，动脉硬化泛指以动脉管壁增厚、变硬、弹性降低为特征的一类疾病，包括 AS、细动脉硬化、动脉中层钙化3种类型。

一、病因和发病机制

1. **危险因素** AS 的病因尚不明确，下列因素被视为危险因素。

（1）高脂血症（hyperlipidemia）：是指血浆总胆固醇（TC）或三酰甘油（TG）的异常增高。流行病学调查证明，大多数 AS 患者血中胆固醇水平比正常人高，而 AS 的严重程度随血浆胆固醇水平的升高呈线性加重，特别是血浆低密度脂蛋白（LDL）、极低密度脂蛋白（VLDL）水平的持续升高和高密度脂蛋白（HDL）水平的降低与 AS 的发病率呈正相关。

目前认为，氧化 LDL（ox-LDL）是损伤内皮细胞和平滑肌细胞的主要因子。ox-LDL 不能被正常 LDL 受体识别，而被巨噬细胞的清道夫受体识别后快速摄取，促进巨噬细胞形成泡沫细胞。与之相反，HDL 可通过胆固醇逆向转运机制清除动脉壁的胆固醇，防止 AS 的发生。此外，HDL 还有抗氧化作用，防止 LDL 的氧化，以减少内皮细胞对其的摄取量。LDL、VLDL 是判断 AS 和 CHD（冠状动脉粥样硬化性心脏病）的最佳指标，而 HDL 是抗 AS 和 CHD 的重要因子。

（2）高血压（hypertension）：高血压患者与同年龄、同性别的无高血压者相比，AS

发病较早，病变较重。高血压时血流对血管壁的机械性压力和冲击作用，引起血管内皮的损伤和功能障碍，使内膜对脂质的通透性增加，促进 AS 发生和发展。

（3）吸烟：是心肌梗死主要的、独立的危险因子。大量吸烟可导致血中一氧化碳浓度升高，含氧血红蛋白增多，引起血管内皮细胞的缺氧性损伤，并刺激内皮细胞释放生长因子，诱导中膜平滑肌细胞向内膜移行并增生。大量吸烟可使血中的 LDL 易于氧化，ox-LDL 有更强的致 AS 的作用。烟内含有一种糖蛋白，可激活凝血因子Ⅻ及某些致突变物质，后者可引起血管壁平滑肌细胞增生。

（4）糖尿病和高胰岛素血症：糖尿病患者血中 TG、VLDL 水平明显升高，而 HDL 水平较低；高血糖可致 LDL 氧化，促进血中单核细胞迁入内膜及转变为泡沫细胞。高胰岛素血症可促使动脉壁平滑肌细胞增生，并且与血中 HDL 的含量呈负相关。甲状腺功能减退症和肾病综合征都可引起高胆固醇血症，使血浆 LDL 显著增高。

（5）其他因素：冠心病有明显的家族聚集倾向，提示遗传因素是 AS 的危险因素之一。AS 的检出率和病变程度还随年龄而增加，女性在绝经期前其 HDL 水平较男性高，LDL 水平较男性低，动脉粥样硬化的发病率低于同龄男性，而绝经期后两性间差异消失，这可能与雌激素的影响有关。肥胖易患高脂血症、高血压和糖尿病，间接促进 AS 的发生。

2. 发病机制　AS 的发生机制复杂，学说众多，但都难以全面解释 AS 的发生与发展。目前一般倾向于以下学说。

（1）损伤应答学说：各种原因（机械性、LDL、高胆固醇血症）引起内皮细胞的损伤，损伤的内皮细胞分泌生长因子，如单核细胞趋化蛋白 -1，吸引单核细胞聚集、黏附于内皮，并迁入内皮下间隙，源源不断地摄取已进入内膜发生氧化的脂质，形成单核细胞源性泡沫细胞。内皮细胞分泌的生长因子激活动脉中膜平滑肌细胞，经内弹力膜的窗孔迁入内膜，并发生增生以及合成细胞外基质。平滑肌细胞吞噬脂质，形成平滑肌源性泡沫细胞。

（2）脂质渗入学说：认为 AS 的发生是血浆中含量高的脂质沉积在动脉内膜并刺激结缔组织增生的结果。因为高脂血症引起的内皮细胞损伤和内皮细胞通透性增加，使血液中的脂质易于沉积在内膜，引起巨噬细胞的清除反应和中膜平滑肌细胞的增生，形成粥样斑块。

（3）单核 / 巨噬细胞作用学说：动脉粥样硬化中，单核 / 巨噬细胞主要有以下作用。①吞噬作用：摄入大量的胆固醇，成为泡沫细胞；②促进增殖作用：被激活的巨噬细胞可以释放多种生长因子和细胞因子，促进中膜平滑肌稀薄的迁移和增生；③参与炎症与免疫过程：在 AS 中可见 T 淋巴细胞的浸润，T 淋巴细胞是通过巨噬细胞的相互作用，参与 AS 形成。

二、病理变化

1. 基本病变　AS 主要发生在大、中动脉的分叉、分支开口、血管弯曲面等部位。AS 的基本病变是在动脉内膜形成粥样斑块，主要有 3 种成分。①细胞：包括平滑肌细胞、巨噬细胞和 T 淋巴细胞；②细胞外基质：包括胶原、弹性纤维和蛋白多糖；③细胞内和细胞外脂质。典型病变的发展过程分为以下几个阶段。

（1）脂纹与脂质斑点期：如本病的最早病变。肉眼观，病变处动脉内膜表面出现帽针头大小的黄色斑点或宽约 1mm 长短不一的黄色条纹。光镜下观，病变处内皮细胞下有大量泡沫细胞聚集，细胞体积较大，胞质内含有大小不一的脂质空泡（图 16-1）。细胞外脂质沉积，纤维组织轻度增生及少量的白细胞浸润等。

（2）纤维斑块期：脂纹、脂质斑点继续演变发展，病变处血管内膜面形成散在不规则、表面隆起的斑块，颜色从浅黄或灰黄色变为瓷白色（图 16-2）。镜下观，典型的病变由 3

个部分组成：①纤维帽：由病灶表层的胶原纤维、平滑肌细胞、弹性纤维及蛋白聚糖形成；②脂质区：由纤维帽下方不等量的泡沫细胞、细胞外脂质、坏死细胞碎片构成；③基底部：由增生的平滑肌细胞、结缔组织及炎细胞组成。

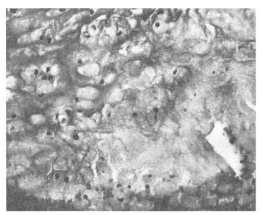

图 16-1　泡沫细胞

胞质丰富，充满小空泡、核类圆形

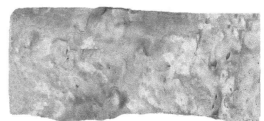

图 16-2　纤维斑块

黄白色斑块

（3）粥样斑块期：又称为粥瘤。肉眼观，内膜面可见灰黄色斑块既向内膜表面隆起又向深部压迫中膜。切面，斑块的管腔面为白色质硬组织，深部为黄色或黄白色质软的粥样物质。光镜下，在纤维帽之下含有大量不定形的坏死崩解产物、胆固醇结晶（针状空隙）和钙盐沉积（图 16-3），斑块底部和边缘出现肉芽组织，少量淋巴细胞和泡沫细胞，中膜因斑块压迫、平滑肌细胞萎缩、弹力纤维破坏而变薄。

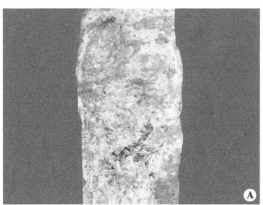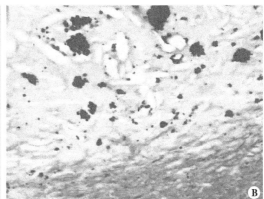

图 16-3　粥样斑块

A.肉眼观，灰黄色斑块向内膜表面隆起；B.镜下观，胆固醇结晶和钙盐沉积

（4）继发病变：在纤维斑块和粥样斑块的基础上，可继发以下病变。

1）斑块内出血：斑块边缘或底部新生的毛细血管在血流冲击力作用下破裂出血。或血液经斑块破裂口进入斑块内，引起斑块内血肿，使斑块扩大隆起，动脉管腔变小或完全闭塞，导致急性供血中断。

2）斑块破裂：斑块表面的纤维帽破裂，粥样物自裂口逸入血流，遗留粥瘤样溃疡。排入血流的坏死物和脂质可形成胆固醇栓子，引起栓塞。

3）血栓形成：病灶处粥瘤性溃疡的形成造成较深的内膜损伤，引起血小板在局部黏集

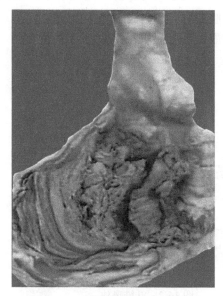

图 16-4 动脉粥样硬化主动脉瘤

形成血栓；血栓形成可加重血管腔阻塞，如脱落可引起栓塞，均可导致梗死。

4）钙化：钙盐沉积于纤维帽及粥样斑块内，使动脉管壁变硬、变脆。

5）动脉瘤形成：粥样斑块底部的中膜平滑肌萎缩、弹性下降，在血管内压力作用下，动脉管壁发生局限性扩张，形成动脉瘤（aneurysm）。动脉瘤破裂可致大出血。血液还可经粥瘤性溃疡处侵入大动脉中膜，或动脉中膜内血管破裂出血，形成夹层动脉瘤（图 16-4）。

6）血管腔狭窄：弹力肌层动脉可因粥样板块导致管腔狭窄，引起所供应区的血量减少，致相应器官发生缺血性病变。

2. 主要动脉的病变

（1）主动脉粥样硬化：病变好发于主动脉的后壁及其分支开口处，以腹主动脉病变最为严重。前述主动脉内膜出现的各种病变均可见到，但由于主动脉管腔大，虽有严重粥样硬化，并不引起明显的症状。但病变严重者，因中膜萎缩及弹力板断裂使管壁变得薄弱，受血压作用易形成动脉瘤。

（2）脑动脉粥样硬化：由于脑动脉管腔狭窄，脑组织长期供血不足而发生脑萎缩，严重脑萎缩者智力减退，甚至痴呆。由于斑块处常继发血栓形成而管腔阻塞，引起脑梗死（脑软化）。脑 AS 病变常可形成动脉瘤，患者血压突然升高时，可致小动脉瘤破裂引起脑出血。

第2节 冠状动脉粥样硬化与冠心病

冠状动脉粥样硬化（coronary atherosclerosis）是 AS 中对人类构成威胁最大的疾病，占冠状动脉病变的 95%～99%。冠状动脉粥样硬化较主动脉粥样硬化晚发，病变检出率有性别差异，在 20～50 岁组，男性显著高于女性，60 岁以后男女无明显差异。

冠状动脉粥样硬化病变通常左侧多于右侧，大分支多于小分支，同一支的近端多于远端，多累及心肌表面走行的一段。病变以左冠状动脉前降支最多，其余依次为右主干、左主干或左旋支、后降支。冠状动脉粥样硬化的病变多呈节段性，斑块常在血管的心肌侧，呈新月形，偏心位，使管腔呈不同程度的狭窄（图 16-5）。依照管腔狭窄程度分为四级：Ⅰ级≤25%、Ⅱ级 26%～50%、Ⅲ级 51%～75%、Ⅳ级＞76%。

冠状动脉性心脏病（coronary artery heart disease，CHD）简称冠心病，是由于冠状动脉狭窄所致心肌供血不足引起的心脏病，也称缺血性心脏病（ischemic heart disease，IHD）。冠心病绝大多数为冠状动脉粥样硬化引起，故将冠心病视为冠状动

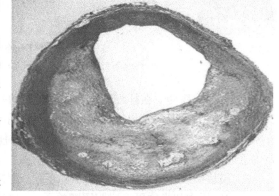

图 16-5 冠状动脉粥样硬化

内膜不规则增厚，粥样斑块形成，管腔狭窄程度为Ⅲ级

粥样硬化性心脏病的同义词，但是只有当冠脉粥样硬化引起心肌缺血、缺氧的功能性或器质性病变时，才称为 CHD。冠心病包括心绞痛、心肌梗死及心肌硬化。

一、心　绞　痛

心绞痛（angina pectoris，AP）是冠状动脉供血不足或心肌耗氧量骤增，致使心肌急剧的、暂时性缺血、缺氧所引起的临床综合征。心绞痛发生机制是心肌缺血、缺氧造成酸性代谢产物或多肽类物质堆积，这些物质刺激心脏局部的神经末梢，信息经 1～5 胸交感神经节和相应的脊髓段传至大脑，产生痛觉，并引起相应脊髓段脊神经所分布的皮肤区域产生不适感，表现为胸闷、阵发性胸骨后压榨性或紧缩性疼痛感，可放射至心前区或左上肢，持续数分钟，经休息或服用硝酸酯制剂而缓解。心绞痛可分为三型。①稳定性心绞痛：一般不发作，仅在体力活动过度、心肌耗氧增多时发作。②不稳定性心绞痛：临床上颇不稳定，在负荷时、休息时均可发作，其强度或频率逐渐增加。患者多有一支或多支冠状动脉病变。③变异性心绞痛：多无明显诱因，常于休息或梦醒时发作。

介入治疗

冠状动脉介入治疗技术主要包括球囊扩张和支架置入，通过一侧股动脉或桡动脉穿刺，将装有球囊的导管插入动脉系统，在 X 线透视监视下，将支架系统送达冠状动脉的狭窄部位后，在体外将球囊加压膨胀，使支架扩张，撑开狭窄或堵塞的血管并将输送系统退出，血管弹性回缩产生的环形压力使支架附着牢固，使血管腔恢复通畅。它可以解除心肌缺血，消除心绞痛等症状，避免发生心肌梗死等。

链接

二、心　肌　梗　死

心肌梗死（myocardial infarction，MI）是由于冠状动脉供血中断，引起供血区持续缺血而导致的较大范围的心肌坏死。临床上有剧烈而较持久的胸骨后疼痛，用硝酸酯制剂或休息后症状不能完全缓解，可并发心律失常、休克或心力衰竭。MI 多发生于中老年人，部分患者发病前有附加诱因。

（1）原因及机制：主要是在冠状动脉粥样硬化基础上，又并发血栓形成、斑块内出血、冠状动脉痉挛，使冠状动脉循环血量急剧减少。或因心肌需氧量急剧增加，导致冠状动脉供血严重不足，加之病变发展迅速，侧支循环不能及时有效建立，引起心肌缺血坏死。

（2）部位及类型：绝大多数心肌梗死病变局限在左心室范围，少数病例可为广泛多发，心肌梗死部位及发生率见表 16-1。

表 16-1　心肌梗死部位及发生率

冠状动脉分支	梗死发生率（%）	梗死部位
左前降支	40～50	左室前壁、心尖部、室间隔前 2/3
右冠状动脉	30～40	左室后（下）壁、室间隔后 1/3
左旋支	15～20	左室侧壁

根据梗死的深度分为：①心内膜下心肌梗死，又称薄层梗死，指梗死仅累及心室壁心内膜侧 1/3 的心肌，可波及肉柱及乳头肌，表现为多发性、小灶性（0.5～1.5cm）坏死，不规则地分布于左心室周围；②区域性心肌梗死，又称透壁性心肌梗死，为典型心肌梗死

类型，病灶较大，累及心室壁全层或未累及全层但已深达室壁 2/3，梗死部位与闭塞的冠状动脉供血区一致（图 16-6）。

（3）病理变化：心肌梗死属贫血性梗死。心肌梗死的形态学变化是一个动态演变过程。肉眼观，早期（6 小时内）无明显改变，继而逐渐出现苍白色或灰黄色、质地干硬、边缘不规则的梗死灶，外围出现充血出血带；随后梗死灶逐渐被瘢痕组织取代，形成灰白色陈旧性病灶。光镜下，心肌细胞呈凝固性坏死改变、核碎裂、消失，胞质均质红染或不规则粗颗粒状，间质水肿，少量中性粒细胞浸润（图 16-7）；约 1 周后，边缘区出现肉芽组织，以后梗死灶机化或瘢痕形成。

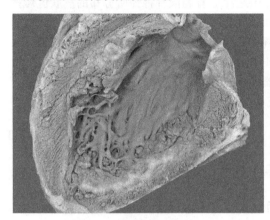

图 16-6　心肌梗死（肉眼观）
梗死灶呈灰白色

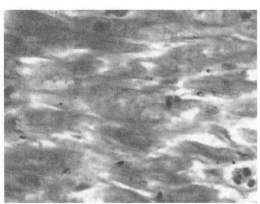

图 16-7　心肌梗死（镜下观）
心肌细胞模糊不清，肌浆变成均质颗粒状，心肌细胞间隙中可见中性粒细胞浸润

心肌梗死的生化改变

　　心肌缺血 30 分钟内，心肌细胞内糖原减少或消失，心肌细胞受损，肌红蛋白逸出，进入血液并从尿中排出，可从血和尿中检测出肌红蛋白值升高；细胞变性、坏死，心肌细胞内的天冬氨酸氨基转移酶（GOT）、丙氨酸氨基转移酶（GPT）、肌酸磷酸激酶（CPK）及乳酸脱氧酶（LDH）释放入血，引起血液中相应酶的含量升高。其中 CPK 最为敏感，一般在 12～24 小时达高峰，在 2～4 天降至正常水平。检测血中 CPK 可有助于心肌梗死的诊断。CPK 的同工酶 CK-MB 和 LDH 的同工酶 LDH$_1$ 对心肌梗死的诊断价值最高。

链接

（4）合并症：心肌梗死，尤其是区域性梗死，可并发下列病变。

1）心力衰竭及心源性休克：梗死后心肌收缩力降低，血液排出量显著减少，为患者死亡的最常见原因。

2）心脏破裂：为区域性梗死的严重并发症，约占心肌梗死致死病例的 3%～13%，多发生在心肌梗死后 1～2 周内。主要由于梗死灶内坏死心肌溶解所致；心脏破裂可发生在心室壁或室间隔，导致心胞压塞或左、右心室沟通而猝死。

3）急性心包炎：约占心肌梗死的 15%，心肌梗死区域表现为纤维素性心包炎。

4）心律失常：占心肌梗死的 75%～95%，心脏传导系统受累，可导致心搏骤停、猝死。

5）室壁瘤：常发生在梗死灶纤维化的愈合期，为梗死区瘢痕组织在心室内压作用下形成的局限性向外膨隆；多见于左心室前壁近心尖部，占心肌梗死的 10% ～ 30%。在室壁瘤的基础上可继发附壁血栓、心力衰竭、心律紊乱。

6）附壁血栓形成：MI 波及心内膜使之粗糙，或因室壁瘤形成处血流出现涡流等原因，可促进局部附壁血栓形成。附壁血栓脱落可引起栓塞。

三、心肌纤维化

心肌纤维化（myocardial fibrosis）或称心肌硬化，是由于中、重度的冠状动脉粥样硬化性狭窄，引起心肌纤维持续性或反复加重的缺血、缺氧所产生的结果，又称慢性缺血性心脏病。肉眼观，心脏体积增大，重量增加，心腔扩张，以左心室明显，心室壁厚度一般可正常。镜下观，心内膜下心肌细胞弥漫性空泡变性，多灶性的陈旧性心肌梗死灶或瘢痕灶。

四、冠状动脉性猝死

冠状动脉性猝死多在某种诱因（饮酒、劳累、运动）后突然昏倒、四肢抽搐、小便失禁或突发呼吸困难、口吐白沫，可立即死亡或在 1 至数小时后死亡，有的则在夜间睡眠中死亡。患者多见于 40 ～ 50 岁，男多于女。引起猝死的原因主要为狭窄性冠状动脉粥样硬化，或伴有血栓形成、斑块内出血、冠状动脉痉挛。

第 3 节　原发性高血压

高血压（hypertension）是以体循环动脉血压持续升高为主要表现的疾病。正常人的血压在不同的生理状态下有一定波动，且随年龄增加而增高，但舒张压较为稳定。据世界卫生组织（WHO）及国际高血压协会（ISH）建议（1998），对高血压定义及高血压水平分类见表 16-2。

表 16-2　高血压水平（WHO/ISH）

分类	收缩压 /mmHg	舒张压 /mmHg
理想血压	＜ 120	＜ 80
正常血压	＜ 130	＜ 85
正常高值	130 ～ 139	85 ～ 89
一级高血压（轻度）	140 ～ 159	90 ～ 99
亚组：临界高血压	140 ～ 149	90 ～ 94
二级高血压（中度）	160 ～ 179	100 ～ 109
三级高血压（重度）	≥ 180	≥ 110
单纯收缩性高血压	≥ 140	＜ 90
亚组：临界高血压	140 ～ 149	＜ 90

高血压分为原发性和继发性两类。继发性高血压是继发于其他疾病（慢性肾小球肾炎）的一种体征，较为少见，占高血压病例的 5% ～ 10%，其特点将在相应的疾病中介绍。本节主要介绍原发性高血压。

原发性高血压（primary hypertension）又称特发性高血压、高血压病，是我国最常见的心血管疾病，占全部高血压病例的 90% ～ 95%。多见于中、老年人，无明显性别差异，绝大多数病程漫长，症状显隐不定，不易坚持治疗。晚期常引起心、脑、肾及眼底病变，严重者可因心、脑、肾病变而致死。

一、病因及发病机制

原发性高血压的病因与发病机制复杂，尚未完全阐明。

1. 病因　比较明确的致病因素有以下几种。

（1）遗传因素：75% 的高血压患者有遗传倾向。近年发现有原发性高血压倾向者，可伴有血管紧张素编码基因分子变异；还发现高血压患者的血清中有一种激素样物质，可抑制细胞膜 Na^+-K^+-ATP 酶活性，导致细胞内 Na^+、K^+ 浓度升高，血管壁收缩加强，使血压升高。

（2）膳食因素：日均摄盐量高的人群比日均摄盐量低的人群的高血压患病率明显升高，限制 Na^+ 的摄入或使用利尿药增加 Na^+ 的排泄，可降低高血压患病率，增加 K^+、Ca^{2+} 摄入可使有些患者血压降低。WHO 建议每人每日摄盐量控制在 5g 以下，可起到预防高血压的作用。

（3）职业和社会心理：应激因素长期或反复处在精神紧张状态的职业，比其他职业的高血压患病率高；过度惊恐、忧伤等应激性生活事件，可使神经精神受到刺激，改变体内激素平衡，导致高血压的发生和发展。

（4）其他因素：肥胖、吸烟、饮酒、年龄增长、缺乏体力活动等均可促使血压升高。肥胖儿童高血压患病率是正常体重儿童的 2～3 倍。高血压患者中，约 1/3 有不同程度肥胖。

2. 发病机制

（1）钠、水潴留：摄盐过多、血管紧张素系统基因缺陷，均可导致肾性钠、水潴留，血浆和细胞外液增多，血容量增加，心排血量增加，导致血压升高。

（2）功能性血管收缩：①长期精神不良刺激，导致大脑皮层的兴奋与抑制平衡失调，皮层下血管中枢收缩冲动占优势，引起小动脉收缩或痉挛；②交感神经兴奋导致肾缺血，刺激肾小球球旁细胞分泌肾素，血管紧张素 Ⅱ 活性增强，可直接引起细小动脉强烈收缩；③血管平滑肌 Na^+、Ca^{2+} 跨膜转运的遗传缺陷，使血管平滑肌对血管收缩物质敏感性增高。

（3）细小动脉结构性管壁肥厚：血管反应性升高和血管痉挛，导致血管平滑肌细胞增生、肥大，使管壁增厚、管腔缩小，外周血管阻力增加，血压升高。

原发性高血压的发病机制可简要归纳为图 16-8。

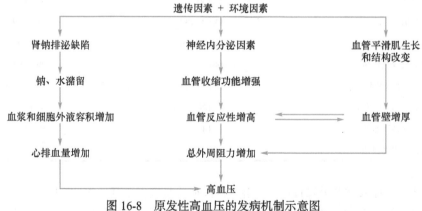

图 16-8　原发性高血压的发病机制示意图

二、类型与病理变化

原发性高血压可分为缓进型高血压和急进型高血压两种类型。

（一）缓进型高血压病

缓进型高血压又称良性高血压，占原发性高血压病的95%，多见于中老年人，起病隐匿，病程长，进展慢，少数患者首发症状即为合并症。按病变发展过程分为三期。

1. 功能紊乱期 为早期阶段，主要改变为全身细小动脉间歇性痉挛，血管及其他器官无器质性病变。此期临床上表现为血压升高，但常有波动，可伴有头痛、头晕，经适当休息后可恢复正常。

2. 动脉病变期 主要影响细动脉和小动脉，主要病变为细动脉壁玻璃样变和肌型小动脉硬化（图16-9），细动脉玻璃样变最

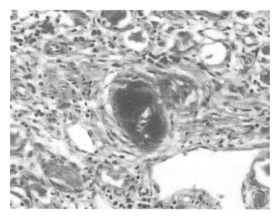

图 16-9 肾小球入球小动脉玻璃样变（镜下观）
管壁增厚呈红染、均质状，管腔狭窄

易累及肾的入球小动脉和视网膜动脉。其形态变化及发生机制（表16-3）。此期血压进一步升高，并持续在较高水平，失去波动性，尿中可有少许蛋白，常需降压药才能降低血压。

表 16-3 动脉病变期细、小动脉病变及发生机制

病变部位	形态变化	发生机制
细动脉	血管内皮下间隙及管壁呈无结构、均质状伊红染色物质，管壁增厚、变硬、管腔缩小	管壁平滑肌痉挛使管壁缺氧，内皮细胞间隙增大，血浆蛋白渗入内皮下以至更深的血管壁中；内皮细胞及平滑肌细胞分泌细胞外基质增多，使动脉壁逐渐为上述血浆蛋白和细胞外基质所代替
小动脉	肌型小动脉血管壁增厚，管腔狭窄	小动脉内膜胶原纤维及弹性纤维增生，内弹力膜分裂，中膜平滑肌细胞不同程度增生肥大，并伴胶原纤维及弹力纤维增生

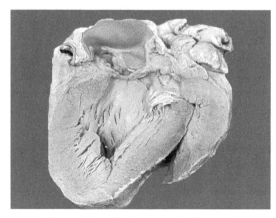

图 16-10 心脏向心性肥大（肉眼观）
左心室室壁增厚，乳头肌显著增粗，心腔相对较小

3. 内脏病变期 主要表现为内脏器官受累，以心、肾、脑、视网膜为最重要。

（1）心脏病变：主要为左心室肥大。左心室因血压升高，压力负荷增加而发生代偿性肥大。心脏肥大，重量增加可达400g（正常约为250～350g）以上，有的可达800g以上。左心室壁增厚，可达1.5～2.5cm（正常<1.2cm），乳头肌和肉柱增粗变圆，但心腔不扩张，称向心性肥大（图16-10）。光镜下，肥大的心肌细胞变粗、变长，胞核大而深染。病变继续发展，肥大的心肌可因供血不足，心肌收缩力减弱，心腔容量负荷增加，心脏逐渐扩张，此时称为离心性肥大；严重失代偿时可发生心力衰竭。

（2）肾病变：主要为细、小动脉硬化。肉眼观，双侧肾体积缩小，重量减轻，质地变硬，表面呈均匀弥漫的细颗粒状，被膜不易剥离；切面皮质变薄，皮髓质分界模糊，肾盂周围脂肪组织增多，称为细动脉性肾硬化或原发性颗粒性固缩肾（图16-11）。镜下观，①肾小球小动脉管壁玻璃样变性，使管壁增厚、管腔狭窄或闭塞，小叶间动脉及弓形动脉

内膜胶原纤维增多,管壁增厚、管腔狭窄;②受累肾单位因缺血而萎缩、纤维化和玻璃样变,肾小球体积缩小,所属肾小管因缺血而萎缩、消失,局部间质纤维化及少量淋巴细胞浸润(该处萎缩下陷);③病变轻微区的肾小球因功能代偿而肥大,所属肾小管也相应地代偿扩张(该处肥大隆起),管腔内可见蛋白管型。

（3）脑病变:高血压病时,由于脑的细小动脉痉挛和硬化,导致局部组织缺血,毛细血管通透性增加,脑可发生一系列病变,主要有三种。①高血压脑病:由于脑小动脉硬化和痉挛,局部组织缺血,毛细血管通透性增加,发生脑水肿。临床表现为头痛、头晕、眼花等,如出现意识障碍、抽搐等危重症状,称为高血压危象。②脑软化:由于脑的细小动脉硬化和痉挛,供血区脑组织缺血而发生多数小坏死灶,即微梗死灶。镜下观,组织液化坏死,形成质地疏松的筛网状病灶。后期坏死组织被吸收,由胶质纤维增生来修复。③脑出血:为高血压病严重而致命性的并发症。一般认为脑动脉痉挛和硬化,使组织缺血缺氧,血管壁通透性增高,同时血管内压力增高,引起漏出性出血或细小动脉壁破裂出血;或因细小动脉硬化使血管壁变脆、弹性降低、失去管壁外组织支撑;或发生微小动脉瘤,当血压突然升高时,引起破裂性出血。破裂性出血多发生在豆纹动脉,这是由于豆纹动脉从大脑中动脉呈直角分出,在较高压力的血流冲击下,已有病变的豆纹动脉容易发生破裂,所以出血部位多见于基底节、内囊,其次为大脑白质、脑桥和小脑。出血区的脑组织被破坏形成囊腔状,其内充满坏死的脑组织和凝血块（图16-12）。出血范围大时,可破入侧脑室。

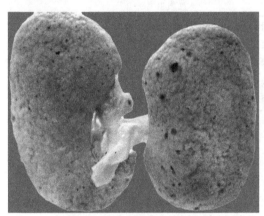

图 16-11　原发性颗粒性固缩肾
肾缩小,质地变硬,表面呈颗粒状

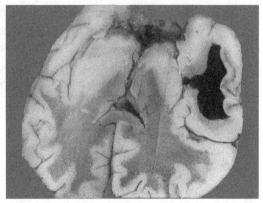

图 16-12　高血压脑出血

（4）视网膜病变:视网膜中央动脉发生细小动脉硬化。眼底检查见血管纡曲,反光增强,动静脉交叉处静脉受压。严重时可出现视盘水肿、视网膜出血、视力减退等。

高血压病主要脏器病变及其后果简要归纳为表16-4。

表 16-4　缓进型高血压主要脏器病变及其后果

	动脉	心	肾	脑	视网膜
主要病变	细动脉玻璃样变、小动脉内膜增厚	左心室肥大	原发性固缩肾	水肿、出血、微梗死灶	视网膜中央动脉硬化
后果	导致各脏器病变的基础	左心衰竭、心绞痛、心肌梗死	肾功能不全、晚期尿毒症	脑出血、颅内高压	视盘水肿、视网膜出血
辅助检查	眼底检查、冠状动脉造影术	X线、心电图、超声心动图检查	肾功能检查	CT检查	眼底检查

（二）急进型高血压病

急进型高血压又称为恶性高血压，多见于青壮年，临床表现为显著血压升高，超过 230/130mmHg（30.7/17.3kPa），占原发性高血压的 1%～5%。多为原发性，部分可继发于良性高血压病。病理变化：增生性小动脉硬化和坏死性细动脉炎，主要累及肾，前者主要表现为动脉内膜显著增厚，伴有平滑肌细胞增生，胶原纤维增多，致血管壁呈层状葱皮样增厚，管腔狭窄。后者病变累及内膜和中膜，管壁发生纤维素样坏死，HE 染色管壁伊红深染，周围有单核细胞及中性粒细胞浸润。

第 4 节 风 湿 病

风湿病（rheumatism）是一种与 A 组乙型溶血性链球菌感染有关的变态反应性疾病。病变主要侵犯全身结缔组织，心脏、关节和血管较常受累，尤以心脏病变最为严重。急性期称为风湿热，常出现发热、关节痛、白细胞增多、血沉加快、抗链球菌溶血素"O"滴度升高等表现，反复发作后，可引起病变器官的器质性损害。

本病多发生在儿童，以 6～9 岁为发病高峰，无明显性别差异，但地区差异较大，南方气候潮湿地区（如四川）发病率高于北方，以秋冬春季为多发。

一、病因及发病机制

本病的发生认为与 A 组乙型溶血性链球菌感染有关，其依据是：①好发季节与链球菌性咽喉炎的流行季节相似，并且两者发病率呈正相关；②多数患者发病前 2～3 周有链球菌感染史，95% 的患者血中多项抗链球菌抗体滴度增高；③预防和治疗链球菌感染可减少本病的发生。

但风湿病并非链球菌直接引起的，其理由是：①发病多在链球菌感染后 2～3 周；②本病的局部病变是结缔组织的变态反应性炎症，而不是化脓性炎症；③典型病变多出现在远离链球菌感染灶的组织器官，如心、关节等。

风湿病的发病机制仍然不十分清楚，目前多数倾向于抗原抗体交叉反应学说，即链球菌细胞壁的 C 抗原（糖蛋白）引起的抗体可与结缔组织（如心脏瓣膜及关节等）的糖蛋白发生交叉反应，而链球菌壁的 M 蛋白与存在于心脏、关节及其他组织中的糖蛋白亦发生交叉反应，导致组织损伤。

二、基本病理变化

风湿病病变主要累及全身结缔组织，典型的病变过程大致经历以下阶段。

1. 变质、渗出期 为病变部位的结缔组织发生浆液、纤维素性渗出性病变，结缔组织中的胶原纤维发生纤维素样坏死。病灶中有少量淋巴细胞、浆细胞浸润。此期约持续 1 个月，之后病变可完全吸收，或发生纤维化而愈合，或继续发展。

2. 肉芽肿期 在变质渗出和纤维素样坏死基础上，局部吞噬细胞增生、聚集，吞噬纤维素样坏死物所形成的肉芽肿，称风湿性肉芽肿（图 16-13），亦称为风湿小体或阿绍夫小体（Aschoff body），是风湿病特征性病变，具有病理诊断意义。风湿小体多在心肌间质小血管周围形成，细胞体积胖大、圆形或多边形、胞质丰富，核圆形或卵圆形，核膜清晰、染色质集中于中央，沿细胞核纵切时呈毛虫状，横切时呈枭眼状。此期持续 2～3 个月。

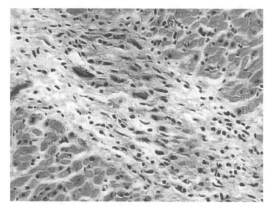

图 16-13 风湿性肉芽肿（镜下观）
心肌间质见梭形阿绍夫小体

3. 纤维化期 亦称为硬化期。风湿性肉芽肿中的纤维素样坏死物被溶解吸收，风湿细胞变为纤维细胞，并产生胶原纤维，风湿小体逐渐纤维化或玻璃样变性，成为梭形小瘢痕。此期持续 2～3 个月。

风湿病病程 4～6 个月，因反复发作，故受累器官中常新旧病变并存；若病变持续反复进展，可导致较严重的纤维化和瘢痕形成。

三、风湿性心脏病

风湿性心脏病包括急性期的风湿性心脏炎和静止期的慢性风湿性心脏瓣膜病。风湿性心脏炎根据病变累及的部位又分为风湿性心内膜炎、风湿性心肌炎和风湿性心外膜炎。若病变累及心脏全层则称为风湿性全心炎。

1. 风湿性心内膜炎 是风湿病最重要的病变，主要侵犯心瓣膜及瓣膜周围的心内膜和腱索，瓣膜病变以二尖瓣多见（约占 50%），其次为二尖瓣和主动脉瓣联合受累，三尖瓣、肺动脉瓣一般极少累及。

病变早期，瓣膜间质黏液样变性和纤维素样坏死，并可出现单核细胞浸润和风湿小体形成，瓣膜肿胀、增厚。肿胀瓣膜在血流冲击和关闭时的摩擦作用下，闭锁缘的内皮细胞可损伤、脱落，内皮下胶原纤维暴露，随之血小板在该处沉积、凝集，形成粟粒大小、灰白色、半透明的疣状赘生物。赘生物常呈串珠状、单行排列，与瓣膜粘连紧密，不易脱落，称疣状心内膜炎。病变后期赘生物机化，瓣膜本身发生纤维化及瘢痕形成，如瓣膜病变反复发生，可引起瓣膜增厚、变硬、卷曲、短缩，瓣叶间相互粘连，腱索增粗、短缩，使瓣膜口发生狭窄或关闭不全，引起慢性心瓣膜病。

急性期临床上可因发热、贫血及相对性二尖瓣关闭不全，在心尖区出现较轻度收缩期杂音或因瓣膜肿胀、二尖瓣相对狭窄出现心尖区柔和的舒张期杂音。

2. 风湿性心肌炎 成人病变常以心肌间质内小血管附近出现风湿小体为特征，并可有间质水肿和淋巴细胞浸润。风湿小体呈弥漫性或局限性分布，最常见于左心室后壁、室间隔、左心房及左心耳等处。后期，小体发生纤维化，形成梭形小瘢痕。儿童病变则多表现为弥漫性间质性心肌炎，心肌间质明显水肿，弥漫性炎细胞浸润，心肌细胞水肿及脂肪变性，并有心肌条束状纤维素样坏死。

风湿性心肌炎影响心肌收缩力，可出现与体温不相称的窦性心动过速、第一心音减弱、房室传导阻滞等临床表现。儿童病例可发生急性充血性心力衰竭。

3. 风湿性心外膜炎 多为风湿性全心炎的一部分，病变心包脏层间皮细胞脱落，间皮细胞下间质充血，炎细胞浸润，浆液及纤维素渗出。以浆液渗出为主时，形成心包腔炎性积液，导致心界扩大，心音遥远；以纤维素渗出为主时，渗出的纤维素覆盖在心包表面，因心脏搏动牵拉而呈绒毛状，称绒毛心，听诊可闻及心包摩擦音。活动期后，渗出的浆液纤维素可完全溶解吸收，少数病例纤维素未被完全溶解可发生机化粘连，严重者可致缩窄性心包炎。

四、其他组织器官病变

除心脏外，风湿病变还可累及关节、皮肤、动脉血管及脑组织，其病变特点及临床表现可归纳为表 16-5。

表 16-5　心脏外风湿病变的特点及临床表现

病变部位	病变特点	临床表现
风湿性关节炎	多见于成年人，病变累及肩、腕、肘、膝、髋等大关节，关节滑膜充血、肿胀，关节腔内大量浆液渗出。急性期后渗出物可完全吸收而不留痕迹	关节局部出现红、肿、热、痛、活动受限等炎症表现，并呈游走特点
皮肤环形红斑	多见于儿童躯干和四肢皮肤，为非特异性渗出性炎症表现，持续 1～2 天即消退	病变处皮肤呈淡红色环状红晕，微隆起，中央皮肤色泽正常
皮下结节	多见于四肢大关节附近伸侧面皮下，结节中央纤维素样坏死，外周成纤维细胞、风湿细胞呈"栅栏"状排列，淋巴细胞浸润，病变持续数天至数周后逐渐消退	可在病变处触摸到单个或多个直径 0.5～2cm，圆形或椭圆形，活动无痛性结节
风湿性动脉炎	大小动脉均可受累，以小动脉病变较为常见；急性期血管壁纤维素样坏死和淋巴细胞、单核细胞浸润，可有风湿小体形成；后期血管壁发生纤维化而增厚，管腔变窄甚至闭塞	依动脉狭窄或闭塞程度，出现相应部位的缺血症状
风湿性脑病	多为 5～12 岁儿童，女孩较多，出现神经细胞变性，胶质细胞增生，胶原结节形成	病变累及基底节、黑质等部位时，出现面肌及肢体不自主运动，称小舞蹈症

第5节　感染性心内膜炎

感染性心内膜炎（infective endocarditis）是由病原微生物引起的心内膜（主要为心瓣膜）炎症性疾病。主要由细菌感染引起，故又称为细菌性心内膜炎。本病分为急性和亚急性两类，其中亚急性者多见。

一、急性感染性心内膜炎

急性感染性心内膜炎多由毒力较强的化脓菌引起，其中 50%～80% 为金黄色葡萄球菌，其次为链球菌。本病多发生在正常的心内膜上，最常累及二尖瓣，其次为主动脉瓣。病变多发生在二尖瓣的心房面和主动脉瓣的心室面，这与血流冲击瓣膜易引起机械性损伤有关。

肉眼观，病变瓣膜上可见灰黄色或灰绿色赘生物，质地松脆，易脱落，可引起体循环器官的栓塞、梗死及多发性小脓肿。若瓣膜破坏严重，可发生破裂或穿孔。镜下观，赘生物由血小板、纤维蛋白、红细胞、白细胞和细菌构成，瓣膜溃疡底部组织坏死，有大量中性粒细胞浸润，可见肉芽组织形成。

本病起病急，病程短，病情严重。近年由于广泛应用抗生素，使本病死亡率明显下降。大量抗生素治疗后，炎症可逐渐消退，赘生物被逐渐吸收和机化，溃疡愈合或因大量胶原纤维形成而导致慢性心瓣膜病。

二、亚急性感染性心内膜炎

1.病因　多见于青壮年，主要由致病力相对较弱的草绿色链球菌等引起。病原菌多由感染灶入血引起菌血症，随后侵犯心瓣膜。某些医源性操作（如拔牙、导尿、内窥镜检查、刮宫等）或心脏原有的病变（如风湿性心瓣膜病、先天性心脏病、心内异物等）为细菌的入侵提供了条件。

2.病理变化　主要累及二尖瓣和主动脉瓣。肉眼观，病变瓣膜上出现单个或多个大小

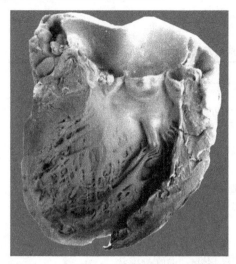

图 16-14　亚急性感染性心内膜炎（肉眼观）
瓣膜可见疣状赘生物，呈小菜花状，质松脆，易破
碎脱落

不一、形状不规则、呈息肉状、菜花状或鸡冠状突出于瓣膜表面的疣状赘生物（图 16-14），赘生物色灰黄、污秽、干燥质脆，易于脱落成为栓子引起栓塞。病变瓣膜增厚、变形，重者可出现溃疡、穿孔等病变。镜下观，疣状赘生物由纤维蛋白、血小板、中性粒细胞、坏死组织和细菌菌落构成，还可见心内膜的原有病变，赘生物与瓣膜附着处可见肉芽组织增生及炎细胞浸润。

3.病理临床联系　本病依其病变发展可引起以下临床表现。

（1）瓣膜病变：瓣膜疣状赘生物被机化形成瘢痕，易引起瓣膜变形和腱索增粗、缩短，致使瓣膜口狭窄或关闭不全。若发生瓣膜穿孔或腱索断裂，可引起急性瓣膜功能不全。

（2）败血症：赘生物内的病原菌侵入血液并在血液中繁殖释放毒素，引起败血症。患者可出现败血症的一系列临床表现。

（3）脾大：一般呈中度。镜下观，单核 - 巨噬细胞增生，脾窦扩张充血。

（4）贫血：脾大时脾功能亢进，加之草绿色链球菌有轻度溶血作用所致贫血。

（5）栓塞：瓣膜上的赘生物脱落入血，可引起各器官的动脉栓塞，常见于脑、肾和脾，冠状动脉栓塞少见。由于赘生物内细菌毒力较弱或栓子多来自赘生物外层，不含病原菌，故栓塞后多引起非感染性梗死。

（6）免疫性合并症：病原菌持续释放抗原入血，导致血中大量的循环免疫复合物形成，可引起关节炎、指甲下条纹状出血、紫癜、肾小球肾炎，脑内小动脉壁可见纤维蛋白样坏死及炎细胞浸润，受累的小动脉可发生细菌性动脉瘤，易并发血栓形成或破裂出血。皮肤出现红色、微隆起、有压痛的小结节，称为奥斯勒（Osler）小结。

第6节　心瓣膜病

心瓣膜病（valvular vitium of the heart）是指因先天发育异常或后天性疾病造成的心瓣膜器质性病变，表现为瓣膜口狭窄或关闭不全。心瓣膜口的异常可引起心脏血液动力学改变，从而导致心功能不全，造成全身血液循环障碍。瓣膜狭窄是指瓣膜开放时不能充分张开，使瓣膜口缩小，血流通过障碍。瓣膜关闭不全是指心瓣膜关闭时，瓣膜口不能完全闭合，使一部分血液反流。

心瓣膜病少数为先天发育异常，大多数为风湿性心内膜炎和感染性心内膜炎导致瓣膜机化、纤维化、玻璃样变性及钙化，使瓣膜增厚、变硬、卷曲、短缩，相邻的瓣膜粘连所致。部分可出现瓣膜破损、穿孔、腱索融合缩短等。瓣膜狭窄和关闭不全可单独存在，也可合并并存（此时称瓣膜双病变）。可累及一个瓣膜或先后受累，也可两个以上瓣膜同时受累（此时称联合瓣膜病）。

心瓣膜病早期，由于心肌代偿肥大，收缩力增强，可克服瓣膜病变带来的血流异常，不出现明显的血液循环障碍症状，此时称为代偿期。当病变逐渐加重，或心脏代偿不足以维持正常的心脏功能时，则可出现肺循环或体循环障碍的症状和体征，此时称为失代偿期。

一、二尖瓣狭窄

二尖瓣狭窄（mitral stenosis）是指在左心室舒张期，二尖瓣因纤维化变硬或相互粘连融合，而不能完全打开，左心房血液不能完全顺利进入左心室。二尖瓣狭窄大多数由风湿性心内膜炎所致，少数由感染性心内膜炎引起。

1. 病理变化　二尖瓣由前内侧的主瓣和后外侧的小瓣组成，正常成人开放时面积约为 $5cm^2$（通过两个手指），狭窄时可缩小至 $1 \sim 2cm^2$，甚至只能通过探针。依瓣膜病变可分为以下几种类型。①隔膜型：瓣膜轻中度增厚，瓣叶间粘连，小瓣病变较重，主瓣仍可轻度活动；②漏斗型：主瓣严重增厚，失去活动性，瓣叶间严重粘连，瓣膜口缩小呈鱼口状（图 16-15）。此型常伴有显著关闭不全。

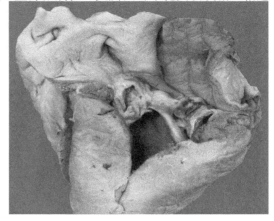

图 16-15　二尖瓣狭窄（肉眼观）
瓣膜增厚，粘连、钙化

2. 血流动力学变化和病理临床联系

（1）左心房代偿性扩张和肥大：由于二尖瓣口狭窄，舒张期血液从左心房流入左心室受到阻碍，以致舒张期末仍有部分血液在左心房滞留，加上来自肺静脉的血液，使左心房内血容量比正常增多，心肌纤维拉长以加强收缩力，心腔扩大以容纳更多的血液，发生左心房代偿性扩张和肥大。临床听诊在心尖区可闻及舒张期隆隆样杂音，X 线检查可见左心房扩大。

（2）左心房失代偿性扩张：左心房壁薄，代偿能力低，后期心房肌收缩力减弱而呈失代偿性扩张（肌源性扩张）。此时，左心房血液淤积，肺静脉血回流受阻，引起肺淤血、肺水肿、肺出血。临床上出现心悸、呼吸困难、发绀、咳嗽、咳白色或粉红色泡沫痰。

（3）肺动脉高压、右心室代偿性肥大和扩张：肺淤血可直接或通过血氧分压下降，反射性引起肺动脉痉挛，导致肺动脉压力升高，因而右心室负荷加重，右心室发生代偿性肥大和扩张。当右心室失代偿时，又可导致右心房扩大，最终导致腔静脉淤血。临床听诊时，在三尖瓣区可闻及收缩期吹风样杂音，下肢水肿、腹水、肝大和压痛，颈静脉怒张。X 线检查可见左室正常或缩小，其余三个心腔增大的"三大一小"现象，呈"梨形心"影像。二尖瓣狭窄引起血流动力学变化和病理临床联系，见图 16-16。

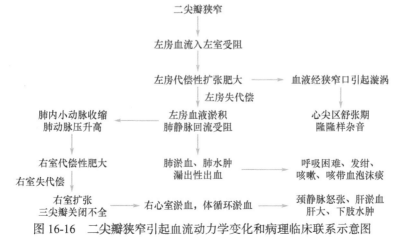

图 16-16　二尖瓣狭窄引起血流动力学变化和病理临床联系示意图

二、二尖瓣关闭不全

二尖瓣关闭不全（mitral insufficiency）是指在左心室收缩期，二尖瓣因变形或缩短而不能完全关闭（图 16-17），左心室一部分血液通过关闭不全的二尖瓣口反流到左心房。二尖瓣关闭不全常与二尖瓣狭窄合并存在，主要是风湿性心内膜炎的后果，其次为亚急性感染性心内膜炎所引起。

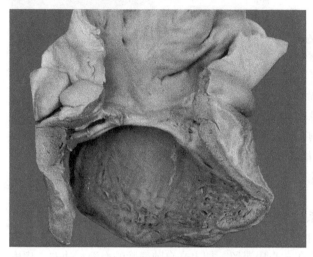

图 16-17　二尖瓣关闭不全（肉眼观）

二尖瓣关闭不全时，左心收缩期左心室部分血液反流进入左心房，加上肺静脉输入的血液，左心房血容量较正常增加，左心房压力升高，久之左心房代偿肥大。左心房血容量增加，左心舒张期左心室血容量增多，左心室因收缩加强而发生代偿性肥大。以后，左心失代偿（左侧心力衰竭），则依次出现肺淤血、肺动脉高压、右心室和右心房代偿性肥大、右心衰竭及体循环淤血。二尖瓣关闭不全可出现左心室代偿性肥大和失代偿后出现的扩张。因此，X 线检查示心脏四腔均肥大扩张，呈现"球形心"影像。

听诊时心尖区可闻及吹风样收缩期杂音，左心房、肺循环、右心及体循环的变化与前述相同。

三、主动脉瓣狭窄

主动脉瓣狭窄（aortic ralve stenosis）时，心室收缩期左心室排血受阻，左心室因压力负荷升高而发生代偿性肥大，这种肥大不伴有心腔的扩张，称向心性肥大。血液在加压情况下快速通过狭窄的主动脉瓣口，引起主动脉瓣区喷射状杂音。久之左心室失代偿，即出现肌源性扩张，左心室血容量增加，继而波及左心房、右心室，并可依次出现左侧心力衰竭、肺淤血、肺动脉高压及右侧心力衰竭的临床表现。X 线检查，左心室突出呈"靴形心"影像。

四、主动脉瓣关闭不全

主动脉瓣关闭不全（aortic insufficiency）时，左心室舒张期，主动脉部分血液经未完全闭合的主动脉瓣口反流进入左心室，使左心室容量负荷增加而发生代偿性肥大。由于舒张期主动脉血部分反流，使舒张压下降，脉压差增大，可出现脉压增大及周围血管征等临床表现。听诊时，在主动脉瓣区可闻及舒张期杂音。久之出现失代偿性肌源性扩张，并依次出现左心衰竭、肺淤血、肺动脉高压、右心衰竭、体循环淤血。

第 7 节　心肌炎和心肌病

一、心　肌　炎

心肌炎（myocarditis）是指由各种原因引起的心肌局限性或弥漫性炎症。心肌炎的原因很多，如病毒、细菌、真菌、寄生虫、免疫反应以及物理、化学因素等。心肌炎的分类颇不一致，根据病因分为以下常见类型。

1.病毒性心肌炎（viral myocarditis）　较常见，是由亲心肌病毒引起的原发性心肌炎症。常见病毒有柯萨奇（Coxsackie）病毒、风疹病毒、流行性感冒病毒、腮腺炎病毒等。在妊娠最初 3 个月内感染柯萨奇病毒和风疹病毒时，可引起胎儿的先天性心脏畸形。亲心肌病毒可直接破坏心肌细胞，也可通过 T 细胞介导的免疫反应间接损伤心肌细胞。

病理变化：初期可见心肌细胞变性、坏死及间质中性粒细胞浸润，其后代之以巨噬细胞、淋巴细胞、浆细胞浸润及肉芽组织形成，晚期有明显的间质纤维化、伴代偿性心肌肥大及心脏扩张。成人多累及心房后壁、室间隔及心尖区及传导系统。

轻者几乎无症状，半数以上患者有心律失常，以异位心律与传导阻滞为主。成人预后较好，可完全恢复，新生儿、婴幼儿病情严重者可引起心力衰竭等并发症。重者可猝死。

2.细菌性心肌炎（bacterial myocarditis）　常由脓毒败血症时细菌性栓塞引起。多由葡萄球菌、链球菌、肺炎链球菌引起，也可由细菌释放的毒素引起，如白喉杆菌外毒素等。肉眼观，心脏表面和切面可见多发性黄色小脓肿。镜下观，脓腔内有大量脓细胞及数量不等的细菌菌落，脓肿周围心肌有不同程度的变性、坏死，间质内中性粒细胞及单核细胞浸润。

3.孤立性心肌炎（isolated myocarditis）　亦称特发性心肌炎。病因未明，多见于 20～50 岁的青、中年人。急性型常导致心脏扩张，可突然发生心力衰竭致死。依病理变化分为两型：①弥漫性间质性心肌炎：心肌间质和小血管周围有多量淋巴细胞、浆细胞和巨噬细胞浸润，也可见到嗜酸性粒细胞和中性粒细胞，心肌细胞变性、坏死者少见。②特发性巨细胞性心肌炎：心肌内有局灶性坏死及肉芽肿形成，周围有淋巴细胞、浆细胞、单核细胞和嗜酸性粒细胞浸润，混有许多多核巨细胞。巨细胞的形态、大小各异，可为异物或多核巨细胞。

二、心　肌　病

原发性心肌病（primary cardiomyopathy）是指原因不明而又非继发于全身或其他器官系统疾病的原发性心肌损害。其发病机制与其他已知心脏病无关，也非炎症性。国际心脏病学会将原发性心肌病分为四个类型，即扩张性、肥厚性、限制性和未定型心肌病。本书简要介绍前三个类型。

1.扩张性心肌病　以心腔高度扩张和明显的心搏出量降低（心力衰竭）为特征，也称充血性心肌病，是各种心肌疾病的最后结局。大多数病例可查出抗心内膜的自身抗体，其发病学不清楚。发病年龄为 20～50 岁，男多于女。多数患者常因心力衰竭进行性加重而死亡或因心律失常而发生猝死。肉眼观，两侧心室肥大，四个心腔扩张，心尖部变薄呈钝圆形。重量比正常增加25%～50%，重量可达 400～750g。由于心腔扩张，左心室壁厚度多在正常范围内；右心室壁常轻度增厚。心内膜纤维化在儿童患者较为明显，常伴有心内膜纤维弹性组织增生症。附壁血栓机化后可导致斑块状心内膜纤维化。由于左、右心室扩张，瓣环扩大，可导致二尖瓣及三尖瓣关闭不全。镜下观，肥大的心肌细胞核大、浓染，心肌细胞萎缩，与肥大的病变心肌交错存在。心肌间质纤维化是此型心肌病最常见变化，以左心室心内膜、心肌为重。有些病例可见淋巴细胞浸润灶伴有心肌细胞的变性、坏死。

2.肥厚性心肌病　根据左心室流出道有无梗阻可分梗阻性肥厚性和非梗阻性肥厚性心肌病。约 1/3 有家族史，认为是常染色体显性遗传病。可发病于任何年龄，约 1/3 的患者发生心源性猝死。肉眼观，两侧心室显著肥大，心脏重量增加，可达 1000g 以上。左心室壁明显肥厚，尤以室间隔肥厚为明显，室间隔呈球形隆起，突向左心室，致使流出道明显狭窄，部分病例无明显的流出道梗阻。临床症状与主动脉狭窄相似。镜下观，心肌细胞肥大，细胞内肌原纤维互相交错排列，对于诊断梗阻性肥厚型心肌病有意义。心肌间常见多少、大小不等的纤维化瘢痕。临床上可无症状，或在劳累后出现气促、胸痛、心悸和昏厥等。心电图显示左心室肥大，心室内压力增高，常出现二尖瓣关闭不全。部分患者进行性心力衰竭而死亡。

3. 限制性心肌病　是以心室内膜和内膜下心肌进行性纤维化，导致心室壁僵硬，左心室舒张期充盈受限为特点的一种少见的心肌病。原因不明。肉眼观，心腔狭窄，心室内膜纤维化增厚，以心尖部明显，常累及二尖瓣或三尖瓣。镜下观，心内膜纤维化，玻璃样变，钙化及陈旧的附壁血栓。心内膜下心肌常呈萎缩、变性改变。临床起病缓慢，表现心悸、乏力、气促、下肢水肿、颈静脉怒张、腹水、肝大和脉压小。心室造影示心脏缩小，心搏减弱。预后较差。

（田晓露）

目 标 检 测

1. 名词解释　风湿小体、原发性颗粒性固缩肾、心绞痛、动脉瘤、室壁瘤、心肌梗死、高血压性脑病
2. 简述冠心病的病理变化及其后果。
3. 简述高血压病时，心、肾、脑的病理变化。
4. 简述风湿病的病理变化及分期。
5. 简述动脉粥样硬化的病变分期及各期的特点。
6. 病例讨论

（1）患者男，50岁，被诊断为冠心病10年。某日因琐事与他人发生口角，突感胸闷气短，倒地后不省人事。后送医院经抢救无效死亡。

问题：患者死亡的原因和机制是什么？

（2）患者男，56岁，工人，患高血压病已20余年，常觉头晕、头痛，血压波动在26～33/13～15kPa，近两年来每于劳累后就出现心悸，气促，不能平卧，咳嗽、咳粉红色泡沫状痰，夜间睡眠中常因呼吸困难而突然惊醒。有时在劳动或饱食后出现胸骨后疼痛，但数分钟后缓解。半年来感觉右下肢发凉发麻，走路时跛行，休息后好转，以上症状逐渐加重。前几天右脚剧痛，足背动脉搏动消失，皮肤逐渐变黑，不能活动，入院后立即行右下肢截肢术，昨天中餐后突然发生心前区剧痛，焦虑不安，血压下降，面色苍白，皮肤湿冷，脉细，最后因抢救无效死亡。

问题：该患者的什么病？诊断根据是什么？

第17章 心力衰竭

学习要求

掌握心力衰竭的概念、原因、诱因；理解心力衰竭的代偿活动、发病机制、临床表现的病理生理学基础；了解心力衰竭防治的病理生理学基础。

心力衰竭（heart failure）是指在各种致病因素作用下心肌收缩或舒张功能障碍，使心排血量减少，以致不能满足机体代谢需要的病理过程。当心力衰竭呈慢性经过时，往往伴有血容量和组织间液增多及静脉系统淤血，临床上称为充血性心力衰竭。

心力衰竭一般是指心功能不全的失代偿阶段，患者已出现明显的症状和体征。心功能不全是指从心泵功能下降但尚未出现症状和体征的代偿阶段直至失代偿阶段的全过程。心功能不全与心力衰竭并没有本质的区别，只是程度上有所区别。

一、原因、诱因及分类

1. 原因　由心脏本身的疾病引起，也可以继发于某些心外疾病，如甲状腺功能亢进、维生素 B_1 缺乏、严重贫血等。

（1）原发性心肌损害：①心肌病变，若病变损害较轻，或病变呈慢性经过，则对损害的反应是心肌肥大等代偿性、适应性变化。在某些诱因的作用下，代偿状态可转向失代偿而发生心力衰竭。②心肌能量代谢障碍，长期严重的缺血、缺氧，心肌供血不足，最常见的原因是冠状动脉粥样硬化。此外，严重的维生素 B_1 缺乏，严重贫血、糖尿病、心肌淀粉样变性等也可致心肌代谢障碍而发生心力衰竭。

（2）心脏负荷过度：包括阻力负荷和容量负荷两种。①阻力负荷过度，是指心室射血所需克服的阻力，又称后负荷，常见高血压、主动脉瓣狭窄、肺动脉高压、肺动脉瓣狭窄、肺动脉栓塞等。②容量负荷过度，是指心室收缩前所承受的负荷，取决于心室舒张末期的容量，又称前负荷。常见心脏瓣膜关闭不全，房（室）间隔缺损，严重贫血、甲状腺功能亢进等。

2. 诱因　凡能使心肌耗氧量增加或供氧（供血）减少的因素皆可成为心力衰竭的诱因。常见的诱因有感染，水、电解质、酸碱平衡紊乱，心律失常，妊娠与分娩，输液过多过快，劳累，激动、洋地黄中毒等。

3. 分类　常用的分类方法有以下几种。

（1）按发病速度分类：①急性心力衰竭，发病急聚，心排血量急剧减少，机体来不及充分发挥代偿作用，常伴有心源性休克。常见原因有急性心肌梗死、严重的心肌炎等。②慢性心力衰竭，较常见，患者长期处于一种持续的心力衰竭状态，并伴有静脉淤血和水肿。常见的原因为心瓣膜病、高血压病、肺动脉高压等。

（2）按发生部位分类：①左侧心力衰竭，多见于冠心病、原发性高血压、主动脉狭窄或关闭不全、二尖瓣关闭不全等。②右侧心力衰竭：见于肺源性心脏病和肺动脉瓣疾病，并常继发于左侧心力衰竭。③全心衰竭：左、右心脏都发生衰竭时，称为全心衰竭。见于左侧、右侧心力衰竭波及另一侧演变而来；心肌炎、心肌病如发生在全心也可引起全心衰竭。

（3）按心排血量分类：①低心排血量性心力衰竭，常见于冠心病、原发性高血压、心肌病、心瓣膜病等，此种患者在基础状态下心排血量就低于正常。②高心排血量性心力衰竭，常见甲状腺功能亢进、贫血、维生素 B_1 缺乏和动静脉瘘等。发生心力衰竭时心排血量较心力衰竭以前有所降低，但可稍高于正常人水平。然而，由于组织需氧量增高、外周血管扩张、动静脉短路等原因，这些患者的组织供氧仍不足。

二、发生过程中机体的代偿反应

心力衰竭发病的关键环节是心排血量减少，机体出现一系列的代偿活动。通过代偿活动可使心血管系统的功能维持相对正常状态，心排血量能满足机体正常活动需要者，称为完全代偿。心排血量仅能满足机体在安静状态下的需要者，称不完全代偿。心排血量不能满足机体安静状态下的需要，转化而出现心力衰竭，谓之失代偿。机体的代偿活动可表现为心脏本身的代偿和心外代偿。

1. 心脏本身的代偿

（1）心率加快：是一种快速代偿活动。心力衰竭时，通过神经反射使交感神经兴奋，使心率加快。在一定限度内心率加快，可以提高心排血量，使心排血量维持在一定的水平。但如心率过快（超过 150 ～ 160 次 / 分）时。则由于心脏舒张期过短，心肌耗氧量过多，故每搏排血量明显减少，甚至因每分钟输出总量减少而失去代偿意义。

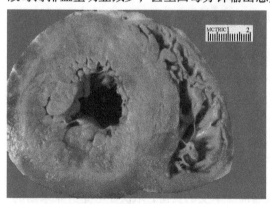

图 17-1　左心室壁心肌肥大（肉眼观）

（2）心脏紧张源性扩张：在心脏回心血量增加时，由于心室舒张末期容积及压力增加，按照 Frank-Starling 定律，在一定的范围内（心肌节被拉长不超过 $2.2\mu m$），心肌收缩力随肌节被拉长而增加，称为紧张源性扩张。

（3）心肌肥大：主要是心肌细胞体积增大，心脏重量增加（图 17-1）。一方面可使心肌总收缩力增强，排血量增多，维持在适应机体需要。心肌肥大能降低室壁张力，降低心肌耗氧量，有助于减轻心脏负担。因此，心肌肥大是一种有效而持久的代偿方式。但是，心肌肥大也可发生不同程度缺氧、能量代谢障碍等负面影响。

心肌肥大有向心性心肌肥大和离心性肥大两种形式。当心室受到过度的压力负荷时，收缩期室壁张力增加可引起心肌纤维肌节的并联增生，使心肌纤维变粗，室壁增厚形成向心性肥大。当心室受到过度的容量负荷时，舒张期室壁张力的增加可引起心肌纤维中肌节的串联性增生，心肌纤维长度加大，心室腔因而扩大，即发生了离心性肥大。这两种心脏的肥大在心脏功能的代偿上都起重要的作用（图 17-2）。

2. 心脏外的代偿

（1）增加血容量：心力衰竭时，肾素 - 血管紧张素 - 醛固酮系统被激活，钠、水潴留，血容量增加，心排血量增加。

（2）血流重新分配：心力衰竭时，交感 - 肾上腺髓质系统兴奋，使血流重分配，皮肤、骨骼肌、腹腔内脏器官供血减少，脑血流量供应增加，这样既防止血压下降，又保证重要器管血液供应。

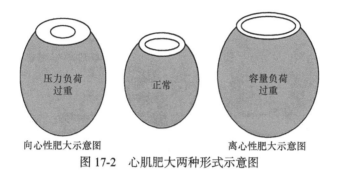

向心性肥大示意图　　　　　　离心性肥大示意图

图 17-2　心肌肥大两种形式示意图

（3）红细胞增多：心力衰竭时可造成组织淤血缺氧，缺氧刺激肾分泌促红细胞生成素增多，使骨髓造血增强，提高血液的携氧能力。

（4）组织用氧能力增强：心功能不全时，因血流变慢而发生循环性缺氧，组织、细胞中线粒体的呼吸酶活性增加，在慢性缺氧时，细胞内线粒体的数量还可增多，因而组织利用氧的能力增强。

三、心力衰竭的发生机制

1. 心肌收缩功能障碍

（1）心肌结构破坏：完整而正常的心肌结构是保证心肌收缩活动的先决条件。当心肌细胞严重缺氧、感染、中毒而坏死时，大量的收缩蛋白被分解破坏，心肌收缩力下降。

（2）心肌能量代谢障碍：心肌收缩是一个主动耗能过程，心肌能量代谢障碍可致心肌收缩力下降。①产能障碍：心肌主要靠各种能源物质包括脂肪酸、葡萄糖等有氧氧化而获取能量，同时心肌对氧的需要量很大，摄氧能力也很强。严重的贫血、冠状动脉粥样硬化等引起的心肌缺氧是导致心肌细胞内能量代谢障碍的常见原因。此外，维生素 B_1 缺乏或氧化还原酶的损伤，可使心肌细胞的有氧氧化发生障碍，ATP 生成减少。②储能障碍：甲状腺功能亢进时，甲状腺素增多，使氧化磷酸化过程减弱，能量不能储存在 ATP 中，而以热能的形式丢失。③利用能障碍：心肌细胞内氧化磷酸化过程所产生的 ATP，在心肌兴奋 - 收缩偶联过程中受到肌球蛋白头部 ATP 酶的作用而水解，为心肌收缩提供能量。当心肌过度肥大时，心肌收缩蛋白的结构发生变化，肌球蛋白头部 ATP 酶活性下降，ATP 水解减少，使 ATP 的化学能向心肌收缩的机械能转化过程受阻，而发生心力衰竭（图 17-3）。

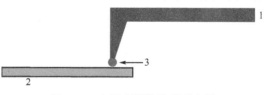

图 17-3　心肌利用能障碍示意图

（3）心肌兴奋 - 收缩耦联障碍：心肌兴奋 - 收缩耦联的程度取决于心肌细胞质中 Ca^{2+} 的浓度，任何影响 Ca^{2+} 的转运、分布的因素都可引起心肌兴奋 - 收缩耦联障碍（图 17-4）。①过度肥大的心肌中，肌浆网 Ca^{2+}-ATP 酶活性下降，肌浆网摄取、储存、释放 Ca^{2+} 量减少；②酸中毒时，Ca^{2+} 与肌浆网结合更牢固，影响 Ca^{2+} 的释放，同时酸中毒时 H^+ 浓度升高，H^+ 与 Ca^{2+} 竞争肌钙蛋白的结合位点，影响肌球 - 肌动蛋白复合体的形成；③高钾血症时，细胞外液中的 K^+ 浓度升高，K^+ 和 Ca^{2+} 在心肌细胞膜上有互相竞争的作用，当细胞外液中的 K^+ 浓度升高时，动作电位中 Ca^{2+} 内流就减少，因而心肌细胞质中 Ca^{2+} 的浓度降低；④心力衰竭时细胞膜钙通道开放减少，Ca^{2+} 内流减少。

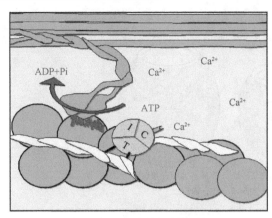

图 17-4　心肌收缩机制模式图

2.心室舒张功能障碍　心脏射血不仅取决于心脏的收缩功能，也取决于心脏的舒张功能。大约 30% 的心力衰竭的发生是由心室舒张功能障碍引起。

（1）心室顺应性降低：心室顺应性是指心室在单位压力变化下所引起的心室容积的变化。常见于心肌肥大、心肌炎性病变、水肿、间质增生、纤维化等。

（2）心室舒张能力降低：① Ca^{2+} 复位延缓：常见于缺血、缺氧引起的心力衰竭。由于 ATP 不足或肌浆网 Ca^{2+}-ATP 酶活性下降，使 Ca^{2+} 复位延缓，Ca^{2+} 在胞质中的浓度不能迅速下降到使脱离肌钙蛋白的水平，导致心肌舒张延缓或不全，影响心脏的充盈。②肌球–肌动蛋白复合体解离障碍：这一过程需要 Ca^{2+} 从肌钙蛋白复合体脱离，而且需要 ATP 参与。心力衰竭时，Ca^{2+} 与肌钙蛋白亲和力增加，或 ATP 不足，肌球蛋白和肌动蛋白复合体解离障碍，造成心肌处于不同程度的收缩状态而发生舒张功能障碍。

3.心脏各部分舒缩功能不协调　为了保证心排血量正常，需要心房和心室有规律地进行舒缩活动。一旦心房和心室舒缩活动的协调性被破坏，将会导致心脏泵功能紊乱而使心排血量下降。心脏各部分舒缩功能不协调常见于心肌梗死、心肌炎、心内传导阻滞等。

综上所述，心力衰竭的发生、发展是多种机制共同作用的结果。心力衰竭的原因不同，其发生机制也不相同，但多数心力衰竭是由于心肌收缩性减弱所致。

四、机体的功能与代谢的变化

心力衰竭时，机体出现一系列功能和代谢的变化，心排血量减少，动脉系统充盈不足，静脉系统血液淤滞，导致各器官组织血流量供应不足，发生淤血、水肿和缺氧，并引起器官组织功能障碍和代谢紊乱。

1.心功能变化

（1）心排血量减少：心力衰竭时，每搏量和每分输出量均降低。心力衰竭时，往往低达 2.5L/min 以下。左侧心力衰竭和全心衰竭时，心排血量减少，体循环动脉系统供血不足，各组织器官缺血缺氧，中枢神经系统可表现为情绪激动、烦躁、失眠、倦怠、表情淡漠、甚至昏迷。有效循环血量减少时，反射性地引起醛固酮及抗利尿激素分泌增多，导致钠、水潴留。

（2）动脉血压变化：急性心力衰竭时，由于心排血量锐减，导致动脉血压明显下降，甚至发生心源性休克。慢性心力衰竭时，机体通过各种代偿措施使外周血管收缩，心率加快及血容量增多，动脉血压可维持在正常范围。

（3）静脉系统淤血：心力衰竭时，因钠、水潴留及舒张末期室内压升高，使静脉压升高，静脉回流受阻，引起静脉淤血。静脉淤血和交感神经兴奋、血管收缩，可使静脉压升高。左侧心力衰竭可引起肺淤血，肺静脉压和肺毛细血管压升高，严重者出现肺水肿和呼吸困难。右侧心力衰竭可引起体循环静脉淤血和压力升高，出现颈静脉怒张、表浅静脉异常充盈、肝大和全身水肿。

2.呼吸系统功能变化　是左侧心力衰竭时最早出现的变化，主要表现为呼吸困难。

（1）劳力性呼吸困难：轻度心力衰竭的患者，仅在体力活动时出现呼吸困难，休息后消失，称为劳力性呼吸困难，为左侧心力衰竭的最早表现。其机制：①体力活动时四肢血流量增加，回心血量增加，肺循环淤血加重；②机体活动时心率加快，舒张期缩短，左室充盈减少，肺循环淤血加重；③机体活动时需氧量增加但衰竭的左心不能相应地提高心排血量，因此机体缺氧进一步加重，刺激呼吸中枢，使呼吸加深加快，出现呼吸困难。

（2）端坐呼吸：重症心力衰竭的患者，在安静情况下也感到呼吸困难，卧位时更为明显，须被迫采取端坐位或半卧位以减轻呼吸困难的程度，称为端坐呼吸。其机制：①端坐呼吸时下半身血液回流减少，减轻肺淤血；②端坐呼吸时膈肌下移，胸腔容积加大，肺活量增加，通气改善；③端坐位可以减少下肢水肿液的吸收，使血容量减少，减轻肺淤血。

（3）夜间阵发性呼吸困难：心力衰竭的患者夜间入睡后突感气闷而被惊醒，在坐起咳嗽和喘息后逐渐缓解，称为夜间阵发性呼吸困难。为左侧心力衰竭的典型表现。其机制：①平卧时下半身静脉回流增多，组织水肿液吸收入循环也增多，加重肺淤血；②入睡后迷走神经兴奋性增高，使支气管收缩，气道阻力加大；③入睡后神经反射敏感性下降，只有肺淤血水肿严重到一定的程度时，才能刺激呼吸中枢，使患者感到呼吸困难而惊醒。如患者在咳嗽喘息的同时伴有哮鸣音，则称为心源性哮喘（cardiac asthma）。

3.其他器官功能变化

（1）肝功能变化：右侧心力衰竭时，上下腔静脉回流受阻，肝淤血，肝大，局部有压痛，颈静脉怒张，肝-颈静脉回流征阳性。长期严重的右侧心力衰竭，还可造成心源性肝硬化。

（2）胃肠功能改变：慢性心力衰竭时，由于胃肠道淤血、水肿，可出现消化功能障碍。患者表现为消化不良、食欲缺乏、恶心、呕吐、腹泻等。

（3）肾功能改变：心力衰竭时，肾因血流量减少或淤血，使肾小球的滤过率下降，钠、水潴留，常出现少尿、夜尿。

4.水、电解质和酸碱平衡紊乱　心力衰竭时，除钠、水潴留外，在进食少、忌盐和应用利尿药等情况下，常常发生低钠血症、低钾血症和代谢性酸中毒。

心脏的功能分级

根据患者临床表现分四级。

心功能一级：体力劳动不受限，为心功能的代偿期。

心功能二级：体力劳动轻度受限，在从事原有的日常生活和工作时可引起症状。

心功能三级：体力劳动明显受限，稍微活动即可引起症状。

心功能四级：患者不能从事任何体力劳动，即使休息也可出现症状。

链接

五、心力衰竭的防治护原则

1.积极治疗原发病，消除病因及诱因　积极治疗引起心力衰竭的原发性心血管疾病的同时，消除心力衰竭的诱因（感染、发热、情绪激动等），可以起到减轻症状、缓解心力衰竭恶化进展的作用。

2.选用有效药物改善心脏的收缩功能　对于因心肌收缩功能减退所致的心力衰竭，可选用正肌力药物如洋地黄制剂、多巴胺类等提高心肌的收缩性，增加心排血量。

3.减轻心脏前后负荷、提高心排血量　选择合适的动脉血管扩张药如肼苯达嗪、卡托普利，钙拮抗药等降低心脏的后负荷，减少心肌耗氧量，增加心排血量。使用静脉扩张药，可以减少回心血量，减轻心脏前负荷。

4.降低血容量、控制水肿　适当地限制盐的摄入量，并选用合适的利尿药排除多余的水、钠，降低血容量。

5.改善心肌供氧及能量代谢　对于严重的心力衰竭，可以给予氧气吸入，还可以给予能量合剂、葡萄糖及氯化钾等以改善心肌的能量代谢，增加心排血量。

6.心脏移植　对于严重的、药物治疗不能控制的心力衰竭，可选用心脏移植。

（齐贵胜）

目 标 检 测

1.名词解释　心力衰竭、前负荷、后负荷、紧张源性扩张、心源性哮喘、向心性肥大、离心性肥大、端坐呼吸、劳力性呼吸困难

2.简述心力衰竭的发生机制。

3.简述心力衰竭时机体的代偿方式。

4.简述心力衰竭时呼吸功能的变化。

5.病例讨论

（1）患者女性，47岁，患风湿性心脏病二尖瓣狭窄6年余，近日感冒后出现乏力，稍活动就心悸、憋气，伴食欲缺乏、肝区胀痛，双下肢轻度水肿，双肺底湿啰音，心律128次/分。临床诊断：心力衰竭。

问题讨论：患者心力衰竭的类型是哪种？临床表现的发生机制是什么？

（2）患者女性，32岁，患风湿性心脏病二尖瓣狭窄合并关闭不全，伴房颤5年余。近日因受凉后发热38℃，咳嗽、黄痰，给予抗生素静脉滴注。输液的过程中突感气促，并咳粉红色泡沫痰。

问题讨论：患者发生了什么病理变化？为什么会咳粉红色泡沫痰？

第18章 呼吸系统疾病

学习要求

掌握慢性阻塞性肺疾病、大叶性肺炎、小叶性肺炎的病理变化；理解慢性支气管炎、大叶性肺炎、小叶性肺炎、间质性肺炎的病因和发病机制、病理变化、病理临床联系、结局及并发症；了解肺气肿的病因和发病机制、病理临床联系、合并症，硅肺的病因和发病机制、病理变化等。

呼吸系统由鼻、咽、喉、气管、支气管和肺组成。呼吸系统的主要功能是吸入氧气，呼出血液中的二氧化碳。呼吸系统具有很强的自净和防御功能。当机体免疫力降低时，环境中的有害物质（粉尘、有害气体、病原微生物等）可进入呼吸系统，引起疾病。

第1节 慢性阻塞性肺疾病

慢性阻塞性肺疾病（chronic obstructive pulmonary diseases，COPD）是一组以肺实质和小气道受损，导致慢性气道阻塞、呼吸阻力增加和肺功能不全为共同特点的慢性气道阻塞性疾病的统称。包括慢性支气管炎、肺气肿、支气管哮喘和支气管扩张症等疾病。

一、慢性支气管炎

慢性支气管炎（chronic bronchitis）是指气管、支气管黏膜及其周围组织的慢性非特异性炎症。本病是一种常见病、多发病，多见于老年人，冬、春季易发病。病情进展可并发肺气肿和慢性肺源性心脏病。其主要的临床特征为反复发作的咳嗽、咳痰或伴有喘息症状。上述症状每年至少持续3个月，连续发作两年以上即可诊断为慢性支气管炎。

（一）病因及发病机制

慢性支气管炎是多种因素长期综合作用的结果，包括以下几种。

1.感染因素　呼吸道病毒和细菌的反复感染是引起本病发生、发展的重要因素，如鼻病毒、腺病毒等。病毒感染不仅损伤呼吸道黏膜上皮，还使其防御功能降低，易合并细菌感染。致病菌主要有流感嗜血杆菌、肺炎球菌、奈瑟球菌和甲型链球菌等。

2.理化因素　吸烟、空气污染、长期接触工业粉尘及寒冷潮湿的空气与本病的发生有密切关系。特别是吸烟，可损伤呼吸道黏膜的纤毛自身净化功能，降低肺泡巨噬细胞的吞噬能力，引起黏膜下腺体肥大、增生及小气道的炎症。

3.过敏因素　患者对某些物质（粉尘、烟草及某些药物等）过敏，特别是喘息型慢性支气管炎患者往往有过敏史。

4.其他因素　患者自身的免疫力降低、呼吸系统防御功能损伤及神经内分泌功能失调是本病发生的内在因素。

（二）病理变化

早期，常累及较大的支气管，随病情进展逐渐累及较小的支气管和细支气管（图18-1）。主要病变如下。

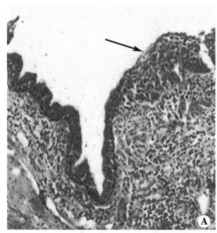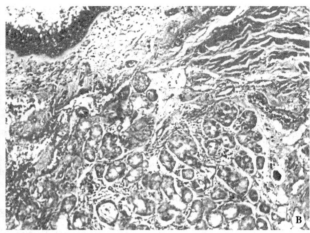

图18-1　慢性支气管炎（镜下观）

A.支气管上皮发生鳞状上皮化生（↑）；B.黏膜下腺体增生、肥大，浆液腺上皮发生黏液腺化生，杯状细胞增多

1.支气管黏膜上皮的损伤与修复　首先受损的纤毛粘连、倒伏，甚至脱失，上皮细胞变性、坏死。黏膜上皮进行再生修复时，杯状细胞增多，并可发生鳞状上皮化生。

2.腺体增生、肥大、黏液化　黏膜下腺体增生、肥大，浆液腺上皮发生黏液腺化生。因此，黏液分泌亢进，支气管腔内形成黏液栓，导致气道的完全或不完全阻塞。后期腺体萎缩、消失，气道内黏液减少。

3.支气管壁变化　支气管壁充血，较多淋巴细胞、浆细胞浸润，管壁平滑肌束断裂、萎缩。喘息型患者平滑肌可增生、肥大，软骨可发生变性、萎缩、钙化或骨化。

慢性支气管炎反复发作，病变逐渐加重，可引起细支气管周围炎，甚至闭塞性细支气管炎，进而引起阻塞性肺气肿。

（三）临床病理联系

主要临床表现为咳嗽、咳痰，是由于支气管黏膜受炎症刺激、腺体分泌亢进引起的。痰液多呈白色黏液泡沫状，黏稠，不易咳出。急性发作伴有感染时，痰液可变为黏液脓性痰。由于细支气管痉挛（或支气管狭窄）及黏液、渗出物阻塞可引起喘息。体格检查时，两肺可闻及哮鸣音，呼吸急促，患者不能平卧。慢性支气管炎后期，因支气管黏液腺分泌减少，气道狭窄等使痰液不能排出，患者可出现少痰或无痰。

（四）结局及并发症

1.愈复　病变轻者，如能积极预防感冒并及时控制感染，保持气道畅通，注意锻炼身体，增强呼吸道防御功能和抗菌能力，能促进局部病变组织的恢复和愈复。

2.并发症

（1）慢性阻塞性肺气肿：反复发作，引起支气管、细支气管和细支气管周围炎，使管壁增厚，造成阻塞性通气障碍。吸气时细支气管扩张，空气进入肺泡；呼气时气管狭窄，空气不易排出，末梢肺组织过度充气，形成慢性阻塞性肺气肿。

（2）慢性肺源性心脏病：慢性支气管炎合并慢性阻塞性肺气肿时，肺泡扩张，肺泡壁变薄、断裂，肺大疱形成，肺泡壁毛细血管数目和肺泡充气面积减少，加之通气障碍、肺组织缺氧，引起肺小动脉痉挛，肺循环阻力增加，肺动脉压力增高，导致右心室肥大，出现肺源性心脏病，严重者发生右侧心力衰竭。

（3）支气管扩张症：长期慢性炎症刺激，支气管壁平滑肌和弹力纤维破坏。当吸气时气管被动性扩张；呼气时，因管壁弹性降低，不能充分回缩，日久形成局限或广泛的持久扩张状态，即支气管扩张症。

（4）支气管肺炎：炎症沿气道蔓延至细支气管和肺泡，引起支气管肺炎。

二、肺　气　肿

肺气肿（pulmonary emphysema）是指末梢肺组织（包括呼吸性细支气管、肺泡管、肺泡囊和肺泡）因含气量过多伴肺泡间隔破坏，肺组织弹性减弱，导致肺体积膨大、功能降低的一种疾病状态，是支气管和肺部疾病最常见的并发症。

（一）病因及发病机制

肺气肿多继发于慢性支气管炎及其他肺阻塞性疾病。其他如吸烟、空气污染、各种有害气体和粉尘的吸入以及先天性 α_1-抗胰蛋白酶缺乏也是重要的原因。肺气肿主要与下列因素有关。

1. 阻塞性通气障碍　慢性支气管炎时，由于细支气管管壁炎性肿胀、增厚、变硬，管腔内有炎性渗出物及黏液形成的黏液栓，使气道发生不完全阻塞，并产生"活瓣"作用。吸气时，细支气管扩张，空气进入肺泡；呼气时，因细支气管腔内黏液栓阻塞，管腔缩小，肺泡间孔关闭，空气不能充分排出，导致末梢肺组织过度充气、膨胀，肺泡壁破裂，形成肺气肿。因通气障碍而引起的肺气肿又称为阻塞性肺气肿。

2. 细支气管壁和肺泡壁的结构损伤　细支气管壁的弹性纤维放射状地分布于周围的肺泡上，对维持细支气管的形态和管径大小起着重要的支撑作用。当弹性纤维损伤时，一方面细支气管因失去支撑而使管壁塌陷，引起阻塞性通气障碍；另一方面使末梢肺组织在呼气时回缩力下降。两者均导致末梢肺组织含气量增多，逐渐形成肺气肿。

3. α_1-抗胰蛋白酶缺乏　α_1-抗胰蛋白酶（α_1-AT）对包括弹性蛋白酶在内的多种蛋白水解酶有抑制作用。炎症时，白细胞的产物使 α_1-AT 失活，导致弹性蛋白酶的分泌增多，活性增强，加剧了细支气管和肺泡壁弹力蛋白、Ⅳ型胶原等的降解，破坏了肺组织的结构，使肺泡回缩力减弱。肺泡壁破坏、融合而发生肺气肿。

（二）类型

根据病变部位、范围和性质的不同，将肺气肿分为以下几种类型。

1. 肺泡性肺气肿　病变发生在肺腺泡内，因常合并小气道的阻塞性通气障碍，故也称阻塞性肺气肿。根据其发生部位和范围，又将其分为以下几种类型（图18-2）。①肺泡中央型肺气肿：位于肺腺泡中央的呼吸性细支气管呈囊状扩张，而肺泡管和肺泡囊扩张不明显。②肺泡周围型肺气肿：也称隔旁肺气肿，呼吸性细支气管基本正常，而位于其周围的肺泡管和肺泡囊扩张。③全腺泡型肺气肿：呼吸性细支气管、肺泡管、肺泡囊

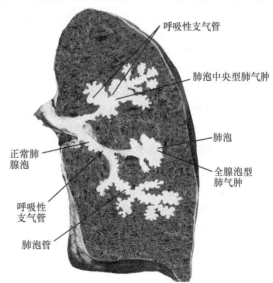

图 18-2　肺气肿病变图解

和肺泡都扩张，含气小囊腔布满肺腺泡。肺泡间隔破坏严重时，气肿囊腔融合形成直径超过 1cm 的较大囊泡，则称囊泡性肺气肿。

2. 间质性肺气肿　肋骨骨折、胸壁穿透伤或剧烈咳嗽引起肺内压急剧增高等均可导致细支气管或肺泡间隔破裂，使空气进入肺间质形成间质性肺气肿。气体可出现在肺膜下、肺小叶间隔甚至扩散至肺门、纵隔形成串珠状气泡或在胸部和颈部皮下形成皮下气肿。

3. 其他类型肺气肿　①瘢痕旁肺气肿：是指出现在肺组织瘢痕灶周围，由肺泡破裂融合形成的局限性肺气肿。②代偿性肺气肿：是指肺萎缩及肺叶切除后残余肺组织或肺炎性实变病灶周围肺组织的肺泡代偿性过度充气，通常不伴气道和肺泡壁的破坏或仅有少量肺泡壁破裂。③老年性肺气肿：是老年人的肺组织弹性回缩力减弱使肺残气量增多而引起的肺膨胀。

（三）病理变化

肉眼观，肺体积显著膨大，色灰白，边缘钝圆，柔软而缺乏弹性，指压后压痕不易消退，触之有捻发音。切面因肺气肿的类型不同而有所不同。镜下观，肺泡扩张，肺泡间隔变窄并断裂，相邻肺泡融合成较大的囊腔。肺泡间隔内毛细血管床数量减少，间质内小动脉内膜纤维性增厚。小支气管和细支气管可见慢性炎症改变（图 18-3）。

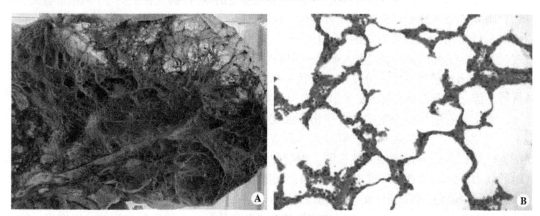

图 18-3　阻塞性肺气肿
A. 肉眼观，末梢肺组织扩张，肺泡壁破坏，仅残留肺泡壁小血管悬梁；B. 镜下观，肺泡腔扩张，肺泡孔扩大

（四）临床病理联系

病程进展缓慢，除咳嗽、咳痰等慢性支气管炎症症状外，轻度和早期慢性肺气肿常无明显症状。随着肺气肿程度加重，可出现气促、呼吸困难及胸闷。当合并呼吸道感染时，症状加重，并可出现缺氧、酸中毒等症状。重度肺气肿患者，由于肺内残气量明显增多，肺容积增大，使患者胸廓前后径加大，肋间隙增宽，横膈下降，形成肺气肿患者的特有体征"桶状胸"。X 线胸片检查可见肺透明度增加，横膈下降。肺膜下肺泡若发生破裂，则可引起自发性气胸。肺泡间隔毛细血管床减少及其受压后引起循环阻力增加，导致慢性肺源性心脏病。

（五）合并症

肺源性心脏病及右心衰竭，自发性气胸是由于肺表面的肺大疱破裂后空气进入胸腔所致，呼吸衰竭，严重的肺气肿，加之呼吸道感染，肺泡出现严重的通气不足，通气／血流比例下降，最终引起呼吸衰竭。

三、支气管哮喘

支气管哮喘（bronchial asthma）是一种发作性的、以细支气管广泛性痉挛为特征，伴有呼气性呼吸困难和肺部哮鸣音的过敏性疾病。多见于儿童和青年，好发于秋、冬季节。

（一）病因及发病机制

常见病因是由吸入花粉、居尘、螨尘、动物皮毛、皮屑、真菌胞子、化学粉尘及摄入鱼、虾及某些药物等引起。患者往往有过敏性家族史和个人过敏史，说明遗传因素起一定作用。外界抗原刺激后，机体产生特异性 IgE 抗体增加，它可渗透到黏膜中并附着于肥大细胞表面，当再次接触同种抗原后，肥大细胞脱颗粒，释放出组胺、缓激肽和某些前列腺素等生物活性物质，导致支气管平滑肌痉挛、支气管黏膜充血水肿、腺体分泌增加，细支气管阻塞而引起哮喘发作。

（二）病理变化

哮喘发作时，支气管和血管平滑肌收缩、黏膜水肿、腺体分泌增多，支气管变窄，其腔内有黏液栓阻塞，长期发作后肺含气量增加。镜下观，支气管黏膜上皮杯状细胞增加，腺体肥大增生，管壁平滑肌肥大，嗜酸性粒细胞浸润，黏膜基底膜增厚并伴玻璃样变性及纤毛上皮细胞损伤脱落。

（三）病理临床联系

呼吸困难主要是由于支气管平滑肌痉挛和黏膜肿胀、黏液阻塞管腔，使管腔随呼气自然收缩而变得更小，以致出现呼气性呼吸困难。长期反复发作可导致肺气肿、胸廓变形，有时可并发气胸。持续性哮喘状态时，由于通气障碍，氧吸入减少而并发严重缺氧。严重时，可出现二氧化碳潴留而致呼吸性酸中毒。对支气管哮喘患者应积极寻找、去除变应原，防止受凉，及时处理呼吸道感染病灶等，是促使支气管哮喘患者痊愈的有效方法。

四、支气管扩张症

支气管扩张症（bronchiectasis）是支气管或小支气管持久性、不可复性扩张并伴有长期反复感染的肺部慢性疾病。病变特点是支气管的慢性化脓性炎。临床上主要表现为长期咳嗽、大量脓痰、反复咯血等。患者多系成年男性，但大多起于儿童时期的支气管炎。

（一）病因及发病机制

感染及支气管阻塞是支气管扩张症发病的主要因素。①感染：如慢性支气管炎及麻疹、百日咳等所引起的支气管肺炎，可使支气管壁的平滑肌和弹力纤维，甚至软骨遭到破坏，故管壁弹性减弱，经受不住吸气时胸腔负压对支气管向外牵拉的作用而易于扩张，呼气时又不能充分地弹性回缩。如再有周围肺组织牵张力的增强，即可发生支气管扩张。②支气管不完全阻塞：支气管腔内肿瘤、异物阻塞或管外肿物压迫，可使支气管发生不完全阻塞或形成活瓣，在吸气时，因受胸腔负压影响致管腔扩张，使气体吸入容易，而呼气时管腔缩小，气体呼出困难，因而在阻塞处以下的支气管内压力增大，促使支气管扩张。同时，支气管腔引流不畅，分泌物潴留，容易并发感染，加重管壁的损伤，形成恶性循环。

（二）病理变化

肉眼观，病变多见于左下叶，支气管可呈圆柱状、囊状扩张或同时并存，扩张的支气管可直抵胸膜下，在晚期，支气管壁由于纤维组织增生而变厚。镜下观，支气管上皮或保存或已被破坏，有的黏膜坏死脱落形成溃疡，支气管壁及其周围组织呈慢性炎变化。病变严重时，支气管壁平滑肌、弹力纤维和软骨萎缩、断裂，管壁及其周围肺组织可发生纤维化（图 18-4）。

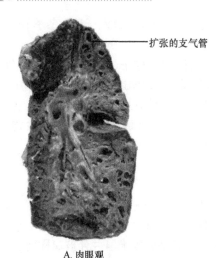

A. 肉眼观   B. 镜下观

扩张的支气管

扩张的小细支气管

扩张的毛细血管

图 18-4 支气管扩张

（三）临床病理联系

临床表现为咳嗽、咳痰，主要是由于慢性炎的刺激，腺体分泌亢进和继发感染所致。体位变动时，尤其是清晨起床可咳出大量脓性痰，常因腐败而有恶臭味。痰液静置后可分三层（泡沫、浆液、脓液及细胞碎屑）。痰中带血或有时大量咯血与咳嗽及血管壁遭受炎症破坏有关。

（四）结局及并发症

感染累及肺泡组织可并发肺炎、肺脓肿、脓胸等。肺组织破坏较严重时，可并发肺气肿，晚期可出现肺源性心脏病。

第2节 肺 炎

肺炎（pneumonia）是发生于肺的急性渗出性炎，是呼吸系统的常见病，它可以是原发性独立性疾病，也可继发于其他疾病。根据病因，可将肺炎分为感染性肺炎（细菌性、病毒性、支原体性、真菌性和寄生虫性肺炎）、理化性肺炎（放射性、吸入性和类脂性肺炎）及变态反应性肺炎（过敏性、风湿性肺炎）。根据炎症发生的部位、累及的范围，可将肺炎分为大叶性肺炎、小叶性肺炎、间质性肺炎（图 18-5）等不同类型。按病变性质，可将肺炎分为浆液性、纤维素性、化脓性、出血性及肉芽肿性肺炎等不同类型。

一、细菌性肺炎

（一）大叶性肺炎

大叶性肺炎（lobar pneumonia）是主要由肺炎球菌引起的以肺泡内弥漫性纤维蛋白渗出为主的急性炎。病变可累及一个肺段，甚至整个肺叶。临床上起病急骤，有发热、咳嗽、胸痛、咳铁锈

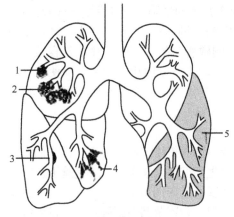

图 18-5 各型肺炎（图解）

1. 小叶性肺炎；2. 融合性小叶性肺炎；3、4. 间质性肺炎；5. 大叶性肺炎

色痰、呼吸困难、发绀、肺实变征及外周血白细胞增高等表现，病程约为 1 周。本病多见于青壮年，男性较多，常发生于冬、春季，多为散发。

1.病因及发病机制　90% 以上是由肺炎球菌引起，也可由溶血性链球菌、肺炎杆菌、金黄色葡萄球菌引起。肺炎球菌可以寄生于正常人的鼻、咽部。在健康状态下，呼吸道有自净和防御功能，少量细菌进入末梢支气管和肺泡，可很快被肺内的巨噬细胞所吞噬，一般不会发病。因病毒感染、劳累、受寒、麻醉、酒精中毒等导致机体免疫力降低，细菌侵入肺泡并迅速生长繁殖，通过肺泡间孔或呼吸性细支气管向邻近肺组织蔓延，形成一个肺段或整个肺叶的病变。细菌还可随渗出液经肺内支气管播散，引起数个肺叶的病变。

2.病理变化及临床病理联系　病变特点是肺泡内的纤维素性炎，以下肺多见，一般发生在单侧肺，以左肺下叶居多，其次右肺下叶，也可同时发生于两个以上肺叶。按病变发展过程可分为四期（表 18-1）。

表 18-1　大叶性肺炎病理变化及其临床联系

分期	充血水肿期	红色肝样变期	灰色肝样变期	消散期
发生时间	发病后 1～2 天	发病后 3～4 天	发病后 5～6 天	发病后 7 天
肉眼观察	病变肺叶肿胀、重量增加，呈暗红色	病变肺叶肿大，暗红色，质实如肝，切面灰红颗粒状	同红色肝样变期，但色泽由暗红色转为灰白色	病变肺叶质地变软，色转为灰红色
镜下观察	肺泡壁充血水肿，肺泡腔内浆液渗出	肺泡壁毛细血管扩张，腔内有大量红细胞和纤维素渗出	肺泡壁毛细血管受压，腔内充满纤维素及中性粒细胞	中性粒细胞变性坏死，纤维素被溶解吸收
临床症状	高热、寒战，白细胞增多	稽留热，呼吸困难，咳铁锈色痰，发绀	同红色肝样变期，但发绀减轻，痰呈黏液脓性	体温下降，症状减轻消退，但咳痰增多
X 线检查	呈片状分布模糊的阴影	呈大片致密阴影	大片致密阴影	出现不均匀片状阴影

（1）充血水肿期：发病第 1～2 日的变化。肉眼观，病变肺叶肿大，重量增加，呈暗红色，切面能挤出较多泡沫状液体。镜下观，肺泡壁毛细血管扩张、充血，肺泡腔内有较多浆液渗出，混有少量红细胞、中性粒细胞和巨噬细胞，渗出物中可检出肺炎球菌。此期患者因毒血症，表现为寒战、高热、咳嗽等症状，实验室检查外周血白细胞增高，听诊可闻及湿啰音，X 线胸片检查可见片状模糊阴影。

（2）红色肝样变期：发病后第 3～4 日的变化。肉眼观，病变肺叶肿大，呈暗红色，重量增加，质地变实如肝，病变处胸膜上有渗出物覆盖。镜下观，肺泡壁毛细血管显著扩张、充血，肺泡腔内充满大量红细胞、纤维素、少量的中性粒细胞和巨噬细胞。纤维素连接成网，穿过肺泡间孔与相邻肺泡中的纤维素网相连。这有利于吞噬细胞吞噬病原菌，并限制细菌的扩散。渗出物中仍能检出肺炎球菌。临床上，由于肺泡腔内大量的红细胞被巨噬细胞吞噬，崩解后释放出含铁血黄素，随痰液排出，故患者常咳铁锈色痰。由于炎症波及胸膜，引起纤维素性胸膜炎，患者常感胸痛，并随呼吸、咳嗽加重。当病变范围广泛时，因肺泡换气或通气功能下降，患者可出现呼吸困难和发绀。X 线胸片检查可见大片致密阴影。实变肺叶叩诊呈浊音；触诊语音震颤增强，胸廓呼吸动度不对称（患侧减弱）；听诊肺泡呼吸音减弱或消失，可闻及支气管呼吸音。

（3）灰色肝样变期：发病后第 5～6 日进入此期。肉眼观，病变肺叶肿大，呈灰白色，实变如肝。镜下观，肺泡腔内纤维素渗出增多，纤维素网中有大量中性粒细胞，红细胞几乎消失；肺泡壁毛细血管受压关闭，充血消退；纤维素通过肺泡间孔互相连接更为明显（图 18-6）。渗出物中不易检出病原菌。患者咳出的痰液逐渐由铁锈色变成黏液脓性痰。叩诊、听诊及 X 线胸片检查的表现与红色肝样变期相同。

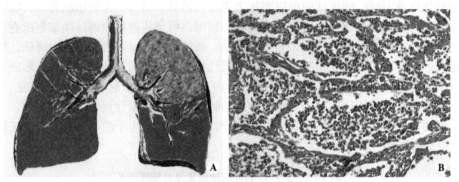

图 18-6　大叶性肺炎灰色肝样变期
A.肉眼观；B.镜下观，肺泡内大量纤维素和中性粒细胞

（4）溶解消散期：发病后第 7 日进入此期。肉眼观，病变肺叶质地变软，渐呈黄色，切面实变病灶消失，胸膜渗出物被吸收。镜下观，肺泡腔内中性粒细胞变性、坏死，释放出大量蛋白溶解酶，使渗出的纤维素溶解。溶解物一部分由气道咳出，另一部分经淋巴管吸收或被巨噬细胞吞噬，最后渗出物完全消除。临床上表现为体温降至正常，实变体征消失。由于渗出物溶解、液化，听诊时可闻及湿啰音。X 线胸片检查可见病变区阴影密度逐渐减弱，以至消失。

大叶性肺炎时，肺组织常无坏死，肺泡壁结构也未破坏。痊愈后，肺组织可完全恢复其正常结构和功能，病程需 1～3 周。现在由于治疗及时，抗生素的广泛应用，大叶性肺炎病程缩短，上述四期病变可不典型，病变往往呈现为节段性肺炎。

3.并发症

（1）肺肉质变：由于病灶内中性粒细胞渗出过少，释放的蛋白溶解酶不足，肺泡腔内的纤维素渗出物不能及时被溶解和消除而发生机化，病变部位肺组织变成褐色肉样纤维组织，称为肺肉质变。

（2）肺脓肿及脓胸或脓气胸：多见于由金黄色葡萄球菌引起的肺炎。肺组织发生坏死、液化，形成脓肿，如扩散至胸膜则引起纤维素性化脓性胸膜炎，甚至脓液流入胸腔可形成脓胸或脓气胸。

（3）败血症或脓毒血症：见于严重感染时，由细菌侵入血流，并大量繁殖所致。

（4）中毒性休克：常见于重症大叶性肺炎的早期。严重的毒血症可引起中毒症状和微循环衰竭，肺部病变可不典型，如不及时抢救，可引起患者死亡。

（二）小叶性肺炎

小叶性肺炎（lobular pneumonia）是由化脓性细菌感染引起的以细支气管为中心的急性化脓性炎，又称支气管肺炎。病变起始于细支气管，并向周围或末梢肺组织发展，形成以肺小叶为单位的肺组织炎症。临床上有发热、咳嗽、咳痰、呼吸困难等症状。肺部听诊时可闻及干、湿啰音。多见于小儿、年老体弱者。

1.病因及发病机制　常见的致病菌有葡萄球菌、肺炎球菌、流感嗜血杆菌、肺炎杆菌、链球菌、铜绿假单胞菌及大肠埃希菌等，往往是由几种细菌混合感染引起。这些病原菌通常是口腔或上呼吸道内的常驻寄生菌，在某些诱因作用下，如患传染病（麻疹、百日咳、流行性感冒等）、营养不良、昏迷、麻醉、手术后等，使机体免疫力降低，呼吸系统的防御功能受损，这些常驻菌就可能侵入细支气管及末梢肺组织生长、繁殖，引起小叶性肺炎。因此，小叶性肺炎常是某些疾病的并发症。

长期卧床患者或慢性心力衰竭患者，两肺下叶及背部往往出现淤血、水肿，病原菌易生长、繁殖，引起坠积性肺炎。此外，昏迷、麻醉患者，因吞咽、咳嗽反射减弱或消失，分泌物蓄积于肺，有利于病原菌繁殖，也可引起坠积性肺炎。异物吸入可引起吸入性肺炎，如新生儿羊水吸入性肺炎。

2. 病理变化　病变特征是以细支气管为中心的化脓性炎。病变散在分布于两肺各叶，以双肺下叶及背部多见。肉眼观，两肺表面及切面可见散在的灰黄色的实变病灶，以下叶多见。病灶大小不一，直径多为 0.5 ～ 1.0cm（相当于肺小叶范围），形状不规则，病灶中央可见病变细支气管断面。严重者病灶互相融合，形成融合性小叶性肺炎。一般不累及胸膜。镜下观，病灶内细支气管黏膜充血、水肿，黏膜表面附着黏液性渗出物。随着病变进展，细支气管管腔内及周围肺泡腔内充满中性粒细胞、少量红细胞和脱落的肺泡上皮细胞，渗出物呈脓性，纤维素一般较少。病灶周围肺组织充血，可有浆液渗出，或伴不同程度的代偿性肺气肿（图 18-7）。严重时病灶互相融合成融合性肺炎。由于各个病灶的发展阶段和病变严重程度不同，各个病灶内的渗出物性状也不相同，有的呈脓性，有的呈浆液性或浆液脓性，部分病灶可能仅仅停留在细支气管周围炎的阶段。

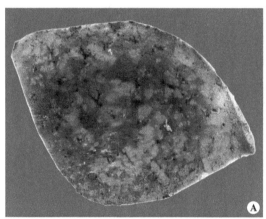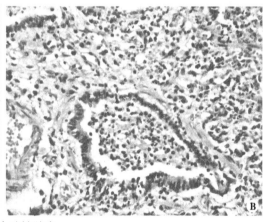

图 18-7　小叶性肺炎

A. 肉眼观，病变呈灶状分布，大小不一，形态不规则，部分融合，中央可见病变细支气管横断面；B. 镜下观，中央为病变细支气管，管腔内及其周围肺组织内可见以中性粒细胞为主的炎性渗出物

3. 临床病理联系　由于炎性渗出物对支气管黏膜的刺激，患者可有咳嗽、咳黏液脓痰或脓痰。因病灶一般较小，而且散在分布，故除融合性肺炎外，肺实变体征一般不明显。听诊可闻及湿啰音。X 线胸片检查可见肺内散在的灶性阴影。病情较重的患者可出现发热、咳嗽、呼吸困难、发绀等临床表现，实验室检查外周血白细胞数升高。

4. 结局及并发症　小叶性肺炎经及时治疗，多数可以治愈。但婴幼儿、老年人和久病体弱者可出现并发症，预后较差。①呼吸衰竭：炎症渗出可导致通气与换气功能障碍，出现明显的缺氧和二氧化碳潴留，进而发生呼吸衰竭。②心力衰竭：肺部病变广泛，使肺循环阻力增加，加上缺氧和中毒，使心肌细胞变性、坏死，右心负荷加重而引起右侧心力衰竭。③肺脓肿和脓胸：多见于金黄色葡萄球菌引起的小叶性肺炎。④支气管扩张：支气管破坏严重且病程较长者可导致支气管扩张。

二、病毒性肺炎

病毒性肺炎（viral pneumonia）多因上呼吸道病毒感染向下蔓延所致。引起肺炎的病毒种类较多，常见的是流感病毒，其次是腺病毒、合胞病毒、麻疹病毒、巨细胞病毒、冠状病毒等。流感病毒性肺炎多见于成人，其余病毒性肺炎多见于儿童。

1.病理变化　为间质性肺炎。肉眼观，肺组织充血、水肿，体积轻度增大。镜下观，早期病变较轻，表现为肺泡间隔明显增宽（图18-8），肺间质内血管充血、水肿，并有淋巴细胞及单核细胞浸润。肺泡腔内一般无渗出物。病变较重者，肺泡腔内可出现浆液、少量纤维素、红细胞及巨噬细胞等组成的炎性渗出物。部分病例，肺泡腔内的浆液性渗出物可浓缩而形成一层红染的透明膜。细支气管及肺泡上皮可发生坏死和增生，在增生的支气管上皮细胞或肺泡上皮细胞的胞浆内或胞核内可见病毒包涵体（图18-9），包涵体呈球形，约红细胞大小，呈嗜酸性染色，其周围有一清晰的透明晕。找到病毒包涵体是病理诊断病毒性肺炎的重要依据。

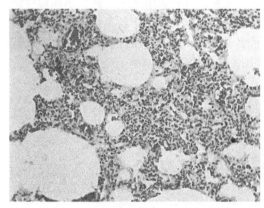

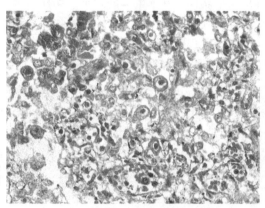

图18-8　病毒性肺炎（镜下观）
肺泡间质增宽，血管充血，淋巴细胞及单核细胞浸润

图18-9　病毒性肺炎（镜下观）
大量巨噬细胞浸润，可见病毒包涵体

若有混合感染或继发细菌感染，则可出现坏死性支气管炎或坏死性支气管肺炎。

2.临床病理联系　临床症状轻重不一，患者除发热或全身中毒症状外，可有剧烈咳嗽、气促、发绀等症状。严重病例，肺部可出现实变体征，甚至导致心力衰竭或中毒性脑病。

SARS（非典型性肺炎）

严重急性呼吸综合征（severe acute respiratory syndrome，SARS）是由世界卫生组织命名的以呼吸道传播为主的急性传染病，国内被称为"非典型性肺炎"，是由一种变异的冠状病毒所引起，传染性强，临床症状重，常引起严重急性呼吸综合征，可因呼吸衰竭死亡。双肺呈斑块状实变，严重者完全实变，切面出血。镜下观，以弥漫性肺泡损失为主，肺间质重度充血、出血、水肿，肺泡腔内充满大量脱落和增生的肺泡上皮细胞、渗出的单核细胞、淋巴细胞及浆细胞。部分上皮细胞内可见病毒包涵体，晚期可见肺透明膜形成及渗出物机化，肺小血管可见纤维素样坏死伴血栓形成。

链接

三、支原体肺炎

支原体肺炎（mycoplasmal pneumonia）是由肺炎支原体引起的一种间质性肺炎。支原体是一种介于细菌与病毒之间的微生物，通常为散发，偶尔流行，主要经飞沫传播。本病多发生于青少年，秋、冬季好发。

1.病理变化 肺炎支原体可引起整个呼吸道的炎症。肉眼观，肺部病变常累及一个肺叶，以下叶多见，病灶呈节段性分布，暗红色。镜下观，病变主要发生在肺间质，肺泡间隔增宽、充血、水肿，有大量淋巴细胞及单核细胞浸润，肺泡腔内无渗出物或仅有少量浆液及单核细胞渗出。小支气管、细支气管管壁及周围肺组织有淋巴细胞、单核细胞浸润。严重病例，肺泡上皮可发生坏死、脱落。伴细菌感染时，可见中性粒细胞浸润。

2.临床病理联系 患者起病较急，有乏力、头痛、发热等一般症状。突出的症状是支气管和细支气管的急性炎引起的顽固而剧烈的咳嗽，由于肺泡腔内渗出物很少，故为干咳。X线胸片检查可见肺部呈节段性分布的纹理增粗，并呈现网状或片状阴影。患者痰液、鼻腔分泌物能培养出肺炎支原体。支原体肺炎预后较好，病程为 1 ～ 2 周，可痊愈。

大叶性肺炎、小叶性肺炎和间质性肺炎鉴别要点见表 18-2。

表 18-2 三种肺炎比较

区别项目	大叶性肺炎	小叶性肺炎	间质性肺炎
病因	肺炎球菌	多为毒力较弱细菌和某些疾病的并发症	病毒、肺炎支原体
病变性质	主要为肺大叶的急性纤维素渗出性炎	主要为肺小叶急性化脓性炎	主要为肺间质淋巴、单核细胞浸润为主的渗出性炎
发病年龄	青壮年	幼儿、老人、久病体弱者	儿童、青年
肉眼观察	肺实变，累及一个肺段或大叶，暗红或灰白	病灶散在分布，双肺下叶背侧多见，灰黄色	病变常位于一侧肺，呈斑片状
镜下观察	肺泡腔内大量纤维素渗出	以细支气管为中心的肺组织大量中性粒细胞渗出	肺泡壁增宽、充血、水肿，淋巴细胞、单核细胞浸润
临床特点	突然寒战、高热、胸痛，咳铁锈色痰	发热、咳嗽、咳黏液脓性痰	发热、乏力、刺激性咳
结局及并发症	大多痊愈，少数并发肺肉质变、感染性休克	多数痊愈，少数并发心力衰竭、呼吸衰竭而死亡	支原体性预后好，病毒性预后差，可并发中毒性脑病

第 3 节 肺硅沉着病

肺硅沉着病（silicosis）是长期吸入大量含游离二氧化硅（SiO_2）的粉尘微粒，并沉着于肺部而引起的一种慢性职业病，简称矽肺。主要病变为矽结节形成和肺间质广泛纤维增生。

长期从事开矿、采石以及石英加工厂、玻璃厂、耐火材料厂、陶瓷厂等生产作业的工人易患本病。患者多在接触硅尘 10 ～ 15 年后发病，病程进展缓慢，即使在脱离硅尘作业后，肺部病变仍继续发展。晚期或重病例可引起呼吸衰竭，常并发肺源性心脏病、肺结核、肺气肿或自发性气胸。

一、病因及发病机制

游离的二氧化硅粉尘是矽肺的致病因子。机体与游离的二氧化硅粉尘接触后能否发病取决下列因素。

1.空气中硅尘微粒的浓度 空气中硅尘微粒的浓度越高，吸入越多，发病率越高。

2. 硅尘微粒大小　一般硅尘粒大于 5μm 者，绝大多数被上呼吸道黏膜所阻挡或由气道的黏液纤毛系统清除体外，小于 5μm 的硅尘可被直接吸入到肺内直达肺泡并被聚集于肺泡间隔或支气管周围的巨噬细胞吞噬，形成早期矽肺的细胞性结节。硅尘颗粒越小致病力越强，其中以 1～2μm 者致病性最强。

3. 呼吸道的防御功能　健康人的呼吸道黏膜可阻挡和排除硅尘微粒而减少发病。对进入肺泡内硅尘微粒的清除途径有以下几种：①由肺泡巨噬细胞吞噬，运至呼吸性细支气管，再通过纤毛 - 黏液排送系统排出体外；②穿过肺泡上皮细胞，进入肺间质淋巴管，运至肺门淋巴结。所以，纤毛 - 黏液排送系统、肺泡巨噬细胞及间质淋巴系统构成了肺的重要防御机构，只有在长期吸入硅尘使肺清除功能超负荷时，才逐渐形成矽肺。此外，在感染、中毒、慢性支气管炎、肺气肿等情况下，降低了肺的清除功能，也有利于硅尘在肺内的蓄积。

二、病 理 变 化

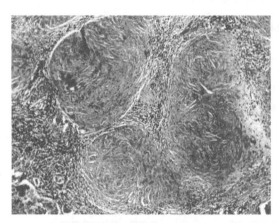

图 18-10　结节性硅肺（镜下观）
3 个硅结节互相融合，肺间质纤维化

矽肺的基本病变是矽结节（silicotic nodule）形成和弥漫性肺纤维组织增生。矽结节是矽肺的特征性病变。硅结节呈圆形或椭圆形，境界清楚，直径 2～5 mm，灰白色，质硬，触之有砂粒感。矽结节形成分三个阶段。①细胞性结节：由吞噬硅尘微粒的巨噬细胞聚集而成；②纤维性结节：由成纤维细胞、纤维细胞和胶原纤维构成；③玻璃样结节：由纤维性结节发生玻璃样变性而成（图 18-10）。玻璃样变性从结节中央开始，逐渐向四周发展。镜下观，典型的矽结节呈同心圆样，胶原纤维呈漩涡状排列。结节中心可见内膜增厚的血管。

肺内还有不同程度的弥漫性间质纤维化。晚期矽结节与纤维化的肺组织融合成团块状，团块的中央由于缺血、缺氧而发生坏死，形成矽肺性空洞，胸膜由于纤维组织弥漫性增生而广泛增厚。

三、分期及病变特征

根据肺内矽结节的数量、直径大小、分布范围和和肺纤维化的程度，将矽肺分三期。

Ⅰ期矽肺：矽结节主要局限在肺门淋巴结内，肺组织中矽结节数量较少，直径为 1～3mm，主要分布在两肺中、下叶近肺门处。X 线胸片检查可见肺门阴影增大，密度增大，肺内可见少量的矽结节阴影，胸膜可有矽结节形成。肺的重量、体积和硬度无明显改变。

Ⅱ期矽肺：矽结节数量增多，弥散于全肺，仍以中、下肺叶靠近肺门附近比较集中，病变范围不超过全肺 1/3。X 线胸片检查可见肺门阴影增大、致密，肺内的矽结节阴影密集。肺的重量增加、体积增大、硬度增强。

Ⅲ期矽肺：矽结节密集融合成团块。X 线胸片检查可见在肺内有直径超过 2cm 的巨大结节阴影，胸膜增厚，肺门淋巴结肿大，密度增加，出现蛋壳样钙化，病变范围往往超过全肺的 2/3，肺纤维化明显，可有矽肺性空洞形成。肺的重量明显增加和硬度明显增强。新鲜肺标本可竖立不倒（图 18-11），入水下沉。切开时阻力甚大，并有砂粒感。

四、并　发　症

1. 肺结核　矽肺易合并结核病，称为矽肺结核病。晚期，重症矽肺肺结核的合并率较高，其机制可能是由于肺间质弥漫性纤维化，导致血管闭塞、肺组织缺血，以及游离二氧化硅对肺巨噬细胞的毒性作用，降低了肺组织对结核杆菌的防御能力。

2. 慢性肺源性心脏病　60%～75% 的矽肺患者并发肺源性心脏病。由于肺间质弥漫性纤维化，导致毛细血管床减少。矽结节内闭塞性血管内膜炎以及呼吸功能障碍造成的缺氧，可引起肺小动脉痉挛，导致肺循环阻力增加，最终可致肺动脉高压和右心室肥大、扩张。严重者右侧心力衰竭。

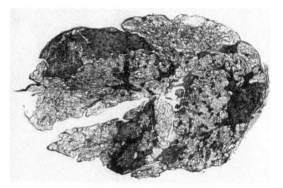

图 18-11　Ⅲ期矽肺（镜下观）
结节型，右肺大切片，各叶均见多个大块纤维化及全小叶肺气肿

3. 肺气肿和自发性气胸　晚期矽肺患者常并发不同程度的阻塞性肺气肿和肺大疱，肺大疱破裂可引起自发性气胸。

4. 肺感染　因为矽肺患者抵抗力低，加之慢性阻塞性肺病，小气道引流不畅，易于继发细菌或病毒感染而致死。

第 4 节　慢性肺源性心脏病

慢性肺源性心脏病（chronicr corpulmonale）是指由慢性肺部疾病、胸廓畸形或肺血管病变引起肺循环阻力增加，肺动脉高压以致右心室肥大与扩张的一类心脏病，简称肺心病。是我国较常见的心脏疾病之一。

一、病因及发病机制

最常见的是慢性支气管炎并发慢性阻塞性肺气肿（90% 以上）。①肺阻塞性疾病、矽肺、慢性纤维空洞型肺结核等，导致肺血管床破坏，使肺动脉血流受阻，引起肺动脉高压；动脉血氧分压下降和二氧化碳分压升高，引起肺小动脉反射性痉挛，使肺循环阻力增大，加重肺动脉高压；肺泡壁毛细血管受压、管腔狭窄、闭塞，甚至消失。因而肺泡壁毛细血管数量减少，肺循环阻力增大，肺动脉压升高，导致右侧心力衰竭。②胸膜纤维化、胸廓和脊柱畸形及胸廓成形术后等。这些疾病不仅能导致肺的伸展或胸廓运动受限而引起限制性通气障碍，同时又使支气管和肺血管发生扭曲，导致肺循环阻力增加，引起肺动脉高压。③肺小动脉硬化，致使肺循环阻力增加，导致肺动脉高压。

二、病　理　变　化

慢性肺心病是各种原发性肺疾病的晚期病变，如弥漫性肺纤维化、慢性阻塞性肺气肿等。肺动脉高压后，肺动脉主支管腔扩张，管壁弹力纤维和肌纤维增粗，使管壁增厚，晚期管壁因纤维化而变硬。肺小动脉中膜平滑肌增生、肥大，内膜纤维组织增生，致使管壁增厚，管腔狭窄。心脏主要病变是右心室心肌肥大，心室壁增厚，心尖部钝圆，主要由右心室所构成。肺动脉圆锥显著膨隆，心脏重量增加（图 18-12）。后期右心室明显扩张。

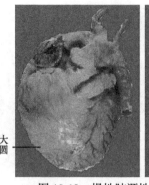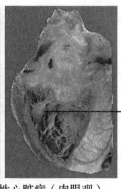

右心腔扩张
乳头肌增粗

心脏增大
心尖钝圆

图 18-12　慢性肺源性心脏病（肉眼观）

三、临床病理联系

缺氧、右侧心力衰竭、二氧化碳潴留是肺心病的主要功能变化。由于缺氧，患者有心率加快、发绀、呼吸困难。随着疾病的发展，肺动脉压升高，右心负担加重，患者出现心悸、气急、肝大、下肢水肿等右侧心力衰竭的症状和体征。重度肺心病患者发生呼吸衰竭时可并发肺性脑病。肺性脑病为肺心病患者重要致死原因。

第5节　呼吸系统常见肿瘤

一、鼻 咽 癌

鼻咽癌（nasopharyngeal carcinoma）是起源于鼻咽黏膜上皮的恶性肿瘤。我国以广东、广西、湖南、香港、台湾等地多见。发病年龄多在 40 ～ 50 岁，男性多于女性。患者早期可有头痛、鼻塞、鼻出血及耳鸣等症状，但亦可见无任何症状，就已出现颈部淋巴结转移，如不认真进行鼻咽部检查，常被漏诊。

（一）病因

1.病毒感染　90% 左右鼻咽癌的癌细胞中有 EB 病毒，癌细胞基因组内整合有 EB 病毒 DNA，癌细胞核内有该病毒的基因产物 EB 抗原，患者血清可检出高效价的抗 EB 病毒抗体。但 EB 病毒是鼻咽癌的致病因素还是其他致癌物质的辅助因素，尚缺乏直接证据。

2.环境因素　如亚硝胺类、多环芳烃类等与鼻咽癌有一定的关系。

3.遗传因素　鼻咽癌患者中有明显家族发病史。高发区居民移居外地或国外，其后裔发病率也远远高于当地居民。

（二）病理变化

鼻咽癌最多见于鼻咽顶部，其次为外侧壁及咽隐窝，发生于前壁者最少，同时占据两个部位者也颇多见。早期表现为局部黏膜粗糙或呈颗粒状，或隆起于黏膜形成小结节。癌继续发展可形成结节型、菜花型、黏膜下型、浸润型及溃疡型。

鼻咽癌大多数起源于鼻咽黏膜柱状上皮的储备细胞，少数来源于鳞状上皮的基底细胞。一般分鳞癌、腺癌、泡状核细胞癌、未分化癌四个组织学类型。

（三）直接蔓延及转移

1.直接蔓延　肿瘤向上蔓延可破坏颅底骨，以卵圆孔处被破坏最为多见。又可通过破裂孔侵犯海绵窦附近组织，易使第 Ⅱ ～ Ⅵ 对脑神经受损。肿瘤向外侧蔓延，可侵犯咽鼓管而进入中耳，引起听力下降、耳鸣等症状。向前进入鼻腔，甚至侵入眼眶。

2.**淋巴道转移**　鼻咽黏膜固有层淋巴管网丰富，常在早期有淋巴道转移，先至咽后淋巴结然后至颈上深淋巴结，多在同侧，其次为双侧，只转移到对侧者极少。多数肿大的淋巴结可互相粘连，形成颈部大而硬的肿块，可压迫Ⅸ～Ⅻ对脑神经及颈交感神经而引起相应症状。

3.**血道转移**　以骨、肝、肺转移常见，亦可转移至纵隔、肾、肾上腺和胰腺等处。

（四）临床病理联系

早期症状多不明显，病灶小，不易被发现，常被漏诊。60%以上的患者是以颈部肿块作为首发症状而就医，对有鼻出血、耳鸣、鼻塞等症状的患者要做详细的鼻咽部检查。对高发区人群要常做肿瘤普查工作。血清学检查、EB病毒抗体有一定的诊断价值。鼻咽癌对放射治疗比较敏感，疗效显著，其中以泡状核细胞癌最为敏感，其次是鳞癌。

二、肺　癌

肺癌（lung cancer）是主要起源于支气管黏膜上皮和腺体的恶性肿瘤。我国多数大城市肺癌的发生率和死亡率居恶性肿瘤第一位或第二位，40岁以上发病率高，55～75岁为高峰，男性患者居多，近年女性肺癌的患病率呈上升趋势。

（一）病因

吸烟和空气污染是重要危险因素，吸烟者比不吸烟者的肺癌发生率高，多见于45岁以上的中老年，与烟龄、日吸烟量有关。烟雾中，大城市空气因受工业、汽车等废气和家庭排烟等所污染，含有3, 4-苯并芘、二乙基亚硝胺和砷等致癌物质，吸入引起肺癌。

（二）病理变化

1.**肉眼类型**　肺癌根据发生部位及肉眼形态分三种类型，与临床X线分型一致。①中央型：占肺癌的60%～70%，由主支气管或肺叶支气管黏膜上皮发生，在肺门部形成肿块。癌组织常破坏支气管向周围浸润，以致于在肺门或其周围逐渐形成形态不规则的灰白色巨大肿块，无包膜。②周围型：占肺癌的30%～40%，起源于肺段及肺段以下支气管。常在近脏层胸膜的肺组织中形成孤立的癌结节，境界不清，无包膜，可侵犯胸膜（图18-13）。③弥漫型：占肺癌2%～5%，癌组织起源于末梢肺组织，沿肺泡管、肺泡弥漫性浸润性生长，很快累及大叶或全肺叶，形成多数粟粒大小结节。

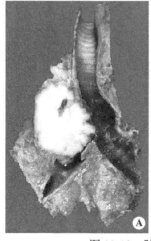
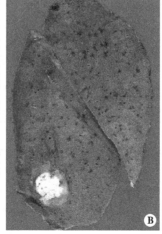

图18-13　肺癌（肉眼观）

A.中央型肺癌；B.周围型肺癌

早期肺癌：中央型早期肺癌，是指癌组织仅限于管壁内生长，包括管内型和管壁型，后者不突破基底膜，未侵犯肺实质，尚无淋巴结转移；周围型早期肺癌，是指肺组织内结节状肿块，直径小于2cm，且无淋巴结转移。

隐性肺癌：是指临床及X线检查阴性，但痰细胞学检查癌细胞阳性，手术切除标本经病理检查证实为原位癌或早期浸润癌而无淋巴结转移者。

2.组织学类型　根据WHO关于肺癌的分类，分为六种基本类型。①鳞状细胞癌：为肺癌中最常见类型。多属中央型。支气管黏膜经鳞状上皮化生发展癌。癌肿生长缓慢、转移较晚。依据癌组织的分化程度可分为高、中、低分化。②小细胞癌：又称小细胞神经内分泌癌，多为中央型。癌细胞小呈短梭形或小圆形，核浓染，胞质稀少形似裸核。有的癌细胞一端稍尖，形如燕麦，称为燕麦细胞癌，好发于中年男性，恶性度极高，生长迅速，多数存活期不超过1年（图18-14）。一般不适合手术切除，但对化疗及放疗敏感。③腺癌：多为周围型。女性发病率有所升高。可分高、中、低分化。肉眼观，分弥漫型或多结节型，镜下观，肺泡管及肺泡异常扩张，内壁被覆单层或多层柱状癌细胞，形成腺样结构。④大细胞癌：属于未分化癌，癌细胞体积大，胞质丰富，癌细胞具有高度异形性，可见多量瘤巨细胞。此型生长迅速，恶性度高，容易早期侵入血管发生远处转移。⑤腺鳞癌：有腺癌和鳞癌两种结构。⑥多形性肉瘤样癌等少见组织学类型。

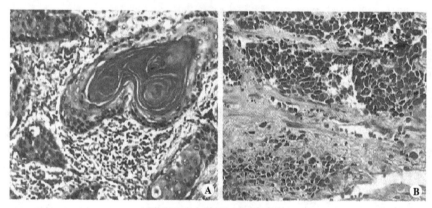

图 18-14　肺癌（镜下观）
A. 鳞状细胞癌；B. 小细胞癌

（三）直接蔓延和转移

1.直接蔓延　中央型肺癌常直接侵入纵隔、心包、周围血管或沿支气管蔓延。周围型肺癌可直接侵犯胸膜并长入到胸壁。

2.转移　较多见。沿淋巴道转移时，首先到达支气管肺门淋巴结，再扩散至纵隔、锁骨上淋巴结及颈淋巴结。血道转移常见于脑、肾上腺、骨及肝、肾、胰、甲状腺和皮肤等处。临床上常有患者先被发现有转移癌，之后才诊断出肺癌。

（四）临床病理联系

早期因症状不明显而易被忽视。患者可有咳嗽、痰中带血、胸痛等症状，咯血是最易引起注意而就医的症状。中央型肺癌临床症状出现较早，癌组织侵犯喉返神经可引起声音嘶哑；侵及食管可引起支气管-食管瘘；侵及胸膜引起癌性胸膜炎及胸腔积液；侵犯纵隔可压迫上腔静脉引起颈部水肿及颈、胸部静脉曲张。肺尖部肿块易侵犯交感神经引起病侧睑下垂、瞳孔缩小和胸壁皮肤无汗等交感神经麻痹综合征，又称霍纳综合征（Horner综合征）。有异位内分泌的肺癌，尤其是小细胞癌可因5-羟色胺分泌过多而引起类癌综合征，表现为支气管哮鸣样痉挛、阵发性心动过速、水样腹泻、皮肤潮红等。

肺癌的早期诊断尤为重要，根据早期临床表现、X 线检查、痰细胞学检查及纤维支气管镜检查等确立诊断，对 40 岁以上的人群应采取 X 线检查或痰细胞学检查等，定期普查。

（李　辉　丁运良）

目标检测

1. 名词解释　肺肉质变、慢性肺源性心脏病、肺气肿、硅结节、小细胞未分化癌、泡状核细胞癌、小叶性肺炎
2. 简述大叶性肺炎红色肝样变期病变特点及临床病理联系。
3. 试述慢性支气管炎、肺气肿、肺心病的病变特点以及三者之间的发生、发展关系。
4. 肺癌的肉眼类型？如何早期发现、早期诊断？
5. 病例讨论

　　患儿男，2 岁。咳嗽、咳痰、气喘 11 天，加重 3 天。查体：体温 39.5℃，脉搏 160 次 / 分，呼吸 26 次 / 分，患儿呼吸急促，面色苍白，口唇发绀，精神委靡，鼻翼扇动。周身无皮肤出血及皮疹，浅表淋巴结不大，两肺下叶背侧可闻及湿啰音。心率 160 次 / 分，心音钝，心律齐。实验室检查：白细胞数 22×10^9/L，中性分叶核白细胞 0.78，杆状核白细胞 0.05，淋巴细胞 0.17。X 线检查：左、右肺下叶可见灶状阴影。入院后曾用抗生素及对症治疗，但病情逐渐加重，治疗无效死亡。

　　临床诊断：小叶性肺炎，心力衰竭。

　　尸体解剖：左、右肺下叶背侧实变，切面见散在粟粒大小灰黄色病灶。有的病灶融合成蚕豆大小，略突出于表面。镜下见病变呈灶状分布，中央可见细支气管管壁充血、水肿、中性粒细胞浸润，管腔内充满大量中性粒细胞及脱落上皮细胞，细支气管周围肺泡腔内可见中性粒细胞、少量脱落的肺泡上皮细胞和浆液。

　　问题：临床诊断是否正确？依据是什么？解释临床症状，说出死亡原因。

第19章 呼吸衰竭

学习要求

掌握呼吸衰竭的原因和发生机制；理解呼吸衰竭时中枢神经系统的变化；了解呼吸衰竭时机体的功能代谢变化。

呼吸衰竭（respiratory failure）指外呼吸功能严重障碍，导致 PaO_2 降低或伴有 $PaCO_2$ 增高的病理过程。诊断呼吸衰竭的主要血气标准是 PaO_2 低于 60mmHg，伴有或不伴有 $PaCO_2$ 高于 50mmHg。

呼吸衰竭必定有 PaO_2 降低。根据 $PaCO_2$ 是否升高，可将呼吸衰竭分为低氧血症型（Ⅰ型）和伴有低氧血症的高碳酸血症型（Ⅱ型）；根据主要发病机制不同，分为通气性和换气性；根据原发病变部位不同，分为中枢性和外周性；根据发病的缓急，分为急性和慢性呼吸衰竭。

一、原因及发生机制

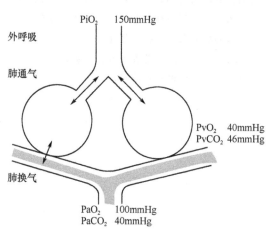

图 19-1 外呼吸肺通气、换气示意图

外呼吸包括肺通气和肺换气，前者指肺泡气与外界气体交换的过程，后者指肺泡气与血液之间的气体交换过程（图 19-1）。呼吸衰竭则是肺通气或肺换气功能严重障碍的结果。

（一）肺通气功能障碍

肺通气障碍包括限制性和阻塞性通气不足。

1. 限制性通气不足　指吸气时肺泡的扩张受限引起的肺泡通气不足。其原因有两方面（图 19-2）。

（1）呼吸肌活动障碍：①中枢或周围神经系统的病变，如脑炎、脊髓炎、脑血管意外等，或由过量镇静药、麻醉药引起的呼吸中枢抑制；②呼吸肌本身的病变，如肌肉萎缩、重症肌无力、低钾血症等，均可导致呼吸肌收缩功能障碍，引起限制性通气不足。

（2）胸廓与肺的顺应性下降：是指呼吸时胸廓与肺扩张的难易程度和胸廓与肺的弹性阻力成反比。如胸廓畸形、胸膜增厚等可使胸廓的顺应性下降，肺纤维化、肺泡表面活性物质减少等可使肺的顺应性下降。胸廓与肺的弹性阻力增加，使肺泡扩张受限，通气量减少。

2. 阻塞性通气不足（obstructive hypoventilation）　指气道狭窄或阻塞所致的通气障碍。气管痉挛、管壁肿胀或纤维化，管腔被黏液、渗出物、异物等阻塞，肺组织弹性降低以致对气道管壁的牵引力减弱等，均增加气道阻力，引起阻塞性通气不足。常见于慢性支气管炎、阻塞性肺气肿、支气管哮喘、喉头水肿、急性异物堵塞或肿物压迫气管时。气道阻塞可分

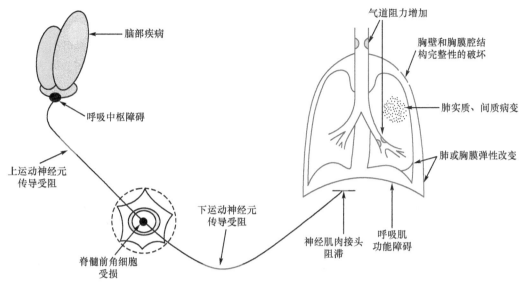

图 19-2　呼吸衰竭的原因示意图

为中央性和外周性两种。

（1）中央性气道阻塞：是指气管分叉处以上的气道阻塞。若阻塞位于胸外，吸气时气体流经病变部位时压力低，使气道内压明显低于大气压，使气管受压，气道阻力加大，表现为吸气性呼吸困难。若阻塞位于胸内，吸气时由于胸内压降低使气道内压大于胸内压，使阻塞的气管扩张，呼气时胸内压升高而压迫气道，使气管狭窄加重，表现呼为气性呼吸困难。

（2）外周性气道阻塞：是指内径小于 2mm 的细支气管堵塞。由于细支气管无软骨，管壁薄，与肺泡紧密相连，其内径可随呼吸运动而发生变化。吸气时随着肺泡的扩张，细支气管受周围组织牵拉，其管道变长；呼气时则小气道缩短变窄，表现为呼气性呼吸困难。

（二）肺换气功能障碍

肺换气功能障碍包括弥散障碍、肺泡通气与血流比例失调及解剖分流增加。肺泡气与肺泡毛细血管血液之间的气体交换是一个物理弥散过程。气体弥散速度取决于肺泡两侧的气体分压、气体的分子量和溶解度、肺泡膜的面积和厚度。气体弥散量还有取决于血液与肺泡的接触时间。

1. 弥散障碍　指由肺泡膜面积减少、肺泡膜异常增厚和弥散时间缩短引起的气体交换障碍。弥散障碍的常见原因如下。

（1）肺泡膜面积减少：正常成人肺泡总面积约为 $80m^2$，静息时参与换气的面积为 $35 \sim 40m^2$。当肺泡膜面积减少一半以上时，发生换气障碍。见于肺实变、肺不张、肺叶切除等。

（2）肺泡膜厚度增加：气体从肺泡腔到达红细胞需要经过肺泡膜的薄部（由肺泡上皮、毛细血管内皮及两者共有的基膜所构成）、肺泡表面的液体层、血管内血浆和红细胞膜，总厚度不到 $5\mu m$，故正常气体交换很快。当肺水肿、肺泡透明膜形成、肺纤维化及肺泡毛细血管扩张或稀血症导致血浆层变厚时，可因弥散距离增宽使弥散速度减慢。

（3）弥散时间缩短：当体力负荷增加使心排血量增加和肺血流速度加快时，血液和肺泡接触时间过短，会使气体交换不充分而发生低氧血症。

2.肺泡通气／血流比例失调　正常人在静息状态下，肺泡每分钟通气量（VA）约为4L，每分钟肺血流量（Q）约为5L，两者的比率（VA/Q）约为0.8。如肺的总通气量和总血流量正常，但肺通气或血流不均匀，造成部分肺泡通气与血流比例失调，也可引起气体交换障碍，导致呼吸衰竭。这是肺部疾患引起呼吸衰竭最常见和最重要的机制，可表现两种形式。

（1）部分肺泡通气不足：支气管哮喘、慢性支气管炎、阻塞性肺气肿等引起的呼吸道阻塞以及肺纤维化、肺水肿等引起的限制性通气障碍，可导致肺泡通气严重不均。病变重的部分肺泡通气明显减少，而血流未相应减少，使VA/Q显著降低，以致流经这部分肺泡的静脉血未经充分动脉化便掺入动脉血内，类似动-静脉短路，故称功能性分流，又称静脉血掺杂。

（2）部分肺泡血流不足：肺动脉栓塞、DIC、肺动脉血管收缩等，都可使肺泡血流减少，VA/Q显著增加，患部肺泡血流减少而通气多，肺泡通气不能充分利用，称为死腔样通气。

3.解剖分流增加　生理情况下，肺内也存在解剖分流，即一部分静脉血经支气管静脉和极少的肺内动静脉交通支直接流入肺静脉。支气管扩张症可伴有支气管血管扩张和肺内动-静脉短路开放，使解剖分流量增加，静脉血掺杂增多，而导致呼吸衰竭。解剖分流的血液完全未经气体交换过程，故称为真性分流。在肺实变和肺不张时，病变肺泡完全失去通气功能，但仍有血流，流经的血液完全未进行气体交换而掺入动脉血，类似解剖分流。

在呼吸衰竭的发病机制中，单纯通气不足，单纯弥散障碍，单纯肺内分流增加或单纯死腔增加的情况较少见，往往是几个因素同时存在或相继发生作用。例如在急性呼吸窘迫综合征（ARDS）时，既有由肺不张引起的肺内分流，有微血栓形成和肺血管收缩引起死腔样通气，还有由肺水肿引起的气体弥散功能障碍等。

急性呼吸窘迫综合征（ARDS）

　　ARDS是由急性肺损伤引起的一种急性呼吸衰竭。造成急性肺损伤的原因有很多，如吸入毒气、烟雾、放射性损伤、肺部冠状病毒感染、休克、大面积烧伤、败血症、体外循环、血液透析等。ARDS不是一个独立的疾病，作为连续的病理过程，其早期阶段为急性肺损伤，重度的急性肺损伤即ARDS（ARDS是急性肺损伤的晚期阶段）。临床表现为呼吸频数和呼吸窘迫，顽固性低氧血症，后期常并发多器官功能衰竭。

链　接

二、主要的代谢功能变化

首先是一系列代偿适应性反应，以改善组织的供氧，调节酸碱平衡，改变组织器官的功能、代谢以适应新的内环境。严重时，如机体代偿不全，则可出现严重的代谢功能紊乱。

1.酸碱平衡及电解质紊乱　Ⅰ型和Ⅱ型呼吸衰竭时均有低氧血症，因此均可引起代谢性酸中毒；Ⅱ型呼吸衰竭时低氧血症和高碳酸血症并存，因此可有代谢性酸中毒和呼吸性酸中毒；ARDS患者由于代偿性呼吸加深加快，可出现代谢性酸中毒和呼吸性碱中毒。一般而言，呼吸衰竭时常发生混合性酸碱平衡紊乱。

（1）代谢性酸中毒：严重缺氧时无氧代谢加强，乳酸等酸性产物增多，可引起代谢性酸中毒，此时血液电解质主要有以下变化。①血清钾浓度增高：由于酸中毒可使细胞内 K^+ 外移及肾小管排 K^+ 减少，导致高血钾；②血清氯浓度增高：代谢性酸中毒时由于 HCO_3^- 降低，可使肾排 Cl^- 减少，故血 Cl^- 常增高。

（2）呼吸性酸中毒：Ⅱ型呼吸衰竭时，大量 CO_2 潴留可引起呼吸性酸中毒，此时可有高血钾和低血氯。造成低血氯的主要原因是：高碳酸血症使红细胞中 HCO_3^- 生成增多，后者与细胞外 Cl^- 交换使 Cl^- 转移入细胞；另外酸中毒时，肾排 Cl^- 增加，均使血清 Cl^- 降低。当呼吸性酸中毒合并代谢性酸中毒时，血 Cl^- 可正常。

（3）呼吸性碱中毒：Ⅰ型呼吸衰竭时，因缺氧引起肺过度通气，可发生呼吸性碱中毒。此时患者可出现血 K^+ 降低，血 Cl^- 增高。

2. 呼吸系统变化　当 PaO_2 低于 60mmHg 时，可反射性增强呼吸运动，同时缺氧对呼吸中枢有直接抑制作用；当 PaO_2 低于 30mmHg 时，此作用可大于反射性兴奋作用而使呼吸抑制。$PaCO_2$ 升高可使呼吸中枢兴奋，引起呼吸加深加快，但当 $PaCO_2$ 超过 80mmHg 时，则抑制呼吸中枢。引起呼吸衰竭的呼吸系统疾病本身也会导致呼吸运动的变化。如中枢性呼吸衰竭时呼吸浅而慢，可出现潮式呼吸、间停呼吸、抽泣样呼吸、叹气样呼吸等呼吸节律紊乱，其中最常见者为潮式呼吸。在肺顺应性降低所致限制性通气障碍的疾病，会反射性地引起呼吸运动变浅变快。阻塞性通气障碍时，阻塞部位不同，表现为吸气性呼吸困难或呼气性呼吸困难。

3. 中枢神经系统变化　对缺氧最敏感，当 PaO_2 降至 60mmHg 时，可出现智力和视力轻度减退。如 PaO_2 迅速降至 $40 \sim 50$mmHg 以下，就会引起一系列神经精神症状，如头痛、不安、定向与记忆障碍、精神错乱、嗜睡，以致惊厥和昏迷。$PaCO_2$ 超过 80mmHg 时，可引起头痛、头晕、烦躁不安、言语不清、扑翼样震颤、嗜睡、抽搐及呼吸抑制等。由呼吸衰竭引起的脑功能障碍称为肺性脑病。Ⅱ型呼吸衰竭患者肺性脑病的发生机制：①酸中毒和缺氧对脑血管的作用，使脑血管扩张，损伤血管内皮使其通透性增高，导致脑间质水肿。缺氧还影响钠泵功能，使脑细胞水肿。脑充血、水肿使颅内压增高，压迫脑血管，加重脑缺氧，由此形成恶性循环，严重时可导致脑疝形成。此外，脑血管内皮损伤尚可引起血管内凝血，这也是肺性脑病的发病因素之一。②酸中毒和缺氧对脑细胞的作用，呼吸衰竭时脑脊液的 pH 降低，当脑脊液 pH 低于 7.25 时，脑电波变慢，pH 低于 6.8 时，脑电活动完全停止。神经细胞内酸中毒一方面可增加脑谷氨酸脱羧酶活性，使 γ- 氨基丁酸生成增多，导致中枢抑制；另一方面增强磷脂酶活性，使溶酶体水解酶释放，引起神经细胞和组织损伤。

4. 循环系统变化　PaO_2 降低和 $PaCO_2$ 升高可兴奋心血管运动中枢，使心率加快、心缩力增强、外周血管收缩，加上呼吸运动增强使静脉回流增加，导致心排血量增加。严重的缺氧和 CO_2 潴留可直接抑制心血管中枢和心脏活动，扩张血管，导致血压下降、心收缩力下降、心律失常等严重后果。呼吸衰竭可累及心脏，主要引起右心肥大与衰竭，即肺源性心脏病。

5. 肾功能变化　由于缺氧和二氧化碳潴留，通过交感神经引起肾血管收缩，使肾血流量减少，肾小球滤过率降低，出现不同程度的肾功能损害，如尿中出现蛋白、红细胞、白细胞及管型。

6. 胃肠变化　严重缺氧可使胃壁血管收缩，因而能降低胃黏膜的屏障作用；CO_2 潴留可增强胃壁细胞碳酸酐酶活性，使胃酸分泌增多，故呼吸衰竭时可出现胃肠黏膜糜烂、坏死、出血与溃疡形成等。

（朱莉静）

目 标 检 测

1. 名词解释 呼吸衰竭、静脉血参杂、死腔样通气、肺性脑病

2. 试述通气功能障碍导致的呼吸衰竭。

3. 肺弥散障碍常见于哪些情况?

4. 试述通气与血流比例失调的表现形式。

5. 病例讨论

患者男,52岁,患慢性支气管炎30年,因发热和神志不清1天入院。血气分析报告:pH 7.34,$PaCO_2$ 50mmHg,PaO_2 56.4mmHg。

问题: 该患者存在何种类型的呼吸衰竭?患者发生呼吸衰竭的原因和机制是什么?对该患者氧疗时的注意事项是什么?

第20章 消化系统疾病

学习要求

掌握慢性萎缩性胃炎、溃疡病、桥接坏死、肝硬化、假小叶、门脉高压症的概念，慢性胃炎、溃疡病、病毒性肝炎、肝硬化的病理变化；理解病毒性肝炎的病因、发病机制及传播途径，肝硬化的病因、发病机制及病理临床联系；了解急性胃炎的病因、病理变化及类型，慢性胃炎的病因，坏死后肝硬化的病因和病理变化。

消化系统由消化管和消化腺两大部分组成，其基本功能是摄取食物，进行物理和化学性消化，吸收分解后的营养物质，排出剩余食物残渣。消化系统疾病是常见病、多发病，如胃炎、溃疡病、肠炎、肝炎、肝硬化等，而消化系统肿瘤中的食管癌、胃癌、大肠癌、肝癌，在我国有较高的发生率，危害严重。

第1节 胃 炎

胃炎（gastritis）是发生于胃黏膜的炎症性病变，可分为急性胃炎和慢性胃炎。

一、急性胃炎

急性胃炎（acute gastritis）常由理化因素及微生物感染引起，有以下四种。

1. 急性刺激性胃炎（acute irritated gastritis） 又称单纯性胃炎，多因暴饮暴食及饮烈性酒等所致。在食后数小时至24小时发病，常与肠炎并存，所以临床称为急性胃肠炎。病变特点为胃黏膜充血、水肿，有时可见糜烂。

2. 急性腐蚀性胃炎（acute corrosive gastritis） 多因误服腐蚀性化学剂引起。在吞服腐蚀性化学剂后立即出现胸骨后及上腹部剧烈疼痛、频繁呕吐，甚至呕血。病变特点为胃黏膜成片坏死，表面结痂或脱落形成溃疡，严重者可穿孔。

3. 急性出血性胃炎（acute hemorrhagic gastritis） 多由服药不当或酗酒所致，创伤等引起的应激反应也可诱发。表现为腹痛、呕吐、呕血和便血。病变特点为胃黏膜广泛性出血合并轻度糜烂。

4. 急性感染性胃炎（acute infective gastritis） 可由败血症、脓毒血症所致，而胃外伤后细菌直接感染引起者少见。病原菌常为金黄色葡萄球菌、链球菌或大肠埃希菌。

二、慢性胃炎

慢性胃炎（chronic gastritis）是多种原因引起的胃黏膜的慢性非特异性炎。根据病变特点主要分为慢性浅表性胃炎，慢性萎缩性胃炎和慢性肥厚性胃炎三种类型。

1. 病因及发病机制 目前尚未完全明了，可能与下列因素有关。

（1）长期慢性刺激：如长期酗酒、过度吸烟、滥用水杨酸类药物、喜食热烫辛辣刺激性食物致慢性胃炎反复发作。

（2）胆汁、十二指肠液反流：反流液对胃黏膜屏障的破坏。

（3）自身免疫损伤：如血中有抗胃壁细胞微粒体的自身抗体。

（4）幽门螺杆菌（helicobacter pylori，HP）感染：幽门螺杆菌既能适应胃内高酸环境，又能降解胃黏膜表面黏液，被认为是慢性胃炎的病原体。

2. 类型及病理变化

（1）慢性浅表性胃炎（chronic superficial gastritis）：是最常见的胃黏膜病变。病变可累及胃的各部，但以胃窦部最常见。胃镜示病变呈多灶或弥漫性，胃黏膜充血、水肿，表面有灰白色或灰黄色分泌物覆盖，黏膜变浑浊，失去正常光泽，伴有或不伴有点状出血和糜烂。镜下观，炎性病变限于黏膜浅层（黏膜上 1/3），表现为水肿、点状坏死和表浅上皮坏死脱落，固有层内有淋巴细胞和浆细胞浸润。胃腺体无异常改变，不伴有黏膜腺体萎缩（图 20-1）。

结局：本型胃炎多数可治愈，少数可转变为慢性萎缩性胃炎。

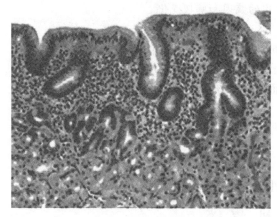

图 20-1　慢性浅表性胃炎（镜下观）

（2）慢性萎缩性胃炎（chronic atrophic gastritis）：特点为胃黏膜萎缩变薄，腺体减少并伴有肠上皮化生，固有层内大量淋巴细胞、浆细胞浸润。胃镜示：① 正常橘红色色泽消失，代之以灰色或灰绿色；②萎缩的胃黏膜明显变薄，皱襞变浅，几乎消失，黏膜下血管分支清晰可见；③表面呈细颗粒状（图 20-2），偶见出血和糜烂。镜下观：①腺体萎缩、变小、数目减少或消失，可见囊性扩张。②黏膜固有层内有慢性炎细胞浸润，如无或极少浆细胞时可称为静止性，如淋巴细胞、浆细胞较多时，可以称为慢性活动性，如伴有较多中性粒细胞浸润时，称为急性活动性。病程较长的病例可形成淋巴滤泡；黏膜内可见纤维组织的增生。③有腺上皮出现上皮化生，表现为在胃体和胃底部出现类似幽门腺的黏液分泌细胞，称为假幽门腺化生（pseudopyloric gland metaplasia），也可在肠上皮中出现吸收细胞、杯状细胞（图 20-3）和帕内特细胞（paneth cell）等，小肠黏膜相似，称为肠上皮化生（intestinal metaplasia）。④在肠上皮化生中可出现细胞异型性增生。

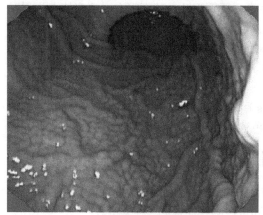

图 20-2　慢性萎缩性胃炎（肉眼观）
黏膜颜色灰白，呈灶状分布

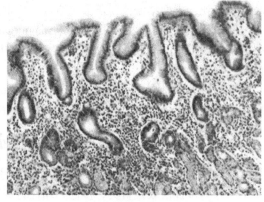

图 20-3　慢性萎缩性胃炎（镜下观）
黏膜层腺体大部分萎缩消失，胃小凹变浅，腺上皮中少量杯状细胞（肠上皮化生）

分型：根据发病是否与免疫反应有关，分 A 型和 B 型。

A 型胃炎：属于自身免疫性疾病，多发生于胃体部，患者血中抗胃壁细胞抗体和抗内因子抗体检测阳性，胃酸分泌减少，维生素 B_{12} 吸收障碍，常伴有恶性贫血。

B 型胃炎：我国较为多见，多发生在胃窦部，其病因可能与吸烟、酗酒或滥用水杨酸类药物有关。目前认为 B 型胃炎与幽门螺杆菌感染有关，且与胃癌的发生有一定关系。

（3）慢性肥厚性胃炎（chronic hypertrophic gastritis）：少见。胃镜检查：胃黏膜肥厚，皱襞肥大加深变宽呈脑回状；隆起的黏膜面可见糜烂。镜下观，腺体增生肥大，腺管延长，黏液细胞数量增多，分泌亢进；炎细胞浸润不明显。

3. 临床病理联系　由于黏膜腺体萎缩，壁细胞和主细胞明显减少，出现不同程度的食欲缺乏、消化不良、消瘦等症状，部分患者可伴有上腹部不适或疼痛。A 型胃炎患者常伴发恶性贫血。胃镜检查与活检是诊断慢性胃炎的主要手段。慢性胃炎可以治愈，当伴有肠上皮化生时易发生癌变。

第 2 节　消化性溃疡

消化性溃疡（peptic ulcer）是以胃或十二指肠黏膜形成慢性溃疡为特征的一种常见病。多发生于青壮年，男性多于女性。由于其发病与胃液的消化作用有关，亦称消化性溃疡病。十二指肠溃疡较胃溃疡多见，前者占 70%，后者占 25%，胃及十二指肠复合性溃疡占 5%。本病呈慢性经过，常反复发作。主要临床表现为上腹部疼痛、反酸、嗳气和上腹部饱胀感等。

一、病因及发病机制

溃疡病的病因及发病机制尚未完全清楚，目前认为与下列因素有关。

1. 胃液的消化作用　有研究证明，溃疡病的发生是胃和十二指肠局部黏膜被胃酸和胃蛋白酶消化的结果。胃酸缺乏的人从不发生溃疡。十二指肠溃疡时，分泌胃酸的壁细胞明显增多，导致胃酸分泌增加。空肠和回肠内为碱性环境，一般极少发生溃疡病。这均说明胃液对黏膜组织的自我消化过程是溃疡病形成的主要原因。

2. 黏膜抗消化能力降低　正常胃和十二指肠黏膜通过胃黏膜分泌的黏液（黏液屏障）和黏膜上皮细胞的脂蛋白（黏膜屏障）保护黏膜不被胃液消化。如幽门螺杆菌感染、饮烈性酒、服大量阿司匹林等可破坏黏膜上皮细胞的脂蛋白，黏膜屏障受损，这样胃酸中的氢离子可逆行弥散入胃黏膜，尤以胃窦部及十二指肠氢离子弥散能力最强。

> **胃黏膜屏障**
>
> 　胃黏膜屏障由黏液层和上皮细胞组成。覆盖于胃黏膜表面的黏液层将胃黏膜与胃腔内的胃酸、胃蛋白酶隔开，防止胃酸发生逆向弥散。胃黏膜上皮细胞还能分泌 HCO_3^-，可中和渗透黏液层的 H^+，防止 H^+ 直接与上皮细胞接触造成损伤。
>
> 链　接

3. 神经、内分泌功能失调　精神因素可引起大脑皮层功能失调，皮层下中枢及自主神经功能紊乱，胃酸分泌过多，导致溃疡形成。迷走神经功能亢进可促使胃酸分泌增多，这与十二指肠溃疡发生有关；而迷走神经兴奋性降低，胃蠕动减弱，通过胃泌素分泌增加，进而促使胃酸分泌增加，这与胃溃疡发生有关。

4. 遗传因素　溃疡病的发生有一定的家族遗传性。“O”型血的人发病率高于其他血型 1.5 ～ 2 倍。

二、病理变化

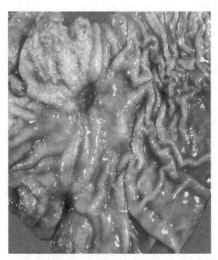

图 20-4 溃疡病（肉眼观）
胃小弯近幽门处溃疡，直径 1cm，边缘整齐，
周围黏膜皱襞呈放射状排列

肉眼观，胃溃疡多位于胃小弯近幽门部，尤其胃窦部。溃疡多为单个，圆形或椭圆形，直径多在2cm 以内。边缘整齐，状如刀切，底部平坦、洁净。溃疡可深达黏膜下层、肌层甚至浆膜。由于胃的蠕动，溃疡的贲门侧较深，呈潜掘状，幽门端较浅，呈阶梯状。溃疡周围黏膜皱襞可呈放射状向溃疡中心集中（图 20-4）。

十二指肠溃疡常见于球部的前、后壁，其形态特点与胃溃疡相似，直径一般在 1cm 以内。

镜下观，溃疡底部由内向外分四层：①渗出层（炎细胞和纤维蛋白）；②坏死层（细胞坏死崩解物）；③肉芽组织层；④瘢痕层（图 20-5）。瘢痕底部小动脉因炎症刺激，常出现增生性动脉内膜炎，使小动脉管壁增厚，管腔变窄或有血栓形成，这种变化可影响局部血液循环，妨碍组织再生而使溃疡难以愈合。溃疡底部的神经节细胞和神经纤维常发生变性、断裂及小球状增生，这可能是患者产生疼痛的原因之一。

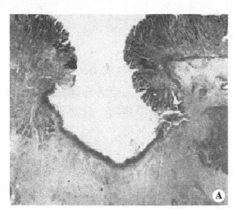
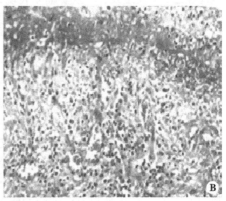

图 20-5 溃疡病（镜下观）
A. 低倍镜；B. 高倍镜

三、临床病理联系

1.周期性上腹部疼痛 消化性溃疡主要的症状是上腹部节律性疼痛，但疼痛机制不明。由于抗酸药物中和胃酸可使疼痛缓解，因此这种疼痛可能是胃酸刺激溃疡壁神经末梢引起。十二指肠溃疡典型表现是疼痛常发生在餐后 3～4 小时（胃排空时），午夜痛也较常见，而在凌晨早餐之前（一天中胃酸最低之时）很少发生疼痛，可能与饥饿时迷走神经兴奋性增强，胃酸分泌增多并刺激病灶及胃壁平滑肌痉挛性收缩有关。胃溃疡的疼痛常在餐后0.5～1小时，疼痛的节律性不如十二指肠溃疡。这与食物刺激促胃液素使胃酸分泌增多有关。溃疡痛是一种内脏痛，其在上腹的部位不太确定，如果疼痛加剧且部位固定，放射至背部，不能被抗酸药物缓解，常提示有后壁慢性穿孔。

溃疡出血量大时患者可出现眩晕、出汗、血压下降和心率加速，严重时会发生休克，并有呕血和黑粪；少量出血仅大便隐血试验阳性；病程长，溃疡症状反复发作者常不易发生穿孔，突然发生剧烈腹痛，迅速延及全腹时应考虑有急性游离穿孔引起的弥漫性腹膜炎，患者可出现腹肌板样僵直、腹部压痛和反跳痛、气腹症，可伴有休克状态。当近幽门的溃疡瘢痕收缩导致严重的幽门狭窄时，患者可表现为呕吐宿食。

2.反酸、呕吐 胃酸刺激引起幽门括约肌痉挛或胃逆蠕动，使酸性胃内容物反流，临床出现反酸或呕吐。

3.嗳气 胃内容物排空困难，滞留于胃内发酵，导致嗳气及上腹部饱胀感。

4.钡餐检查 病灶常呈龛影。

四、结局及并发症

大多数溃疡病患者经过适当的治疗和调理可愈合，少数患者可出现并发症。

1.愈合 溃疡底部的渗出物及坏死组织逐渐被吸收，肉芽组织增生形成瘢痕组织填补缺损，表面黏膜上皮再生覆盖而愈合。

2.并发症

（1）出血：是溃疡病常见的并发症，占患者的 10% ～ 35%。轻者溃疡底部的毛细血管破裂，大便潜血试验阳性；少数患者也可因溃疡底部大血管破裂而致大出血，临床上患者出现呕血及柏油样黑便，严重者可因失血性休克而危及生命（图 20-6）

（2）穿孔：约占患者的 5%，十二指肠溃疡因肠壁较薄更易发生。急性穿孔时，由于胃肠内容物排入腹腔，可引起急性弥漫性腹膜炎。若穿孔发生在胃后壁或排泄物被大网膜包绕，可引起局限性腹膜炎（图 20-7）。

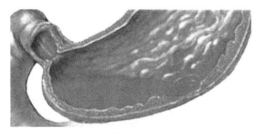

图 20-6 溃疡病出血模式图

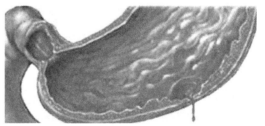

图 20-7 溃疡病穿孔模式图

（3）幽门狭窄：约占患者的 3%。经久不愈的溃疡易形成大量瘢痕，由于瘢痕收缩可引起幽门狭窄；位于幽门管的溃疡充血、水肿，或炎症刺激引起的幽门括约肌痉挛，也可导致幽门狭窄。患者出现胃内容物潴留、反复呕吐而导致水和电解质平衡紊乱等。

（4）癌变：不到 1% 的胃溃疡可发生癌变。十二指胃溃疡几乎不发生癌变。癌变来自胃溃疡边缘的黏膜上皮或腺体，因不断受到破坏和反复再生，在某些致癌因素的作用下细胞发生癌变。

良、恶性溃疡的大体形态鉴别诊断见表 20-1。

表 20-1 良、恶性溃疡的大体形态鉴别

鉴别点	良性溃疡（溃疡病）	恶性溃疡（溃疡性胃癌）
外形	圆形或椭圆形	皿状或火山口状
大小	直径一般 < 2cm	直径常 > 2cm

续表

鉴别点	良性溃疡（溃疡病）	恶性溃疡（溃疡性胃癌）
边缘	整齐、不隆起	不整齐、隆起
底部	较平坦、坏死少	凹凸不平，有坏死、出血
周围黏膜	黏膜皱襞呈放射状排列	黏膜皱襞消失，增厚

第3节　病毒性肝炎

病毒性肝炎（virul hepatitis）是肝炎病毒引起的传染病，主要特征是以肝实质细胞变性坏死为主要病变的变质性炎症。发病无年龄和性别差异，在世界各地都有发生和流行，且有发病率升高的趋势。全世界有乙型肝炎病毒携带者3亿多人，我国有1亿多人，严重危害人类的健康。临床表现为食欲减退、厌食油腻、疲乏、肝大、黄疸、肝区疼痛和肝功能异常等。

表 20-2　各型肝炎的病因及发病特点

肝炎病毒型	潜伏期（周）	传染途径	慢性化发生率	重症化发生率
HAV	2～6	消化道	0%	0.1%～0.4%
HBV	4～26	体液（血液等）	5%～10%	<1%
HCV	2～26	体液（血液等）	>50%	<0.1%
HDV	4～7	体液（血液等）	<5%	3%～4%
HEV	2～8	消化道	0%	合并妊娠20%
HGV	未知	输血、注射	0%	未知

一、病因及发病机制

肝炎的病因是肝炎病毒，已知有甲型、乙型、丙型、丁型、戊型及庚型等6种（表20-2）。病毒性肝炎的发病机制尚不十分清楚。一般认为甲型肝炎是由 HAV 直接损伤肝细胞所致。乙型肝炎的发病与免疫反应有关：HBV 感染机体后，进入肝细胞内复制、转录，继而释出肝细胞入血，并在肝细胞表面留下特异性抗原。同时入血的病毒刺激机体免疫系统，使 T 淋巴细胞致敏和 B 淋巴细胞产生特异性抗体，此两者能攻击附有病毒抗原的肝细胞，从而在杀伤病毒的同时也使受感染的肝细胞受到损伤。

二、基本病变

各型病毒性肝炎病变基本相同，都是以肝细胞的变性、坏死为主，同时伴有不同程度的炎细胞浸润、肝细胞再生和纤维组织增生，属于变质性炎症，病变如下。

1.肝细胞变性、坏死

（1）肝细胞变性。①细胞水肿：为最常见的病变。肝细胞受损后，细胞内水分增多致肝细胞明显肿大，胞质疏松呈网状、半透明，称为胞质疏松化。进一步发展，肝细胞体积更加肿大，由多角形变为圆球形，胞质几乎完全透明，称气球样变（图20-8）。②嗜酸性变：此种变性一般仅累及单个或数个肝细胞，散在于肝小叶内。肝细胞由于胞浆水分脱失浓缩使肝细胞体积变小，胞质嗜酸性增强，故红染。细胞核染色亦较深（图20-9）。

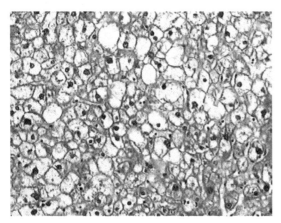

图 20-8　肝细胞水肿（镜下观）

肝细胞胞质疏松化和气球样变，肝窦受压变窄

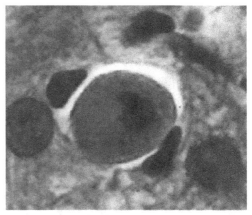

图 20-9　嗜酸性变（镜下观）

肝细胞体积变小，胞质嗜酸性染色增强，胞核基本不正常

（2）肝细胞坏死。①嗜酸性坏死：由上述的嗜酸变性发展而来，胞质进一步浓缩，核浓缩消失，最终形成红染的圆形小体，称为嗜酸性小体，为单个肝细胞的死亡，属细胞凋亡（图 20-10）。②溶解坏死：由严重的细胞水肿发展而来，胞核固缩、溶解、消失，最后细胞解体。

各型肝炎溶解坏死的范围和分布不同。①点状坏死：为单个或数个肝细胞的坏死，该处伴有炎细胞浸润，常见于急性普通型肝炎；②碎片状坏死：为肝小叶周边界板肝细胞的灶状坏死和崩解，常见于慢性肝炎；③桥接坏死：指中央静脉与汇管区之间、两个汇管区之间或两个中央静脉之间出现的相互连接的坏死带，常见于中、重度慢

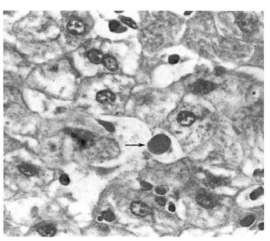

图 20-10　嗜酸性小体（镜下观）

游离于肝窦内的嗜酸性小体（↑），为深红色均一浓染的圆形小体

性肝炎；④大片坏死：为几乎累及整个肝小叶的大范围肝细胞坏死，常见于重型肝炎。

2. 炎细胞浸润　汇管区和小叶内不同程度炎细胞浸润，主要为淋巴细胞和单核细胞，有时见浆细胞和中性粒细胞，呈散在性或灶状浸润于肝小叶内或汇管区。

3. 间质反应性增生及肝细胞再生

间质反应性增生：① Kupffer 细胞增生，是肝内单核巨噬细胞系统的反应。增生的细胞呈梭形或多角形，胞质丰富，突出于窦壁或脱落入窦内成为游走的巨噬细胞，参与炎细胞浸润。②肝星状细胞和肌成纤维细胞增生，星状细胞是散在于窦周间隙中的一种细胞，具有多向分化的潜能。肝组织损伤时，该细胞可分化为组织细胞和肌成纤维细胞。肌成纤维细胞增生参与修复。若肝细胞坏死反复发生，且范围广泛，可出现大量纤维组织增生，进而可发展为肝纤维化及肝硬化。③小胆管增生，慢性且坏死较严重的病例，在汇管区或大片坏死灶内，可见小胆管增生。

肝细胞再生：坏死的肝细胞由周围的肝细胞通过直接或间接分裂再生而修复。再生的肝细胞体积较大，胞质略呈嗜碱性，细胞核大且深染，有时可见双核。若坏死范围小，再

生肝细胞沿残存的网状纤维支架排列，恢复原来小叶结构；若坏死范围较大，网状支架塌陷，则再生的肝细胞间失去支架不能成索状排列，而呈团块状排列，称为结节状再生。

三、临床病理类型

病毒性肝炎的临床表现和病理类型不仅与病毒类型有关，而且还取决于宿主的免疫状态。根据临床病理特点将病毒性肝炎分为普通型和重型两大类。普通型最常见，分急性（黄疸型、无黄疸型）和慢性（轻度、中度、重度）两型。重型肝炎较少见，分急性和亚急性两型。

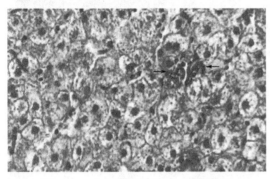

图 20-11　急性病毒性肝炎（镜下观）

肝细胞出现广泛的水变性，可见点状坏死和炎细胞浸润

1.急性（普通型）病毒性肝炎　最常见，临床分为黄疸型和无黄疸型。我国以无黄疸型居多，其中多为乙型肝炎，一部分为丙型肝炎。黄疸型肝炎的病变略重，病程较短，多见于甲型、丁型、戊型肝炎。黄疸型与无黄疸型肝炎病理变化基本相同。

（1）病理变化：①广泛的肝细胞发生变性，以胞质疏松化和气球样变为主（图 20-11），肝血窦受压变窄。坏死范围小，以点状坏死和嗜酸性坏死为主，散在分布于小叶内，黄疸型较无黄疸型坏死稍多，部分黄疸型肝炎肝细胞内及胆管内胆汁淤积；②汇管区和肝小叶内有轻度淋巴细胞浸润；③肝细胞和 Kupffer 细胞轻度增生；④肝小叶和汇管区正常结构的轮廓仍然存在。

（2）临床病理联系：由于肝细胞弥漫变性肿胀，使肝体积增大，包膜紧张，患者出现肝大、肝区疼痛；由于肝细胞坏死，释出细胞内的酶类入血，故血清丙氨酸氨基转移酶升高；肝细胞坏死较多时，胆红素代谢发生障碍，加之毛细胆管阻塞，则可出现黄疸。

（3）结局：大多数在半年内恢复，少数转变为慢性肝炎，极少数可发展为重型肝炎。

2.慢性（普通型）病毒性肝炎　病毒性肝炎病程持续在半年以上者即为慢性肝炎。多数由急性肝炎转变而来，其中乙型肝炎占绝大多数（80%）。

（1）分型：根据炎症、坏死、纤维化程度，将其分为 3 型。

1）轻度慢性肝炎：肝细胞以点状、小灶状坏死为主，偶见轻度碎片状坏死。汇管区周围轻度纤维组织增生，肝小叶界板无破坏，小叶结构完整。

2）中度慢性肝炎：肝细胞中度碎片状坏死（图 20-12），出现典型的桥接坏死（图 20-13）。汇管区纤维增生明显，小叶内有纤维间隔形成，但肝小叶结构大部分保存。

3）重度慢性肝炎：多处肝细胞可有灶状坏死、重度碎片状坏死和大范围桥接坏死。坏死区肝细胞结节状再生，小叶内及汇管区纤维组织增生，并互相连接分割肝小叶，小叶结构被破坏。晚期肝表面不光滑，呈颗粒状，质地较硬，可转化为早期肝硬化。

依据病毒复制状态及机体免疫反应状况，病情相对稳定或持续发展演变成肝硬化。若在慢性肝炎的基础上发生新的大片坏死，即转为重型肝炎。

（2）临床病理联系：①肝大、肝区痛：由于肝细胞肿胀伴间质炎细胞浸润及结缔组织增生，使肝体积增大，被膜紧张而引起；②肝功能异常：由于肝细胞坏死，可释出细胞内的酶入血，故血清丙氨酸氨基转移酶升高；肝细胞合成白蛋白减少，使血清白蛋白与球蛋白比值（A/G）倒置；③黄疸：由于胆红素排泄能力减弱，血中胆红素增多，出现巩膜、皮肤黄染。

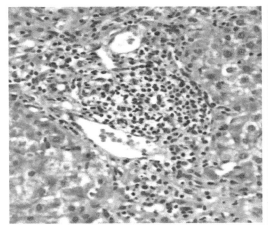

图 20-12　碎片状坏死（镜下观）

肝细胞呈小片状坏死，小叶界板破坏，汇管区有大量炎细胞
浸润

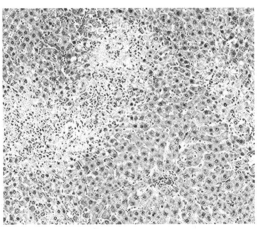

图 20-13　桥接状坏死（镜下观）

坏死细胞呈带状融合，呈桥接样

3. 重型病毒性肝炎　分为急性、亚急性两类。

（1）急性重型肝炎：发病急，病变发展迅速，死亡率高，又称暴发型肝炎。肉眼观，肝体积明显缩小，重量减轻至 600 ～ 800g，以左叶为甚；切面呈红褐色或土黄色，包膜皱缩，称为急性红色肝萎缩或急性黄色肝萎缩（图 20-14）。镜下观，肝细胞坏死严重而广泛，为大片坏死。坏死多自小叶中央开始，向四周扩延。肝窦明显扩张充血并出血。小叶内及汇管区有淋巴细胞和巨噬细胞为主的炎细胞浸润。残留的肝细胞再生不明显（图 20-15）。

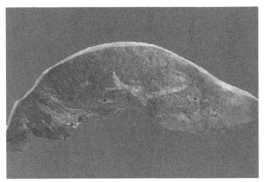

图 20-14　急性黄色肝萎缩（肉眼观）

肝体积显著缩小，切面呈红褐色

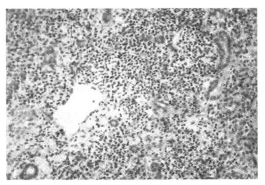

图 20-15　急性重型肝炎（镜下观）

肝细胞大片坏死消失，坏死区有大量炎细胞浸润

临床病理联系及结局：①肝细胞性黄疸；②凝血因子合成障碍导致出血倾向；③肝功能衰竭导致解毒功能障碍；④胆红素代谢障碍及血液循环障碍等，可导致肾衰竭（肝肾综合征）；⑤毛细血管内皮细胞的损伤，激活凝血系统，可引起弥散性血管内凝血（DIC）。大多数患者死于肝性脑病，其他死因有消化道大出血、急性肾衰竭等，少数转为亚急性型重型肝炎。

（2）亚急性重型肝炎：病程较急性重型肝炎长（数周或数月），多数是由急性重型肝炎迁延而来或一开始病变就比较缓和，呈亚急性经过，少数病例可能由急性肝炎恶化而来。肉眼观，肝体积缩小，被膜皱缩，呈黄绿色，可见坏死区及小岛屿状再生结节。镜下观，既有肝细胞的大片坏死，又有肝细胞结节状再生。由于坏死区网状纤维支架塌陷和胶原纤维化，导致再生的肝细胞失去原有的依托呈不规则的结节状。小叶内外有明显的炎细胞浸润。小叶周边部小胆管增生并可有胆汁淤积形成胆栓。

此型肝炎如及时治疗病变可停止发展并有治愈可能。大多数患者常死于肝功能不全或继续发展为坏死后性肝硬变。

第4节 肝 硬 化

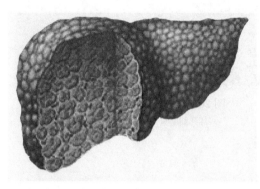

图 20-16 肝硬化模式图

肝硬化（cirrhosis of liver）是指多种原因引起的肝细胞弥漫性变性、坏死，继而出现纤维组织增生和肝细胞结节状再生，这三种病变反复交替进行，使肝小叶结构破坏及血液循环途径改建，最终导致肝变形、变硬（图 20-16）。发病年龄多在 20～50 岁，男女发病率无差异。

肝硬化按病因分为病毒性肝炎性、酒精性、胆汁性和心源性肝硬化等。按形态分为小结节型、大结节型、大小结节混合型及不全分隔型肝硬化。我国目前采用的分类是病因及病变的综合分类法，分为门脉性肝硬化、坏死后性肝硬化、胆汁性肝硬化、淤血性肝硬化、寄生虫性肝硬化和色素性肝硬化等类型。其中以门脉性肝硬化最常见。

一、门脉性肝硬化

门脉性肝硬化（portal cirrhosis）最常见，相当于形态分类中的小结节型肝硬化。

1. 病因及发病机制　各种原因引起肝细胞的损害均有可能发展为肝硬化。

（1）病毒性肝炎：是我国门脉性肝硬化的主要原因，尤其是乙型和丙型肝炎。这在流行病学、临床及病理形态等方面均有佐证。

（2）慢性酒精中毒：是欧美国家肝硬化的主要原因，但近年来我国因慢性酒精中毒致肝硬化呈上升趋势。由于酒精在体内代谢过程中产生的乙醇对肝细胞有直接毒性作用，使肝细胞发生变性，最终演变为肝硬化。长期酒精中毒可引起酒精性肝病，包括脂肪肝、酒精性肝炎和酒精性肝硬化。因吸收到体内的酒精主要在肝代谢，长期大量饮酒最常见的损伤部位为肝。

（3）营养缺乏：如食物中长期缺乏蛋氨酸或胆碱类物质时，肝合成磷脂、脂蛋白不足，使肝细胞发生脂肪变性，进而发展为肝硬化。

（4）毒物损伤：某些化学物质对肝细胞有损害作用，如砷、四氯化碳、氯仿、异烟肼、辛可芬等，长期作用可引起肝损伤而导致肝硬化。

在上述各种病因的作用下，肝细胞发生坏死，网状支架塌陷，网状纤维融合成胶原纤维；汇管区增生的胶原纤维通过被破坏的界板向肝小叶内延伸；残留的肝细胞结节状再生；病变进行性发展，最终使肝小叶结构和肝内血液循环通路改建致使肝硬化形成。

2. 病理变化　肉眼观，早期肝体积正常或稍大，重量增加。晚期肝体积缩小，重量减轻，硬度增加，表面与切面呈结节状，结节大小较一致，直径多为 0.1～0.5cm，最大结节直径不超过 1.0cm。切面可见大量圆形或卵圆形的岛屿状结节，大小与表面结节相似，弥漫地分布于全肝。结节的周围有增生的纤维组织间隔包绕，界限清楚（图 20-17）。

镜下观，正常肝小叶结构破坏，被许多大小不等的肝细胞团（即假小叶）取代。假小叶是指由增生的纤维组织将原来的肝小叶和再生的肝细胞结节分割包绕成大小不等的圆形或椭圆形的肝细胞团（图 20-18）。其特点为：①肝细胞排列紊乱，可有变性、坏死的肝细胞；②中央静脉缺如、偏位或多个；③再生的肝细胞体积大，核大且深染，可见双核细胞；④纤维间隔内有淋巴细胞、浆细胞浸润，小胆管有淤胆现象，并见增生的小胆管。

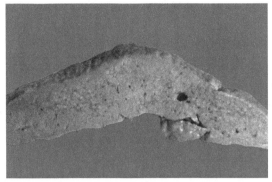

图 20-17　门脉性肝硬化（大体观）

肝体积缩小，质地变硬，表面及切面呈弥漫的细颗粒

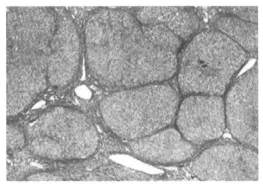

图 20-18　假小叶（Mallory 染色）

3. 临床病理联系

（1）门脉高压症：由于肝的正常结构破坏，肝内血液循环改建，血管网减少，异常吻合支形成，导致门脉高压。门脉压力增高的主要原因有：①假小叶压迫小叶下静脉，使肝窦血液回流受阻；②肝内广泛的纤维组织增生，使肝窦闭塞，肝内血管网减少；③肝动脉与门静脉之间的吻合支开放，压力高的肝动脉血直接流入压力低的门静脉。门静脉高压形成后，可出现以下临床表现。

1）脾大：门脉压增高，脾静脉回流受阻，引起慢性脾淤血。由于淤血、窦内皮细胞和纤维组织增生，使脾体积增大。脾大可引起脾功能亢进，血细胞破坏增多，引起红细胞、白细胞和血小板减少，有贫血或出血倾向。

2）腹腔积液：腹腔积液是肝硬化晚期的突出症状，其性质是漏出液。形成的原因有：①门脉高压，使肠及肠系膜等处毛细血管内压增高，液体漏入腹腔；②肝合成清蛋白能力降低，使血浆胶体渗透压降低；③肝对醛固酮、抗利尿激素等的灭活能力减弱，使这些激素在血中的浓度增高，导致水钠潴留；④肝窦内压力升高，淋巴液生成增多，部分经肝被膜漏入腹腔。

3）胃肠道淤血：门脉高压使胃肠静脉血回流受阻，导致胃肠壁淤血、水肿，影响消化、吸收功能，患者出现食欲缺乏、腹胀等症状。

4）侧支循环形成（图 20-19）：门脉高压使门静脉血经肝静脉进入下腔静脉的通路受阻，促使门静脉与腔静脉之间的吻合支发生代偿性扩张，部分门静脉血经扩张的吻合支回流入心脏。主要的侧支循环及其严重并发症有以下几种。①食管下段静脉丛曲张：受食物摩擦及胃液腐蚀，易发生破裂而引起上消化道大出血，是肝硬化患者常见的死亡原因之一；②直肠静

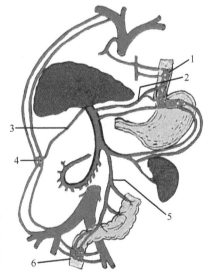

图 20-19　肝硬化时侧支循环模式图

1. 食管下静脉丛；2. 胃冠状静脉；3. 脐旁静脉；4. 脐周围静脉丛；5. 肠系膜下静脉；6. 直肠静脉丛

脉丛曲张：形成痔核，破裂时引起便血；③腹壁及脐周静脉网曲张：在脐周形成"海蛇头"现象。

（2）肝功能障碍：大量肝细胞变性、坏死，而再生的肝细胞不能完全代偿时，则可出现肝功能障碍的表现。

1）血浆清蛋白降低：肝细胞损伤，清蛋白合成障碍，导致血浆清蛋白降低，清蛋白与球蛋白比值降低，甚至倒置。

2）激素灭活作用减弱：肝对雌激素的灭活能力减弱，体内雌激素增多，可出现：①颈、面、胸等处皮肤小动脉及其分支扩张，称为蜘蛛痣，手掌大小鱼际呈潮红色，称为肝掌；②男性乳房发育，睾丸萎缩；③女性月经不调，不孕等。

3）出血倾向：肝合成凝血因子减少及脾功能亢进使血小板破坏过多等因素，导致患者出现皮肤、黏膜或皮下出血。

4）黄疸：因肝细胞坏死及肝内胆管胆汁淤积而出现肝细胞性黄疸，表现为皮肤、黏膜、巩膜黄染，多见于肝硬化晚期。

5）肝性脑病：是肝功能极度衰竭的结果，主要由于肠内含氮物质不能在肝内解毒而引起的氨中毒，是导致肝硬化患者死亡的又一重要原因。

4.结局　肝硬化早期，如能及时消除病因，接受积极治疗，病变可相对静止甚至减轻，肝功能有所改善。即使病变发展到相当程度，肝组织结构难以恢复到正常，由于肝有强大的代偿能力，适当的治疗可使病变处于相对稳定或停止发展的状态。肝硬化晚期则预后不良，造成死亡的主要原因有肝性脑病、食管 - 胃底静脉丛曲张破裂大出血和严重感染。

二、坏死后性肝硬化

坏死后性肝硬化（postnecrotic cirrhosis）相当于大结节型和大小结节混合型肝硬化，是在肝细胞发生大片坏死的基础上形成的。大部分由亚急性重型肝炎转变而来；某些药物或化学物质中毒也可导致坏死后性肝硬化。

坏死后性肝硬化与门脉性肝硬化不同的病变特点是：①结节较大，且大小不等，直径为 1 ~ 3cm，大结节直径可达 6cm，而且肝严重变形（图 20-20）；②假小叶形态各异、大小不一，假小叶内肝细胞变性、坏死、再生及色素沉着混杂；③假小叶周围纤维间隔较宽，且宽窄不一，其间有大量炎细胞浸润及小胆管增生（图 20-21）。

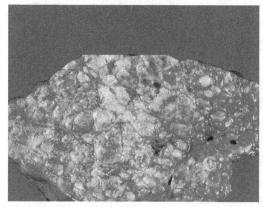

图 20-20　坏死后性肝硬化（肉眼观）
肝体积缩小，表面及切面有大小不一的粗大结节

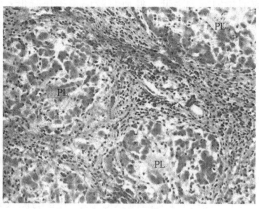

图 20-21　坏死后性肝硬化（镜下观）
假小叶（PL）大小不一，纤维间隔宽窄不均

坏死后性肝硬化由于肝细胞坏死较严重，因而肝功能障碍较门脉性肝硬化重且出现早，而门脉高压症轻且出现晚，癌变率较高，预后较差。

三、胆汁性肝硬化

胆汁性肝硬化（biliary cirrhosis）是由于肝内外胆管阻塞，胆汁淤积引起的肝硬化，相当与形态分类中的不全分割型。按病因不同分为原发性和继发性两类。

1.原发性胆汁性肝硬化 我国少见，多见于中老年女性。病因可能与自身免疫有关，因患者常伴有其他自身免疫性疾病，血中可检测到自身抗体。也可能与遗传、雌性激素有关。

病变特点：主要病变是肝内较小的胆管破坏，特点为进行性、非化脓性、破坏性胆管炎。小胆管上皮肿胀、坏死；周围淋巴细胞、浆细胞浸润，并有肉芽肿病变形成；小胆管和纤维组织增生。增生的纤维间隔伸入小叶内，形成不全分割的假小叶。

2.继发性胆汁性肝硬化 与长期肝外胆管阻塞和胆道上行性感染有关，主要原因为结石、肿瘤、先天性胆管闭锁、损伤性狭窄等。

病变特点：毛细胆管扩张淤胆及胆栓形成；小叶内肝细胞灶性坏死；坏死区毛细胆管破裂，胆汁外溢形成"胆汁湖"；汇管区炎细胞浸润；小胆管和纤维组织增生可形成假小叶，但假小叶周围的纤维组织分割包绕不完全。患者除有肝硬化的表现外，还可有皮肤瘙痒及皮肤黄色瘤等症状。

第5节 消化系统常见恶性肿瘤

一、食 管 癌

食管癌（carcinoma of esophagus）是由食管黏膜上皮或腺体发生的恶性肿瘤。全世界每年有 30 万人死于食管癌，其中一半是中国人。我国食管癌的高发区是华北地区，特别是在太行山区、苏北地区、大别山区、川北地区、闽粤交界。患者男性多于女性，发病年龄多在 40 岁以上。临床上表现为不同程度的吞咽困难，中医学称之为"噎膈"。

（一）病因

食管癌的病因目前尚未完全阐明，研究资料显示与多种因素有关。

1.饮食习惯 长期食用过热、过硬及粗糙的食物，损伤食管黏膜，与食管癌的发生有关；高发地区的某些粮食或食品，含有较多亚硝酸盐，如自制的酸菜等，此类物质可诱发食管癌。

2.环境因素 研究发现，我国食管癌高发地区土壤中钼、锌、硒等微量元素量比非高发区低，特别是钼的含量显著偏低。钼是硝酸盐还原酶的成分，缺乏钼可使农作物中硝酸盐的含量增高。

3.遗传因素 食管癌有家族聚集现象，提示其发病可能与遗传易感性有一定关系。

（二）病理变化

食管癌以食管中段最为多见（约占50%），下段次之（约占30%），出现在食管上段者较少，颈段食管则很少发生。

1.早期食管癌 患者临床尚无明显症状，病变局限，多为原位癌或黏膜内癌，未侵犯肌层，无淋巴结转移。肉眼观，癌变处黏膜轻度糜烂或表面呈颗粒状或微小的乳头状，X线钡餐检查见食管黏膜基本正常或局部轻度僵硬。镜下观，几乎均为鳞癌。

2.中、晚期食管癌 患者已有较明显的临床症状。根据肉眼形态特点可分为4种类型。

（1）髓质型：肿瘤侵袭食管壁各层及周围组织，管壁均匀增厚，管腔狭窄。癌组织呈灰白色，质地较软似脑髓，表面常有深浅不一的溃疡形成。此型在四型中最为多见。

（2）蕈伞型：肿瘤形成卵圆形扁平肿块，呈蘑菇状突入管腔。肿块表面可有浅的溃疡，瘤体底部常仅波及食管浅肌层。

（3）溃疡型：肿瘤表面形成形状不整、边缘隆起、底部凹凸不平、深达食管肌层的溃疡。癌组织可侵及食管周围组织和器官。

（4）缩窄型：癌组织在管壁内呈侵袭性生长，常累及食管全周，癌间质纤维组织增生，使癌组织质地较硬。由于纤维组织的收缩，致局部形成环状狭窄，狭窄上端食管管腔扩张。此型较少见（图20-22）。

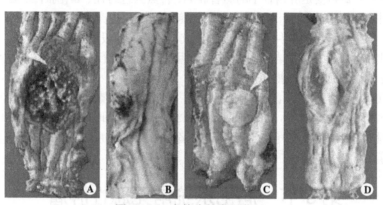

图 20-22　食管癌的肉眼分型

A. 溃疡型；B. 缩窄型；C. 蕈伞型；D. 髓质型

中晚期食管癌组织学类型以鳞癌最为多见，约占90%，腺癌和腺鳞癌各占3%～5%，其他类型如神经内分泌癌、癌肉瘤等亦可见到。

（三）扩散

1. 直接蔓延　癌组织可穿透管壁直接侵入邻近组织或器官。食管上段癌可侵入喉、气管和颈部软组织；中段癌可侵入支气管，形成食管支气管瘘，或蔓延到胸膜、肺、脊椎等处，少数可侵入主动脉，形成食管-主动脉瘘；下段癌常蔓延到心包、贲门、膈肌等处。

2. 转移

（1）淋巴道转移：为食管癌的主要转移方式，转移部位取决于食管癌的发生部位，如上段癌可转移到颈及上纵隔淋巴结；中段癌可转移到食管旁或肺门淋巴结；下段癌可转移到食管旁、贲门旁或腹腔上部淋巴结。

（2）血道转移：主要见于晚期患者，以肝、肺转移最为常见，也可转移到肾、骨或肾上腺等处。

（四）临床病理联系

早期食管癌症状不明显，部分患者出现轻微的胸骨后疼痛、灼烧感、哽咽感。中、晚期者，由于癌组织不断浸润生长，使食管腔狭窄，患者出现进行性吞咽困难，甚至不能进食，最终导致恶病质。

二、胃　癌

胃癌（carcinoma of stomach）是由胃黏膜上皮和腺上皮起源的恶性肿瘤，也是我国最常见的恶性肿瘤之一。资料显示，胃癌的发病率和死亡率占我国恶性肿瘤的第一位或第二位。

胃癌的好发年龄为 40 ～ 60 岁，患者男多于女，两者之比为 3 ∶ 1 ～ 2 ∶ 1。好发部位为胃窦部小弯侧。

（一）病因

胃癌的病因目前尚未完全阐明，可能与下列因素有关。

（1）胃癌的发生有一定的地理分布特点，如日本、匈牙利、哥伦比亚、中国的某些地区明显较高。移民流行病学调查显示：从高发区移民到低发区，其下一代的发病率相应降低；而由低发区移民到高发区，其下一代胃癌的发病率相应升高。提示胃癌的发生可能和当地的生活饮食习惯有关。

（2）动物实验表明，亚硝基化合物等化学物品有致癌作用。

（3）幽门螺杆菌感染与胃癌发生可能相关。另外，慢性萎缩性胃炎、胃息肉、胃溃疡伴异型性增生等疾病也和胃癌相关。

（二）病理变化

胃癌按病程和病变分为早期和中、晚期两大类。

1. 早期胃癌　指癌组织浸润仅限于黏膜层，未浸及肌层。需指出的是，判断早期胃癌的根据是癌组织的侵袭深度，而不是面积大小。早期胃癌多由胃镜活检发现，及时手术治疗预后良好，五年存活率可达 80% ～ 90%。

2. 中、晚期胃癌（进展期胃癌）　指癌组织浸润超过至黏膜下层以下深度，常有局部蔓延或转移。癌肿侵袭越深，患者预后越差。肉眼可分为以下三型。

（1）息肉型：又称结节蕈伞型，癌组织向黏膜表面生长，呈息肉状或蕈伞状，突入到胃腔内。

（2）溃疡型：癌组织坏死形成边缘隆起似火山口状的溃疡，直径多超过 2cm，溃疡底部污秽及凹凸不平。此型需注意与良性溃疡（即胃溃疡）区别（表 20-3）。

表 20-3　良性胃溃疡病与溃疡型胃癌的肉眼形态鉴别

类别	良性胃溃疡	溃疡型胃癌
大小	直径一般 < 2cm	直径一般 > 2cm
外形	圆形或椭圆形	不规则
边缘	整齐，不隆起	不整齐，隆起
底部	平坦，清洁	凹凸不平如火山口状，出血、坏死
深度	较深	较浅
周围黏膜	黏膜皱襞向溃疡集中	黏膜皱襞中断、呈结节状肥厚

（3）浸润型：癌组织不形成明显的肿块和溃疡，在胃壁内局限性或弥漫性浸润生长，无明显边界。当癌组织弥漫性侵袭伴大量纤维组织增生时，胃壁增厚变硬、胃腔缩小、皱襞消失，似皮革袋状，故有"革囊胃"之称（图 20-23）。

另外，以上任何一种类型，如癌组织产生大量黏液而呈半透明的胶冻状外观时，称为胶样癌。

镜下观，组织学类型主要为腺癌，常见类型有管状腺癌和黏液癌，此外还有乳头状癌、印戒细胞癌和未分化癌等。但需要指出的是，同一胃癌患者，往往有两种以上的组织学类型同时存在。

（三）扩散

1. 直接蔓延　癌组织可穿透胃壁侵犯邻近器官和组织，如肝、胰腺、大网膜等处。

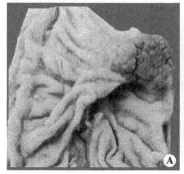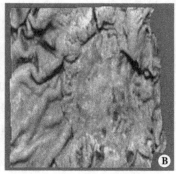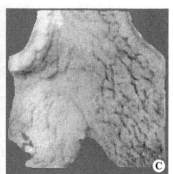

图 20-23　中、晚期胃癌肉眼类型
A. 息肉型；B. 溃疡型；C. 浸润型（革囊胃）

2. 转移

（1）淋巴道转移：是胃癌主要的转移方式。一般首先转移到胃幽门下和胃小弯侧局部淋巴结，进而转移到主动脉旁、肝门、肠系膜根部等处的淋巴结。晚期可经胸导管转移到左锁骨上淋巴结。

（2）血道转移：多发生在胃癌晚期。癌组织常经门静脉系统转移到肝，也可转移到远处的肺、骨、脑等器官。

（3）种植转移癌：组织向深部侵袭突破胃浆膜面时，癌细胞可脱落种植于腹壁及腹腔器官。在卵巢出现的转移性黏液癌（Krukenberg 瘤）绝大多数来源于胃癌转移。癌细胞可经以上任何一种途径扩散到卵巢形成继发瘤。

（四）临床病理联系

早期胃癌患者临床表现多不明显。中、晚期胃癌则常表现为消化功能减弱、食欲缺乏、持续性胃痛等。溃疡型胃癌常因肿瘤坏死继发出血，导致贫血、呕血、黑便等。贲门和幽门部癌，常引起梗阻，晚期出现恶病质及转移癌的临床特征。

三、大 肠 癌

大肠癌（carcinoma of large intestine）是大肠黏膜上皮和腺体发生的恶性肿瘤，又称结肠 - 直肠癌。发病年龄高峰为 40～50 岁，但也有相当数量发生在 40 岁以下。按发生部位分，结肠癌在女性较多，直肠癌男性多见，但总体上男性多于女性。

（一）病因

大肠癌的病因尚未完全明确，目前认为与饮食因素和遗传因素关系明显。

高脂肪少纤维饮食的人群大肠癌发生率较高，原因可能是此种食物不利于有规律的排便，延长了肠黏膜与食物所含致癌物质的接触时间，加上肠道内较易生长的厌氧菌分解胆汁酸、中性类固醇，使之转化为致癌物质。

在遗传因素方面有大肠癌家族性高发现象的报告，而遗传性家族性多发性大肠息肉病患者大肠癌的发生率极高。

此外，一些发生在大肠的疾病或病变被认为与大肠癌的发生有关，其中较为重要的有慢性溃疡型结肠炎、大肠腺瘤或息肉等。血吸虫引起的肠病变也被认为是大肠癌的诱因之一。

（二）病理变化

直肠是大肠癌的最好发部位，其次为乙状结肠、盲肠、升结肠、横结肠、降结肠。大肠癌的肉眼类型，一般分为以下四型（图 20-24）。

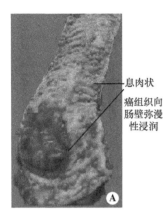
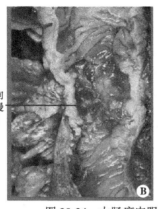
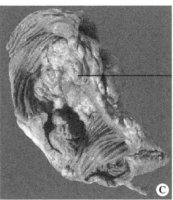

息肉状

癌组织向肠壁弥漫性浸润

癌组织突向肠腔

图 20-24 大肠癌肉眼类型
A. 多发性息肉恶变；B. 溃疡型；C. 隆起型

1. **隆起型** 多发生在右侧大肠，多为分化较高的腺癌。肿瘤向肠腔内突起，呈息肉状、扁平盘状或菜花状，常继发感染、出血、坏死及溃疡形成。

2. **溃疡型** 此型多见。肿瘤表面。呈火山口状，中央坏死形成较深溃疡。

3. **浸润型** 多发生在左侧结肠。癌组织向肠壁深层呈弥漫浸润性生长，常累及肠壁全周。当伴有纤维组织增生时，肠管增厚、变硬，管径明显缩小，形成环状狭窄。

4. **胶样型** 肿瘤表面及切面均呈半透明胶冻状。此型少见，患者多为青年人，预后差。

大肠癌的组织学类型以高分化或中分化腺癌多见，其次为低分化腺癌、黏液癌和印戒细胞癌，未分化癌和鳞癌少见。

（三）扩散

1. **直接蔓延** 分化较高的大肠癌生长缓慢，大肠壁环肌和纵肌又可在一定程度上限制癌组织向深层侵袭。癌组织沿肠壁环状缓慢生长，当穿透肠壁后蔓延到邻近器官，如前列腺、膀胱、子宫、阴道、腹膜及腹后壁等。

2. **转移**

（1）淋巴道转移：癌组织在肠壁浸润生长，一旦穿透肌层，淋巴道转移率明显升高，癌组织沿淋巴管首先转移到附近淋巴结，如结肠癌先转移到结肠上、旁、中间或末端淋巴结，直肠癌首先转移到直肠旁淋巴结，以后再向远处淋巴结扩散，甚至经胸导管转移到左锁骨上淋巴结。

（2）血道转移：多发生在大肠癌晚期。癌组织经血管可转移到全身，其中最常见的是肝转移，而且转移到肝的位置与原发肿瘤的部位有关。一般右侧大肠癌多转移到肝右叶，左侧大肠癌则左、右肝叶均可转移。此外还可转移到肺、肾、骨及脑等处。

（四）临床病理联系

大肠癌在早期多无明显的临床表现。中、晚期癌可出现贫血、消瘦、肠梗阻、大便次数增多变形、腹痛、腹部肿块等症状。

四、原发性肝癌

原发性肝癌（primary carcinoma of liver）是由肝细胞或肝内胆管上皮细胞发生的恶性肿瘤，简称肝癌。在我国肝癌的发病率较高，属于常见的恶性肿瘤之一，高发地区集中在东南沿海一带。发病年龄多在中年以上，男性多于女性。因早期肝癌无明显临床症状，故发现时多已是晚期，死亡率较高。

（一）病因

目前研究认为肝癌的发生与下列因素有关。

1.病毒性肝炎　流行病学调查资料显示肝癌的发生与乙型肝炎密切相关，其次是丙型肝炎。有报道肝癌患者 60% ～ 90% 有 HBV 感染。

2.肝硬化　肝硬化与肝癌之间有密切关系。据统计两者合并存在者约为 84%，由肝硬化发展为肝癌的时间一般需 7 年左右。由于我国肝硬化的主要原因是病毒性肝炎，故一般认为病毒性肝炎、肝硬化、肝癌三者之间有非常密切的联系。

3.真菌及其毒素　黄曲霉菌毒素、青霉菌等可以引起实验性肝癌，尤其是黄曲霉毒素与肝细胞肝癌的关系更密切。

（二）类型及病理变化

肝癌的肉眼类型有早期和晚期之分。

1.早期肝癌　又称小肝癌，指瘤体直径在 3cm 以下，或瘤结节数目不超过 2 个，其直径总和不超过 3cm 的原发性肝癌。瘤结节多呈球形或分叶状，与周围组织分界较清楚，切面均匀一致，无出血坏死。

2.晚期肝癌　肝多明显增大，重量显著增加。晚期肝癌大体形态可分为以下三型。

（1）巨块型：肿瘤形成巨大肿块，直径超过 10cm，多位于肝右叶，癌肿中心多有出血坏死，巨大肿块周围常有多少不等的卫星状小癌结节（图 20-25A）此型有肝硬化背景者相对较少。

（2）结节型：肿瘤形成多个圆形或椭圆形的结节（图 20-25A）。大小不等，散在分布，但可相互融合成较大的结节（图 20-25B）。此型较为多见，且通常有肝硬化背景。

（3）弥漫型：癌组织在肝内弥漫分布，无明显结节或结节极小。在肝硬化基础上发生者，不易将癌组织与肝硬化的结节区别。此型少见。

按组织起源可将肝癌分为以下组织学类型。

1.肝细胞肝癌　发生于肝细胞，最为多见。分化较好者癌细胞类似肝细胞，异型性小，可分泌胆汁；分化差者癌细胞异型性明显，见瘤巨细胞或大小较一致的小癌细胞（图 20-25C）。

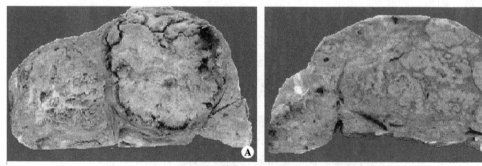

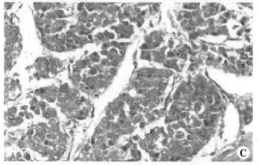

图 20-25　原发性肝癌

A.巨块型（肉眼观）；B.结节型（肉眼观）；C.肝细胞肝癌（镜下观）

2. 胆管上皮癌　发生于肝内胆管上皮，较为少见。癌细胞与胆管上皮细胞相似，常呈腺管样排列，可分泌黏液，间质较多。一般不并发肝硬化。

3. 混合性肝癌　具有肝细胞癌和胆管上皮癌两种成分。此型最少见。

（三）扩散

1. 肝内蔓延或转移　肝癌首先在肝内直接蔓延或转移，前者使癌肿范围不断扩展；后者不仅常沿门静脉分支在肝内形成多处转移性癌结节，还可逆行至肝外门静脉主干，形成癌栓，阻塞管腔，导致门静脉高压。

2. 肝外转移

（1）血道转移：经肝静脉转移至肺、脑、骨等处，其中以肺转移最为多见。

（2）淋巴道转移：常转移至肝门、上腹部及腹膜后淋巴结。

（3）种植转移：癌细胞从肝表面脱落可直接种植在腹膜及腹部器官表面形成转移癌。

（四）临床病理联系

早期肝癌可无明显的临床表现，故又称亚临床肝癌。随着癌肿的增大并不断破坏肝组织、影响肝功能，临床出现肝区疼痛、肝区肿块、食欲缺乏、消瘦、乏力、黄疸、腹腔积液等表现。晚期肝癌的临床经过较为迅速，预后通常较差，死亡率极高。死亡原因有全身广泛转移、肝功能衰竭、位于肝表面的癌结节发生自发性破裂或癌肿侵蚀大血管导致大出血等。

（王　锦　丁运良）

目 标 检 测

1. 名词解释　胃炎、肝硬化、假小叶、消化性溃疡、食管癌、胃癌、原发性肝癌

2. 急性胃炎分几种类型？病变特点是什么？

3. 简述慢性萎缩性胃炎的分型及它们之间的区别。

4. 简述消化性溃疡的病因及机制、病理变化。

5. 简述门脉性肝硬化的病理变化特点、门脉压增高的原因、临床表现。

6. 简述中、晚期食管癌、晚期肝癌肉眼类型。

7. 简述胃溃疡和溃疡型胃癌的区别。

8. 病例讨论

（1）患者男，26岁，半天前饮52°白酒500ml后出现上腹部疼痛，按压加重，伴恶心呕吐，体温不高。

问题：诊断是什么？需要与哪些疾病鉴别？

（2）患者男，45岁。间歇性上腹部痛8年，呕咖啡色液体、黑便6小时。8年前开始出现间歇性上腹痛，餐后半小时明显，持续2～3小时后缓解。6小时前突觉恶心，柏油样便约500g，并呕吐咖啡样液约200ml。

问题：诊断是什么？应该做哪些检查？

（3）患者男，18岁，因发热、食欲减退、恶心2周，皮肤黄染1周就诊。2周前出现发热，达38℃，全身乏力、食欲减退、恶心、右上腹部不适。1周前皮肤出现黄黄，尿色较黄。查体：体温37.5℃，皮肤略黄，巩膜黄染，肝肋下2cm，质软，叩击痛。化验：尿胆红素（＋），尿胆原（＋）。

问题：诊断是什么？肝活检会有何改变？

（4）患者男，49岁。间歇性乏力、腹胀5年。患者于5年前自觉全身乏力、腹胀、厌油、食欲减退，被确诊为慢性乙型肝炎，住院治疗2个月后病情好转。此后病情时好时坏。2年前在医院检查时发现脾大。体检：肝掌和蜘蛛痣，肝未触及，脾肋下4cm。B超：肝内回声粗、呈条索状，门静脉主干内径12mm，脾厚度60mm。临床诊断：慢性肝炎、肝硬化（失代偿期）、门静脉高压症。

问题：诊断依据是什么？解释慢性肝炎演变成肝硬化的过程。

第21章 肝性脑病

学习要求

掌握肝性脑病的概念；理解肝性脑病的发生机制；了解肝性脑病的诱因。

肝性脑病（hepatic encephalopathy）是严重肝病所引起的神经精神综合征，是肝功能衰竭的最终临床表现。当肝性脑病患者出现昏迷时，称肝昏迷。肝功能不全是指各种病因严重损害肝细胞，使其代谢、分泌、合成、解毒、免疫等功能严重障碍，机体可出现黄疸、出血、感染、肾功能障碍及肝性脑病等临床综合征。肝功能衰竭是肝功能不全的晚期阶段。

肝性脑病的分期

肝性脑病患者神经精神症状从轻微到昏迷分四期。一期（前驱期）：轻微的性格和行为改变；二期（昏迷前期）：精神错乱，睡眠障碍，行为异常；三期（昏睡期）：昏睡和精神错乱；四期（昏迷期）：神志完全丧失，呈昏迷状态。

链接

一、原因及分类

1. 原因　常见原因是晚期肝硬化、急性重型病毒性肝炎、晚期肝癌、急性肝中毒坏死等。

2. 肝性脑病的分类

（1）根据毒性物质进入体循环的途径分为内源性和外源性两类。内源性肝性脑病，常由急性严重肝细胞坏死，毒性物质通过肝时未经解毒即进入体循环；外源性肝性脑病，常由慢性肝疾病（肝硬化），因门脉高压导致侧支循环建立，以致肠道吸收毒性物质经侧支循环绕过肝进入体循环。

（2）根据发生的速度分为急性、亚急性和慢性。急性肝性脑病见于急性重型病毒性肝炎、急性肝中毒坏死等，起病急，病程短，患者迅速发生昏迷。慢性肝性脑病多见于晚期肝硬化，起病缓，病程长。患者有较明显长时间的神经精神症状后，才出现昏迷。

二、发生机制

肝性脑病患者脑组织无明显特异性形态学改变。有专家认为肝性脑病是由脑组织的代谢和功能障碍引起的，主要有以下发生机制。

1. 氨中毒学说　80% 左右肝性脑病患者血氨升高；肝硬化患者高蛋白饮食或摄入较多含氮物质等使血氨升高，可诱发与肝性脑病相似的症状及脑电图改变；用降低血氨的办法，肝性脑病症状缓解。说明血氨升高与肝性脑病的发生有密切关系。

（1）血氨增高的原因

1）氨的清除不足：①肝功能障碍时，由于肝内酶系统受损，ATP 供应不足，鸟氨酸循环障碍，尿素合成降低，氨清除减少；②肝硬化时，侧支循环形成或门 - 体分流术后，来自肠道的氨绕过肝脏，直接进入体循环，引起血氨升高。

2）氨的生成过多：进入肝的氨主要来自肠道（肠 - 肝循环）、肌肉和肾，其中肠道内含氮物质分解是氨主要来源。主要因素有：①上消化道出血，血液蛋白质在肠道细菌作用下，分解产氨增多；②肝硬化门脉受阻，肠黏膜淤血，水肿以及胆汁分泌减少，可使食物消化吸收功能发生障碍，菌群活跃，细菌酶活性增高，产氨增多；③晚期合并肾功能不全，伴有氮质血症，经尿素的肠 - 肝循环弥散到肠道尿素增多、产氨增多；④昏迷前烦躁不安、躁动，使肌肉活动加强，产氨增多；⑤伴碱中毒，氨吸收入血增多，以 NH_4^+（铵）形式排出减少。

（2）血氨增高引起肝性脑病的发生机制

1）干扰脑细胞的能量代谢：脑能量来源主要是葡萄糖有氧氧化，而氨影响葡萄糖有氧氧化（图 21-1）。

2）脑内神经递质发生改变：谷氨酸、乙酰胆碱等兴奋性神经递质减少，谷氨酰胺、γ-氨基丁酸等抑制性神经递质增多（图 21-1）。

3）氨对神经细胞膜抑制作用：氨增高可干扰神经细胞膜 Na^+-K^+-ATP 酶活性，影响复极后细胞膜对离子的运转，造成细胞内缺 K^+，从而影响神经细胞的电位变化和兴奋过程，使神经细胞活动发生障碍。

2. 假性神经递质学说 临床观察发现，有部分肝性脑病患者血氨增高不明显，有些患者应用降低血氨办法治疗肝性脑病，其神经、精神症状没有改善。因此，肝性脑病发生不仅仅是血氨升高，可能与假性神经递质在脑干网状结构的神经末梢大量储存，使突触部位神经冲动传递发生障碍，引起神经系统功能紊乱有关。

（1）假性神经递质的形成：食物中蛋白质水解产生苯丙氨酸和酪氨酸，在肠道经细菌脱羧酶作用下生成苯乙胺和酪胺。在肝功能障碍时，由于氧化解毒功能低下，或门静脉血经侧支循环绕过肝直接入体循环，过多的苯乙胺、酪胺随血流入脑，在 β- 羟化酶作用下形成羟苯乙醇胺和苯乙醇胺。羟苯乙醇胺和苯乙醇胺在化学结构与正常神经递质（多巴胺和去甲肾上腺素）十分相似，能取代正常的神经递质，但传递信息的生理效应却很弱，仅是正常神经递质的 1% ～ 10%，故称假性神经递质（图 21-2）。

（2）假性神经递质与肝性脑病：正常的神经递质主要为去甲肾上素和多巴胺。肝功能障碍时，脑干网状结构中的假性神经递质增多，竞争性取代正常神经递质而被神经元摄取、储存和释放。释放后不能产生正常的生理效应，使上行激动系统的神经冲动传递发生障碍，阻碍传至大脑皮层的兴奋冲动，皮层功能抑制，患者出现意识障碍乃至昏迷。

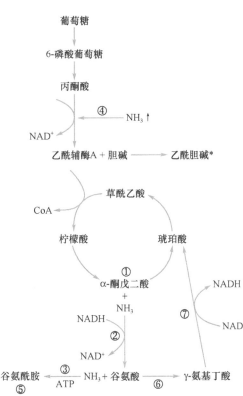

图 21-1 氨对脑能量代谢及神经递质的影响

①NH_3 与 α- 酮戊二酸结合生成谷氨酸，消耗 α- 酮戊二酸，使 ATP 生成减少；②抑制还原型辅酶 Ⅰ（NADH）的生成，NADH 的减少，妨碍呼吸链中的电子传递过程，ATP 生成减少；③NH_3 与谷氨酸结合生成谷氨酰胺，消耗 ATP 增多；④NH_3 抑制丙酮酸脱氢酶活性，乙酰辅酶 A 生成减少，导致乙酰胆碱减少；⑤NH_3 与谷氨酸结合生成谷氨酰胺，消耗了谷氨酸，使谷氨酰胺在脑内浓度增加；⑥NH_3 与 α- 酮戊二酸结合生成谷氨酸，使 γ- 氨基丁酸生成增加；⑦NH_3 抑制 γ- 氨基丁酸转氨酶，使 γ- 氨基丁酸分解减少，导致 γ- 氨基丁酸增加

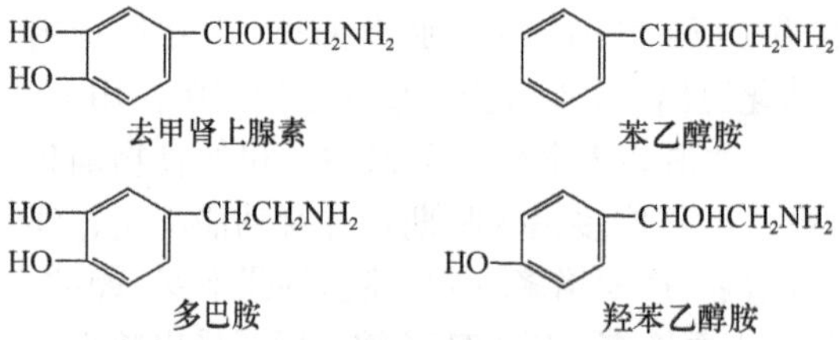

图 21-2 正常及假性神经递质的结构比较

3. 血浆氨基酸失衡学说 正常情况下血浆支链氨基酸/芳香族氨基酸的比值为 3～3.5。肝性脑病患者血浆中支链氨基酸减少，芳香族氨基酸增多，导致支链氨基酸与芳香族氨基酸的比值下降到0.6～1.2，血浆氨基酸失去正常的平衡。

（1）血浆氨基酸失去平衡的原因：①血浆支链氨基酸（亮氨酸、异亮氨酸等）减少，肝功能障碍时灭活胰岛素的功能降低，胰岛素使肌肉、脂肪组织摄取利用支链氨基酸增多。②血浆芳香族氨基酸（苯丙氨酸、酪氨酸等）增多，肝对芳香族氨基酸分解能力降低；肝功能障碍时，灭活胰高血糖素的功能降低，胰高血糖素使组织蛋白分解增强，大量芳香族氨基酸从肝和肌肉释放入血，导致血浆芳香族氨基酸增多。

（2）血浆氨基酸失衡与肝性脑病：芳香族氨基酸过多使进入脑内的芳香族氨基酸增多，可增强酪氨酸脱羧酶活性，抑制酪氨酸羟化酶活性，使酪氨酸脱羧形成酪胺，进而形成羟苯乙醇胺。而酪氨酸羟化为多巴胺受阻，使正常神经递质含量减少，而假性神经递质逐渐增多，引起肝性脑病。

4. γ- 氨基丁酸学说 γ- 氨基丁酸（GABA）属于抑制性神经递质，严重肝功能障碍时，血脑屏障通透性增加，血中 γ- 氨基丁酸易进入脑内，使脑内 γ- 氨基丁酸增多，中枢神经系统功能抑制，引起肝性脑病。

三、肝性脑病的诱因

肝性脑病患者大多数有明显的诱发因素。

1. 上消化道出血 为常见的诱因，以食管静脉曲张破裂多见。肠内血液经细菌作用产氨增多；失血使血容量减少，肝窦缺血，肝细胞进一步受损；脑细胞缺氧，增强了对毒物的敏感性。

2. 电解质及酸碱平衡紊乱 利尿药使用不当可引起低血钾，进一步导致代谢性碱中毒，血中 H^+ 浓度下降，使离子状态铵（NH_4^+）转化为游离氨（NH_3），进一步提高血氨水平，诱发肝性脑病。

3. 氮质血症 肝性脑病患者，伴有肾功能不全，血中尿素增加，出现氮质血症，大量尿素可弥散至肠腔，并生成大量氨，使血氨升高。

4. 镇痛、镇静、麻醉药应用不当 肝功能受损对药物分解作用减弱，如长期使用可导致蓄积，抑制中枢；中枢在毒性物质作用下，对药物敏感性增强；肝功能障碍，血浆白蛋白减少，药物和白蛋白结合量减少，游离性药物易通过血脑屏障使脑内药物浓度增加，诱发肝性脑病。

5. 感染 感染伴发热，发热不仅使体内蛋白质分解代谢增强，产氨增多；而且由于过度通气发生呼吸性碱中毒；细菌和病毒可加重肝损害；感染还可使血脑屏障通透性增高，脑对毒性物质的敏感性增高。

6. 腹腔放液 放腹水过多、过快，引起腹腔内压骤然降低，门静脉血管扩张，回流至肝血流减少，引起肝损伤加重。大量放腹腔积液，引起电解质丢失，诱发肝性脑病。

7. 其他因素 外科手术使受损组织蛋白质分解，产氨增多；便秘可造成氨等毒物吸收增多。低血糖、低氧血症等均可诱发肝性脑病。

（丁运良）

目 标 检 测

1. 名词解释　肝性脑病、假性神经递质
2. 肝性脑病的原因有哪些?
3. 肝性脑病的发生机制有哪些学说? 在其发病中的作用?
4. 病例讨论

　　患者, 男, 62 岁, 12 年前患过乙型肝炎, 后治愈。5 年前因上腹部不适及食欲缺乏入院, 检查: 肝大肋下 1cm, 肝功能正常, 经治疗好转出院。3 天前出现恶心、呕吐, 进而神志恍惚、烦躁不安, 急诊入院。

　　问题: 患者患的是什么疾病? 临床表现及产生机制是怎样的?

第22章 泌尿系统疾病

学习要求

掌握肾小球肾炎的概念、分类、常见类型及其病理变化，肾盂肾炎的类型和病理变化，病理临床联系及转归；理解肾盂肾炎的病因与发病机制；了解各种肾小球肾炎的病因与发病机制。肾细胞癌和膀胱移行细胞癌的病变特点。

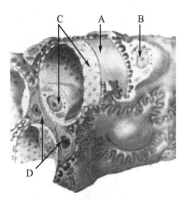

图 22-1　滤过膜的结构
A. 基膜；B. 脏层上皮细胞；C. 内皮细胞；D. 系膜细胞

泌尿系统由肾、输尿管、膀胱和尿道四部分组成。肾是泌尿系统中最为重要的器官。不仅可将体内的代谢废物和毒物排出体外，并且对调节体内水与电解质和维持血液的酸碱平衡都有很重要的作用。肾还具有内分泌作用，可分泌重要的激素，如肾素、促红细胞生成素、前列腺素、1，25-二羟胆钙化醇等激素，参与调节血压、红细胞的生成和促进钙的吸收。肾的基本结构是肾单位（nephron）。肾单位由肾小球和与之相连的肾小管组成。肾小球由毛细血管丛和肾球囊构成，是尿液滤过的结构。肾小球毛细血管壁为滤过膜，由内皮细胞、基膜和脏层上皮细胞构成（图 22-1）。

泌尿系统疾病分为肾和尿路的病变。病变类型包括炎症、肿瘤、代谢性疾病、尿路梗阻、血管性疾病和先天畸形等。肾病可根据病变主要累及的部位分为肾小球疾病、肾小管疾病、肾间质疾病和肾血管的疾病。

第1节　肾小球肾炎

肾小球肾炎（glomerulonephritis，GN）是以肾小球损伤和改变为主的一组疾病，简称肾炎。临床表现主要为蛋白尿、血尿、水肿和高血压等。

肾小球肾炎可分为原发性肾小球肾炎和继发性肾小球肾炎两种。原发性肾小球肾炎是指原发于肾的独立性疾病，肾为唯一或主要受累的脏器。继发性肾小球肾炎则是由于其他疾病引起的肾小球损伤，如系统性红斑狼疮、过敏性紫癜、高血压病、糖尿病等。通常所说的肾炎一般是指原发性肾小球肾炎，也是本节讨论的主要内容。

一、病因及发病机制

肾小球肾炎的病因和发病机制是由免疫因素引起的，主要机制为抗原抗体反应引起变态反应性炎症。

（一）肾小球肾炎的抗原

引起肾小球肾炎的抗原种类很多，根据其来源分为两大类。

1.内源性抗原 包括肾小球性（肾小球基膜抗原，足细胞、内皮细胞和系膜细胞的细胞膜抗原）和非肾小球性（DNA、核抗原、免疫球蛋白、肿瘤抗原和甲状腺球蛋白）等。

2.外源性抗原 主要为生物性病原体的成分（细菌、病毒、寄生虫、真菌和螺旋体等），以及药物（青霉胺、金和汞制剂等）、外源性凝集素和异种血清等。

（二）免疫复合物形成和沉积的形式

机体针对上述抗原产生相应的抗体（主要为IgG、IgA和IgM）。抗原、抗体发生反应引起肾小球内免疫复合物形成和沉积。免疫复合物在肾小球内形成和沉积有两种方式。

1.原位免疫复合物形成 相应抗体与肾小球固有的或植入的抗原成分在肾小球原位直接发生反应，形成免疫复合物。分为以下三种类型。

（1）肾小球基底膜抗原：肾小球基底膜抗原在感染或某些因素作用下，结构发生改变而具有了抗原性，刺激机体产生抗自身基底膜的抗体；或某些细菌、病毒等物质与肾小球基底膜有共同抗原性，刺激机体产生的抗体可与肾小球基底膜起交叉反应。由抗肾小球基底膜抗体导致的肾炎称为抗肾小球基底膜肾炎。免疫荧光法可见免疫复合物沿肾小球毛细血管基底膜沉积呈连续的线形荧光。

（2）植入性抗原：内源性和外源性非肾小球抗原可与肾小球内的某些成分（毛细血管基膜、系膜等）结合，形成植入性抗原，产生相应抗体。后者与肾小球内的植入抗原在原位结合形成免疫复合物引起肾炎。免疫荧光法显示免疫复合物在肾小球内呈断续性颗粒状荧光。

（3）其他肾小球抗原：如膜性肾炎的发病可能是肾小球囊脏层上皮细胞足突抗原与肾小管刷状缘抗原有共同抗原性，足突抗原可与抗肾小管刷状缘抗体发生交叉免疫反应，形成免疫复合物沉积在上皮下区域，引起肾小球肾炎，这种肾炎被称为海曼（Heymann）肾炎。应用免疫荧光法可见免疫复合物沿肾小球毛细血管表面呈不连续的颗粒状荧光。

2.循环免疫复合物沉积 内源性非肾性抗原或外源性抗原刺激机体产生相应抗体，并在血液循环中结合形成抗原-抗体复合物，随血液流经肾时沉积在肾小球内引起肾小球损伤。用免疫荧光法显示沿基底膜或在系膜区出现不连续的颗粒状荧光。

不同类型的肾小球肾炎免疫复合物形成和沉积的部位不同。电镜见电子致密沉积物沉积于系膜区（C）、内皮细胞与基底膜之间（内皮下）（B）、基底膜与足细胞之间（上皮下）（A）或基底膜内（图22-2）。

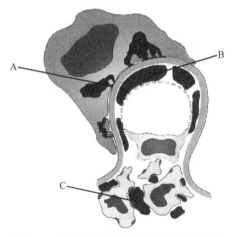

图22-2 肾小球肾炎免疫复合物沉积示意图
A.上皮下沉积物；B.内皮下沉积物；C.系膜沉积物

（三）免疫复合物形成和沉积导致肾小球肾炎的机制

免疫复合物在肾小球或在肾小球原位形成后，均可激活补体系统，产生多种生物活性物质而引起肾炎。补体成分C3a与C5a可致肥大细胞脱颗粒释放组胺，使血管通透性增高；C3a和C5a可吸引白细胞、中性粒细胞于肾小球内集聚并崩解释放出溶酶体酶，损伤毛细血管内皮和基底膜，暴露基底膜胶原，进而使血小板集聚，激活凝血系统和激肽系统，从而引起毛细血管内血栓形成和毛细血管通透性增高，导致渗出性病变和内皮细胞、系膜细胞及上皮细胞增生等一系列的炎症改变。

二、基本病变

肾小球肾炎的种类繁多，各有不同的病变特点，基本病变包括以下方面。

1.肾小球细胞增多 见于增生性肾小球肾炎，肾小球系膜细胞、内皮细胞和上皮细胞增生，并有中性粒细胞、单核及淋巴细胞浸润，肾小球体积增大，细胞数量增多，可造成肾小球内毛细血管管腔变小，球囊腔变狭窄。壁层上皮细胞增生导致肾球囊内新月体形成。

2.基底膜增厚和系膜基质增多 基底膜增生加上免疫复合物沉积使基底膜增厚；增厚的基底膜由于理化性状发生了改变，通透性增加。病变累及系膜时系膜细胞增生，系膜基质增多，严重时导致肾小球硬化。

3.炎性渗出和坏死 见于急性肾小球肾炎，肾小球内可有中性粒细胞等炎细胞浸润和纤维素渗出，毛细血管壁可发生纤维素样坏死，并可伴有血栓形成。

4.玻璃样变和硬化 见于各种肾小球肾炎的后期，肾小球均可发生玻璃样变和纤维化。光镜下，肾小球内均质的嗜酸性物质沉积，固有细胞减少甚至消失，毛细血管腔闭塞，球囊腔融合消失。

5.肾小管和间质的改变 由于肾小球血流和滤过性状的改变，肾小管上皮细胞常发生变性。肾小管内可见由蛋白质、细胞或细胞碎片聚集而成的管型。肾间质可发生充血、水肿并有少量炎细胞浸润。慢性肾小球肾炎时，肾小管可发生萎缩甚至消失，间质发生纤维化。

三、临床病理联系

肾小球肾炎的病变种类较多，临床表现各异。常表现为具有结构和功能联系的症状组合，即综合征（syndrome）。一般将肾小球肾炎的临床表现分为以下几种类型。

1.急性肾炎综合征 起病急，常表现为明显的血尿、轻至中度蛋白尿，常有水肿和高血压。严重者可出现氮质血症。

2.快速进行性肾炎综合征 起病急，进展快。出现水肿、血尿和蛋白尿后，迅速发生少尿或无尿，伴氮质血症，并发展为肾衰竭。

3.肾病综合征 主要表现为：①高蛋白尿，尿中蛋白含量≥3.5g/d；②高度水肿； ③高胆固醇血症；④低蛋白血症。简称为"三高一低"。临床上几种不同的肾小球肾炎均可表现为肾病综合征。

4.无症状性血尿或蛋白尿 持续或复发性肉眼或镜下血尿，或轻度蛋白尿，也可两者兼有。主要见于IgA肾病及部分系膜增生性肾小球肾炎。

5.慢性肾炎综合征 见于各型肾炎终末阶段，主要表现为多尿、夜尿、低相对密度尿、高血压、贫血、氮质血症和尿毒症。

表 22-1　原发性肾小球疾病的病理形态学分型

1.微小病变性肾小球肾炎

2.局灶性/节段性肾小球肾炎或硬化

3.弥漫性肾小球肾炎

　（1）增生性肾小球肾炎

　　　毛细血管内增生性肾小球肾炎

　　　系膜增生性肾小球肾炎

　　　系膜毛细血管性肾小球肾炎

　　　致密沉积物性肾小球肾炎

　　　新月体性肾小球肾炎

　（2）膜性肾小球肾炎

　（3）硬化性肾小球肾炎

4.未分类的肾小球肾炎

四、肾小球肾炎的分类

根据病因分为原发性和继发性两大类，根据病变累及的范围分为弥漫性和局灶性两大类。原发性肾小球肾炎的病理形态学分型见表 22-1。

某些肾小球肾炎能根据其免疫荧光或免疫组织化学检查结果做出免疫病理诊断，如 IgA 肾病及 IgM 肾病等。本节介绍临床较常见的 4 种弥漫性原发性肾小球肾炎（表 22-2）。

表 22-2　四种常见肾小球肾炎特点比较

	弥漫性毛细血管内增生性肾小球肾炎	新月体性肾小球肾炎	膜性肾小球肾炎	弥漫性硬化性肾小球肾炎
临床表现	急性肾炎综合征，儿童多见	快速进行性肾炎综合征，成人多见	肾病综合征，成人多见	慢性肾炎综合征，成人多见
光镜观	①主要为内皮细胞和系膜细胞肿胀增生 ②中性粒细胞浸润、红细胞漏出	①肾球囊壁层上皮细胞增生形成新月体 ②毛细血管丛受压，萎缩，纤维化和玻璃样变	基膜增厚，银染基膜呈梳齿状改变	①肾小球萎缩、纤维化、玻璃样变 ②残存肾单位代偿性肥大
电镜观	上皮内侧出现驼峰样沉积物	基膜灶性破裂或缺损	基膜和上皮细胞间电子致密物虫蚀样空洞；基膜增厚和钉突	
免疫荧光	颗粒状荧光	线型或颗粒状荧光	颗粒状荧光	
发病机制	免疫复合物	抗基膜抗体或免疫复合物	免疫复合物	各型肾炎后期变化
预后	绝大多数儿童痊愈	很差，急性肾衰竭	大多数发展为慢性肾炎	预后较差，大多数发展为尿毒症
特征	与链球菌感染后有关、大红肾	新月体形成	成人肾病综合征	颗粒性固缩肾

（一）弥漫性毛细血管内增生性肾小球肾炎

弥漫性毛细血管内增生性肾小球肾炎（diffuse endocapillary proliferative glomerulonephritis）相当于临床分类的急性肾小球肾炎。其病变特点是肾小球毛细血管内皮细胞和系膜细胞增生伴中性粒细胞和巨噬细胞浸润。多见于 5 ～ 14 岁儿童，成人亦可发生，是临床最为常见的类型。临床表现为急性肾炎综合征，预后较好。

本病的发生与 A 族 B 型溶血性链球菌感染引起的变态反应有关。多数患者发病 1 ～ 3 周前有扁桃体炎、咽喉炎、皮肤化脓等链球菌感染史；发病后，血、尿和肾组织中无病菌，血中抗链球菌溶血素 O 滴定度增高，补体量降低等改变，这些均表明本病为循环中的抗原抗体复合物沉积在肾小球所致。因此，临床上有效预防链球菌感染可减少该病的发生。

1. 病理变化　肉眼观，双侧肾轻到中度增大，被膜紧张，表面充血，有的肾表面见散在粟粒大小的出血点，故有"大红肾"或"蚤咬肾"之称。肾切面皮质可略增厚。镜下观，肾小球广泛受累，病变累及双侧肾的绝大多数肾小球。病变特点是肾小球毛细血管内皮细胞和系膜细胞增生以及中性粒细胞、单核细胞浸润，表现为肾小球体积增大，血管球细胞数增多（图 22-3）。以上病变使毛细血管腔

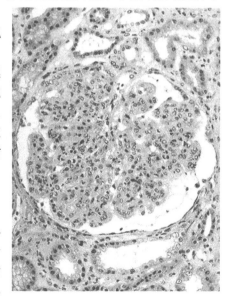

图 22-3　弥漫性毛细血管内增生性肾小球肾炎
肾小球内细胞增多，毛细血管腔狭窄

狭窄或闭塞，肾小球内血量减少。严重者毛细血管壁发生纤维素样坏死和微血栓形成，血管破裂引起出血。部分病例壁层上皮细胞增生明显。

肾小管的继发性病变： 由于肾小球缺血，出球动脉血流量减少，肾小管血供减少，近曲小管上皮细胞发生变性，肾小管管腔内可出现蛋白管型、红细胞或白细胞管型及颗粒管型。

肾间质病变： 常有不同程度的充血、水肿并有少量的淋巴细胞、中性粒细胞浸润。

电镜观，可见上皮细胞下有驼峰状或小丘状致密物质沉积。免疫荧光检查显示肾小球基膜和系膜区有 IgG 和补体 C3 沉积，呈颗粒状分布。

2. 临床病理联系 本型肾炎起病急，临床主要表现为急性肾炎综合征。

（1）尿的变化：肾小球毛细血管损伤，通透性增加，患者可出现血尿、蛋白尿、管型尿，血尿为最早出现的症状。由于肾小球内皮细胞肿胀增生，压迫毛细血管致使其管腔狭窄，肾血流减少，肾小球滤过率降低，而肾小管重吸收无明显障碍，导致少尿甚至无尿。

（2）水肿：水肿也是较早出现的症状，轻者为晨起眼睑水肿，严重时为全身性水肿。水肿的主要原因是由于肾小球滤过率降低，而肾小管再吸收功能相对正常，引起水、钠潴留。超敏反应引起的全身毛细血管通透性增高可使水肿加重。

（3）高血压：患者常有轻度或中度高血压。高血压的主要原因可能与水钠潴留引起的血量增加有关。严重的高血压可导致心力衰竭及高血压性脑病。

3. 预后 本型肾炎多数预后良好，尤以儿童链球菌感染后的肾小球肾炎预后更好，95% 在数周或数月内痊愈。少数患儿病变缓慢进展，转化为慢性肾炎。极少数患儿症状无改善，并转变为新月体性肾小球肾炎。成人患者预后较差，转为慢性肾炎的比例较高。

（二）弥漫性新月体性肾小球肾炎

弥漫性新月体性肾小球肾炎（diffuse crescentic glomerulonephritis）起病急、进展快、病情重，又称快速进行性肾小球肾炎。相当于临床分类的急进性肾小球肾炎。主要病变特征为多数肾小球壁层上皮细胞增生形成大量新月体。临床主要表现为急进性肾炎综合征。本型较为少见，多见于青壮年。

根据免疫学和病理学检查的结果，分为三种类型。①Ⅰ型：由抗肾小球基膜抗体形成引起；②Ⅱ型：由免疫复合物性肾炎发展而来；③Ⅲ型：由血管炎、肾小球坏死引起。

1. 病理变化 肉眼观，双侧肾弥漫性肿大，色苍白，皮质表面可见出血点，切面皮质增厚。镜下观，大部分肾小球内有特征性的新月体形成。新月体主要由增生的壁层上皮细胞和渗出的单核 / 巨噬细胞构成。以上成分附着于球囊壁层，在毛细血管球外侧形成新月体或环状结构。新月体细胞成分间有较多纤维素。早期新月体以增生的上皮细胞成分为主，称为细胞性新月体。以后纤维成分增多，形成纤维 - 细胞性新月体。最后，新月体逐渐由成纤维细胞和胶原纤维取代，成为纤维性新月体，整个肾小球逐渐纤维化及玻璃样变。除肾小球病变外，可见肾小管上皮细胞变性，肾小管萎缩甚至消失。间质有水肿、炎细胞浸润。

电镜观：肾小球基膜呈不规则增厚，常有裂孔或缺损。有时在基膜上、膜内或膜下可见电子密度高的沉积物。免疫荧光检查：肾小球内有颗粒状荧光和线形荧光（图 22-4）。

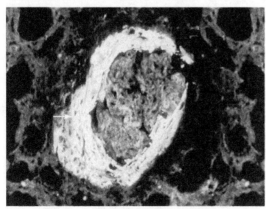

图 22-4 弥漫性新月体性肾小球肾炎

免疫荧光，新月体形成

2.临床病理联系　本型肾炎病变进展快，临床主要表现为急进性肾炎综合征。

（1）明显血尿：由于肾小球毛细血管纤维蛋白样坏死，基膜缺损大量红细胞漏出，因此血尿常较蛋白尿更为明显，水肿较轻。

（2）少尿、无尿、氮质血症：大量新月体形成后，阻塞肾小球囊腔，迅速出现少尿甚至无尿。血浆中含氮代谢产物不能滤过排出，在体内潴留引起氮质血症，短期内即可导致急性肾衰竭。

（3）高血压：大量肾单位纤维化玻璃样变，肾组织缺血，通过肾素 - 血管紧张素的作用及钠、水潴留均可引起高血压。

3.预后　弥漫性新月体性肾小球肾炎病变广泛，发展迅速，预后较差，如不及时采取措施，患者往往数周至数月内死于尿毒症。一般认为患者的预后与出现新月体的肾小球的比例相关。出现新月体的肾小球比例小于 80% 者预后稍好，超过 80% 则预后不佳。

（三）弥漫性膜性肾小球肾炎

弥漫性膜性肾小球肾炎（diffuse membranous glomerulonephritis）病变特点主要为肾小球毛细血管基膜弥漫性显著增厚。由于肾小球内炎症现象不明显，故又称膜性肾病。多见于青年和中年，起病缓慢，病程较长，临床上主要表现为肾病综合征。本病多数是由抗体与内源性或植入性的肾小球抗原在原位反应引起的。

1.病理变化　肉眼观，早期双肾体积增大，颜色苍白，故称为"大白肾"。镜下观，早期病变轻微，之后毛细血管基膜发生弥漫性增厚；晚期基膜极度增厚，管腔逐渐由狭窄发展到闭塞，肾小球因缺血而纤维化、玻璃样变。

电镜观：基膜呈 4 期改变。第 Ⅰ 期基膜表面有小丘状沉积物；第 Ⅱ 期基膜增生形成钉状突起，插入沉积物之间，状如梳齿；第 Ⅲ 期沉积物被增生的基膜包围，埋藏于基膜内，部分沉积物溶解可使基膜呈虫蚀状缺损；第 Ⅳ 期基膜高度增厚。免疫荧光检查：肾小球基膜外侧有 IgG 和 C_3 沉积，呈典型的颗粒状荧光。

2.临床病理联系　肾病综合征的表现最常见。①高度蛋白尿：由于肾小球基底膜严重损伤，通透性显著增高，包括大分子蛋白在内的大量血浆蛋白由肾小球滤过排出，引起严重的非选择性蛋白尿。②低蛋白血症：由于大量蛋白质由尿中排出，血浆蛋白降低，引起低蛋白血症。③高度水肿：由于低蛋白血症，血浆胶体渗透压降低，血管内液体渗入组织间隙，引起水肿。同时血容量减少，肾小球血流量减少和肾小球滤过下降，醛固酮和抗利尿激素分泌增多，引起水钠潴留，水肿进一步加重。水肿往往为全身性，以眼睑和身体下垂部分最明显，严重者可有胸水和腹水。④高胆固醇血症：原因尚不清楚，可能与低蛋白血症刺激肝合成各种血浆脂蛋白障碍有关。

3.预后　起病缓慢，病程较长。少数患者由于早期治疗预后较好，病情可部分或全部缓解；但多数患者预后较差，随病变缓慢发展病情进行性加重。发展到晚期，大量肾单位纤维化，可导致肾衰竭和尿毒症。

（四）弥漫性硬化性肾小球肾炎

弥漫性硬化性肾小球肾炎（diffuse sclerosing glomerulonephritis）为各种类型的肾小球肾炎发展到晚期的共同结果。相当于临床上慢性肾小球肾炎晚期，所以有慢性终末性肾小球肾炎之称。病变呈进行性发展，以大量肾小球纤维化及玻璃样变为特点。多见于成人，预后较差，晚期常发展为慢性肾衰竭。

弥漫性硬化性肾小球肾炎常由不同类型肾炎发展而来。但有相当数量患者起病隐匿，没有急性或其他类型肾炎的病史，发现时已达晚期。

1.病理变化　肉眼观，两侧肾对称性缩小，颜色苍白，质地变硬，表面呈弥漫性细颗粒状（图22-5），称为继发性颗粒性固缩肾，以区别于高血压病时的原发性颗粒性固缩肾。切面皮质明显萎缩变薄，纹理模糊不清，皮质与髓质分界不清，肾盂周围脂肪增多。镜下观，早期肾小球内尚可见到某种肾炎的残存病变。后期见大量肾小球弥漫性纤维化和玻璃样变，其所属肾小管萎缩，纤维化，使病变肾小球相互靠拢；残留的肾小球体积增大，肾小管扩张，上皮细胞呈高柱状，扩张的肾小管内可见各种管型（图22-6）；肾间质纤维组织增生，并有多数淋巴细胞浸润；间质纤维化使纤维化、玻璃样变的肾小球相互靠拢，称为肾小球集中现象；肾小动脉发生硬化，管壁增厚，管腔狭窄。

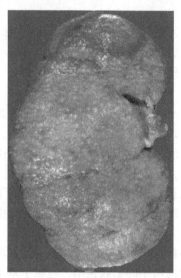

图22-5　弥漫性硬化性肾小球肾炎（肉眼观）
肾体积缩小，颜色苍白，质地变硬，表面呈弥漫分布的
细颗粒状

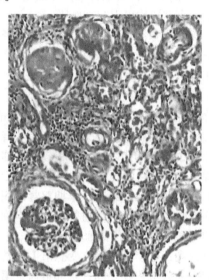

图22-6　弥漫性硬化性肾小球肾炎（镜下观）
大量肾小球纤维化，玻璃样变，肾小管萎缩，残留的肾单位
发生代偿性肥大

2.临床病理联系　本病常由不同类型肾炎发展而来，早期临床表现一般保留了原肾小球肾炎的特点，如从膜性增生性肾炎转变而来的病例，临床上长期表现为肾病综合征。晚期临床表现则基本相同，表现为慢性肾炎综合征。患者出现多尿、夜尿、低相对密度尿、高血压、贫血、氮质血症和尿毒症。

（1）尿的变化：由于大量肾单位被破坏，功能丧失，血液快速通过残留的肾小球，故形成的原尿增多，原尿通过肾小管的速度也随之加快，而肾小管的重吸收功能并未相应提高，尿浓缩功能降低，患者出现多尿、夜尿、尿相对密度降低，常固定在1.010左右。由于残留的肾单位结构和功能相对正常，血浆蛋白漏出不多，因而蛋白尿、血尿、管型尿都不如早期那样明显，水肿也很轻微。

（2）肾性高血压：由于大量肾单位纤维化和肾内动脉硬化，肾组织严重缺血，肾素分泌增加，血管紧张素增多，导致血压增高。长期高血压可加重心脏负荷导致心力衰竭。

（3）贫血：由于肾组织大量破坏，促红细胞生成素分泌减少，加上体内大量代谢产物堆积，抑制骨髓造血，并导致溶血，故患者常有贫血。

（4）氮质血症：随着病变发展，残存的肾单位越来越少，患者体内代谢产物大量堆积，造成血中非蛋白氮含量高于正常值，称为氮质血症；随着病情的加重，体内代谢产物大量堆积可造成自体中毒发展为尿毒症。

3.预后　病程长短不一，部分病变发展缓慢，病程可达数年或数十年之久。早期进行合理治疗可控制疾病发展。病变发展到晚期，预后极差，常因肾功能不全引起的尿毒症、高血压引起的心力衰竭和脑出血，及机体抵抗力降低而引起的继发感染而死亡。目前，有效的治疗方法是血液透析和异体肾移植。

肾 移 植

　　肾移植是指将器官捐献者的肾移植到接受移植的患者体内的手术过程。它是各种晚期肾病最有效的治疗方法。肾的来源主要为有血缘关系的亲戚和器官捐献者。最匹配的肾通常来自接受移植者的兄弟姐妹，因为他们的基因最有可能匹配。肾捐献者和接受移植者的血型和组织必须互相吻合，以避免产生剧烈的排斥反应。

第2节　肾盂肾炎

　　肾盂肾炎（pyelonephritis）是一种主要由细菌感染引起的累及肾盂、肾间质和肾小管的炎性疾病，是肾的常见疾病。可发生于任何年龄，多见于女性，其发病率为男性的 9 ～ 10 倍。肾盂肾炎可分为急性和慢性两种。

一、病因及发病机制

　　肾盂肾炎是细菌直接感染引起的。可引起肾盂肾炎的细菌种类很多，但以革兰阴性菌多见，尤以大肠埃希菌最常见。急性肾盂肾炎多为单一细菌感染，慢性肾盂肾炎则可为两种或更多细菌的混合感染。感染途径主要有两种。

　　（1）上行性感染：又称逆行性感染，是肾盂肾炎最常见的感染途径。病原菌自尿道或膀胱经输尿管或沿输尿管周围的淋巴管上行至肾盂和肾间质引起化脓性炎症。主要的致病菌是大肠埃希菌。病变可累及一侧或双侧肾。

　　（2）血源性感染：为少见的感染途径。病原菌以金黄色葡萄球菌为主。病原菌由体内某处感染灶侵入血液，随血流到达肾，从皮质经髓质蔓延到肾盂引起肾盂肾炎。这种肾盂肾炎常是全身脓毒血症的一部分，两侧肾常同时发生病变。

　　肾盂肾炎的发生常有一定的诱因。常见的诱因有以下三种。①尿路阻塞：是诱发肾盂肾炎的主要因素。妊娠子宫、泌尿道结石、尿道炎或尿道损伤后的瘢痕收缩、前列腺肥大、肿瘤的压迫、先天畸形等均可阻塞尿路，引起尿液潴留，减少了尿液对尿道的冲洗作用，又给细菌生长繁殖提供了良好的培养基从而引起肾盂肾炎。②医源性因素：膀胱镜检查、导尿术和泌尿道手术等引起的尿路黏膜损伤，或带入病原菌导致感染，诱发肾盂肾炎。因此，在护理工作中应注意严格灭菌和掌握操作规程。③尿液反流：当膀胱三角区发育不良或输尿管畸形、下尿道梗阻时，尿液可反流引起感染。

肾 与 水

　　肾可以利用水冲洗尿路系统，避免上行性感染。大部分药物都经肾排泄，对肾有毒性的药物，经肾排泄时，其浓度愈高毒性愈强，如果多饮水就能使药物在肾脏排泄过程中被稀释，减轻对肾的损伤，可预防急性肾衰竭。有些抗癌的化学药物如果不大量饮水，就会在排出时引起出血性膀胱炎。因此，适量饮水、增加尿量可保护肾。

二、类　型

（一）急性肾盂肾炎

急性肾盂肾炎（acute pyelonephritis）是由细菌感染引起的肾盂、肾间质和肾小管的急性化脓性炎。本病常由上行性感染引起。

1. 病理变化　肉眼观，病变为单侧性，也可为双侧性。血源性感染常为双侧性。肉眼观，肾体积增大、表面充血，有散在、稍隆起的黄白色脓肿，周围有紫红色充血带。切面髓质内可见黄色条纹并向皮质伸展，可见脓肿形成。肾盂黏膜充血水肿，表面有脓性渗出物，肾盂腔内可有脓液蓄积。镜下观，肾组织呈化脓性炎的改变或脓肿形成。由于感染途径不同，病变发展稍有不同。上行性感染引起者首先累及肾盂，可见肾盂黏膜充血、水肿，并有大量中性粒细胞浸润。随后炎症沿肾小管及其周围组织扩散，在肾间质引起大量中性粒细胞浸润，并可形成大小不等的脓肿。肾小管腔内充满脓细胞和细菌。早期肾小球多不受影响，病变严重时大量肾组织坏死可破坏肾小球。

血源性感染时，化脓性病变首先累及肾皮质内肾小球或肾小管周围的间质，继而炎症扩散到邻近组织，并可破入肾小管蔓延到肾盂，引起肾盂肾炎。肾内有多数散在的小脓肿。

2. 合并症

（1）肾盂积脓：当患者有严重尿路阻塞，特别是高位完全性尿路阻塞时，脓性渗出物不能排出，而潴留在肾盂和肾盏内。

（2）肾周围脓肿：病变严重时，肾组织内的化脓性炎症可穿过肾被膜扩展到肾周围组织所致。

（3）急性坏死性肾乳头炎：主要发生于糖尿病或有尿路阻塞的患者。病变可为单侧或双侧，表现为肾乳头部呈缺血性凝固性坏死，坏死区周围有充血带与邻近组织分界明显。

3. 临床病理联系　急性肾盂肾炎起病急，症状明显，患者常出现以下症状和体征。

（1）全身表现：患者常出现发热、寒战、血中性粒细胞增多等急性炎的全身表现。

（2）局部表现：由于肾体积增大使肾被膜紧张，并因炎症累及肾周围组织可出现腰部酸痛和肾区叩击痛。

（3）尿和肾功能的变化：肾盂和肾间质的化脓性炎可引起脓尿、蛋白尿、管型尿、菌尿，有时还有血尿等。由于膀胱和尿道急性炎的刺激可出现尿频、尿急、尿痛等膀胱刺激征。早期肾单位受累较少或病变较轻，故一般肾功能无明显变化。如并发肾乳头坏死则可引起急性肾衰竭。

4. 结局　如能及时彻底治疗，大多数病例可获痊愈；如治疗不彻底或尿路阻塞未消除，常可反复发作，迁延不愈而转为慢性。

（二）慢性肾盂肾炎

慢性肾盂肾炎（chronic pyelonephritis）特点是慢性间质性炎、纤维化和瘢痕形成，常伴有肾盂和肾盏纤维化和变形。

本病可由急性肾盂肾炎演变而来，有的病变一开始即呈慢性经过。引起的原因不清楚，可能与下列因素有关：①尿路梗阻未解除或因治疗不彻底病变迁延，反复发作而转为慢性；②反流性肾病，具有先天性膀胱输尿管反流或肾内反流的儿童常反复发生感染，可引起一侧或双侧的慢性肾盂肾炎；③患者肾组织中因细菌抗原持续存在，可在体内引起免疫反应，使炎症持续发展。此外，细菌 L 型（原生质体）长期存在与肾盂肾炎发展为慢性有一定关系。细菌 L 型无细胞壁，多种抗生素对其无效，使其在肾髓质高渗环境中长期存在。

1.病理变化　肉眼观，病变累及一侧或双侧肾。肾体积缩小，变硬，出现不规则凹陷性瘢痕并与肾被膜粘连。两肾因病变不同及分布不均匀，两肾可大小不等。切面可见肾皮、髓质界限不清，肾乳头部萎缩。肾盂、肾盏因瘢痕收缩而变形。肾盂黏膜粗糙、增厚。镜下观，病变呈灶状分布，病变以肾间质和肾小管为主。间质出现纤维化及大量淋巴细胞、浆细胞、单核细胞浸润和小血管内膜增厚、管腔狭窄，部分肾小管萎缩、纤维化，有的肾小管扩张，腔内有红染的胶样管型，上皮细胞受压呈扁平状，形似甲状腺滤泡。早期肾小球无明显改变，中后期由于间质纤维化，使一些肾小球出现特征性改变：即球囊周围纤维化和球囊壁呈同心层状纤维化，最终病变肾小球纤维化和玻璃样变（图 22-7）。肾盂黏膜由于纤维组织增生而变厚，并可见大量淋巴细胞、单核细胞及浆细胞等浸润。慢性肾盂肾炎急性发作时，可出现大量中性粒细胞浸润，并有小脓肿形成。

2.临床病理联系　由于肾小管损伤较重，故肾小管浓缩功能降低，患者可有多尿和夜尿。远端肾小管的受累使钠、钾和重碳酸盐丧失过多，患者可有低钠、低钾和酸中毒。随着肾组织发生纤维化和血管硬化，肾组织缺血，使肾素-血管紧张素活性增强而引起高血压。病变晚期，因肾单位大量破坏，出现慢性肾衰竭的一系列表现。

慢性肾盂肾炎在急性发作时，患者常有菌尿、蛋白尿、脓尿和管型尿等，并伴有急性肾盂肾炎的其他症状，如发热、腰酸背痛等。肾盂X线造影可见肾盂、肾盏因瘢痕收缩而变形，有助于临床诊断。

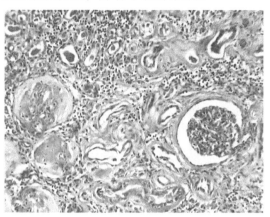

图 22-7　慢性肾盂肾炎

肾球囊壁增厚、纤维化，部分肾小管萎缩消失，腔内有胶样管型；间质纤维组织增生，有大量淋巴细胞等炎细胞浸润

3.结局　病程长，如能及时去除诱因，尽早彻底治疗可控制病变的发展，肾功能通过代偿维持相对正常。当病变广泛累及两肾，肾组织大量被破坏，最终可导致高血压和慢性肾衰竭等严重后果。

第3节　尿 石 症

尿石症（urolithiasis）是由于尿液内的盐类物质沉积形成的固体石块，又称为尿结石。是泌尿系统的常见病，多见于20～40岁的青壮年，男性发病率高于女性。结石发生的部位是肾、输尿管、膀胱和尿道，以肾和输尿管结石多见。

一、结石的类型

尿结石根据结石内晶体成分的不同，分为以下几种。

1.草酸盐结石　最常见，呈棕褐色，质硬，表面粗糙呈桑椹状。切面呈环形层状，多数为草酸钙和磷酸钙的混合性结石。

2.磷酸盐结石　灰白色，质脆，表面光滑或颗粒状，切面常分层结构，可随肾盂、肾盏形状长成很大的鹿角形结石。

3.碳酸盐结石　白色，质松脆，表面光滑，主要含碳酸钙。

4.尿酸盐结石　黄色或褐色，质硬，圆形或卵圆形，表面光滑或呈颗粒状，常为多发性。

在酸性尿中形成。尿酸盐结石可为单纯性或与草酸钙、磷酸钙等形成混合性结石。单纯性结石 X 线摄片不易显影，混合性结石可显影。

5.胱氨酸结石　黄白色，表面光滑呈蜡样，X 线不易显影。

二、结石形成的原因及发生机制

1.尿中晶体浓度增高　正常尿中常含有多种晶体盐类，如草酸盐、磷酸盐、碳酸盐和尿酸盐等，这些晶体盐类与尿中的胶体物质维持相对平衡。若尿中晶体盐类浓度增高，如脱水时，尿量减少，造成晶体和胶体的平衡失调，晶体物质即可析出形成结石。

甲状旁腺功能亢进、大量使用肾上腺皮质激素引起溶骨，可使尿钙增高；长期卧床的患者发生骨质疏松，脱钙，钙经血流，由肾排出；长期服用含钙药物或过量服用维生素 D，使钙吸收增多，也可使尿钙增多。如尿中的胶体不能维持钙盐的过饱和状态，钙盐析出沉淀形成结石。另外，三聚氰胺与婴幼儿泌尿系统结石发病关系密切。三聚氰胺进入人体后，发生取代反应（水解），生成三聚氰酸，三聚氰酸和三聚氰胺形成大的网状结构，可导致肾结石形成。此外，尿石症的形成诱发因素有尿路感染、尿路慢性梗阻、异物、生活环境等。

2.尿液理化性质的改变　尿液 pH 值的改变可影响晶体物质的溶解度，酸性尿有利于尿酸盐、胱氨酸结石的形成；磷酸盐、草酸盐、碳酸盐结石往往在碱性尿中形成。

尿路感染、尿道狭窄、前列腺肥大、长期留置导管、异物等，在尿结石的形成中，往往起到诱发作用。

三、病理变化及对机体的影响

尿结石大小不一，数量不等，约 80% 的患者为单侧性，结石大小不一，形状呈圆形、椭圆形、不规则形以至鹿角状。结石梗阻以上的肾盂肾盏常扩张，肾实质呈不同程度的萎缩。输尿管、膀胱和尿道结石原发性较少，多是继发性结石，即结石来源于肾或出现结石以上的泌尿道。来自肾的输尿管结石，常停留在输尿管解剖上的三个狭窄处。结石对机体的影响，主要是引起泌尿道阻塞、黏膜损伤和感染。结石阻塞肾盂和输尿管，可引起肾盂积水和输尿管积水。结石可损伤黏膜，引起血尿。输尿管结石可引起输尿管强烈蠕动和痉挛，患者出现肾绞痛。尿路阻塞和损伤，易诱发细菌感染引起肾盂肾炎和尿路炎症。

第4节　泌尿系统常见肿瘤

一、肾　细　胞　癌

肾细胞癌（renal cell carcinoma）是起源于于肾小管上皮细胞的恶性肿瘤，又称肾癌。多发于 40 岁以后，男性多于女性。

1.病因及发病机制　除化学性致癌物外，吸烟是引起肾癌的重要因素。其他危险因素，如肥胖（特别是女性）、接触石棉、石油产品和重金属等。

2.病理变化　肉眼观，肾癌大多发生于一侧，少数原发于两侧肾。较多发生于肾上极者。大多呈实体性圆性肿块，直径 3～15cm，切面淡黄色或灰白色，可见灶状出血、坏死、软化及钙化。肿瘤境界清楚，有假包膜形成，肿瘤表现为红、黄、灰、白等多种颜色相交错（图 22-8）。镜下观，组织学类型：①透明细胞癌：最常见，肿瘤细胞体积较大，多边形轮廓清楚，胞浆淡染、透明或颗粒状；核呈圆形，一般较小而深染。间质较少，为富含毛细血管的少量疏松结缔组织（图 20-8），此型占 70% ～ 80%。②乳头状癌：肿瘤细胞呈立方或矮柱状，乳头样排列，占 10% ～ 15%；③肾嫌色细胞癌：约占肾癌的 5%。肿瘤细胞大小不一，胞浆丰富、淡染或略嗜酸性，核周常有透明区，细胞境界清楚，呈腺泡状排列。

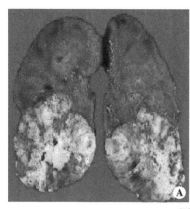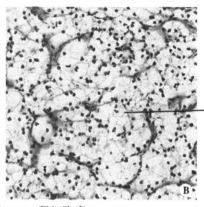

癌细胞体积大，圆形或多边形，胞质丰富，透明，核小而深染

图 22-8 肾细胞癌

A. 肾细胞癌（肉眼观）；B. 肾透明细胞癌（镜下观）

3. 转移 除直接向邻近组织蔓延处，以血道转移为最重要，常早期发生血道转移，往往在肾原发瘤症状出现前，已有转移灶的症状。最常转移到肺，其次为骨、肝、脑和皮肤等器官。淋巴道转移常首先转移到肾门和主动脉旁淋巴结。

4. 临床病理联系 血尿、腰痛和肾区肿块是三联征，对肾癌的诊断有一定意义。无痛性尿血是肾癌的主要症状，出现血尿是由于肿瘤侵及肾盂、肾盏或浸润血管所致。肿瘤体积增大，肾被膜紧张，或侵犯肾被膜时引起腰痛。

肾癌可产生异位激素和激素样物质，而引起副肿瘤综合征，如促红细胞生成素增多可引起红细胞增多症；甲状旁腺素分泌增多引起高钙血症；肾素增多可引起高血压；肾上腺皮质激素增多可引起 Cushing 综合征；促性腺激素增多可引起女性化或男性化。

5. 预后 预后差，5 年生存率约为 45%，如无转移，早期手术切除，预后较好。

二、肾母细胞瘤

肾母细胞瘤（nephroblastoma）起源于肾胚基组织，多发生于小儿，2 ～ 4 岁最多，是儿童腹腔内最常见的肿瘤之一，偶可见于成人。肾母细胞瘤具有散发性和遗传性，多数病例为散发性。

1. 病理变化 肾母细胞瘤可以发生于肾的任何部位，以上、下两极多见。肉眼观，肿块常为单个，体积较大，呈圆形或卵圆形，边界清楚，可形成假包膜。肿瘤质软，切面呈鱼肉状，灰白或灰红色。镜下观，肿瘤主要由未分化的幼稚组织、上皮样组织和间叶组织构成。幼稚组织由小圆形或卵圆形原始细胞组成；上皮样细胞体积小，圆形或立方形，常形成胚胎性小管或肾小球样结构。间叶成分常为成纤维细胞样的梭形细胞，有时可向横纹肌、骨、软骨或脂肪等分化。

2. 转移 直接侵及邻近组织和器官，并经淋巴道转移至肾门或主动脉旁淋巴结；经血道最常转移到肺，其次是肝。

3. 临床病理联系 腹部肿块是肾母细胞瘤的主要症状。有些患儿有高血压，这与肿瘤产生的肾素有关。

4.预后　肾母细胞瘤的预后与肿瘤组织分化程度、发病年龄有关，肿瘤组织分化愈低，生存率愈低；年龄愈小，预后愈佳。

三、膀胱移行细胞癌

膀胱移行细胞癌（transitional cell carcinoma of the bladder）是膀胱最常见的恶性肿瘤。多发生于 50 ～ 70 岁，男性发病率是女性的 2 ～ 3 倍。

1.病因　膀胱癌的发生与长期接触化学致癌物（苯胺染料）、吸烟、病毒感染有关。此外，膀胱黏膜的慢性炎，使膀胱黏膜上皮发生增生和化生，继而发生癌变。

2.病理变化　肉眼观，移行细胞癌好发于膀胱三角区近输尿管开口处。肿瘤可为单个或多个，大小不等，多呈乳头状，也可呈息肉状、扁平状或菜花状。镜下观，依据肿瘤组织的分化程度将移行细胞癌分为Ⅰ～Ⅲ级。①移行细胞癌Ⅰ级：肿瘤呈乳头状，细胞具有一定的异型性，且层次增多，但极性紊乱不明显。乳头间质为结缔组织；②移行细胞癌Ⅱ级：肿瘤呈乳头状，或伴有实性癌巢。细胞异型性明显，核分裂多见。细胞层次明显增多，极性消失（图 22-9）。③移行细胞癌Ⅲ级：肿瘤乳头状结构消失，而呈实性癌巢。细胞分化差，异型特别明显。核分裂多，并有病理性核分裂。

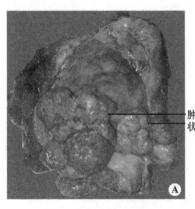

图 22-9　膀胱移行细胞癌
A. 肉眼观；B. 镜下观

3.临床病理联系　无痛性血尿是膀胱癌最常见的症状，是因肿瘤乳头断裂、表面坏死或溃破所致。肿瘤侵犯膀胱壁，膀胱黏膜受刺激，或继发感染，可引起尿频、尿急、尿痛。如肿瘤侵及输尿管开口，可导致肾盂、输尿管积水或积脓。

4.预后　患者的预后与移行细胞癌的组织学分级有关。移行细胞癌Ⅰ级者，五年生存率高；移行细胞癌Ⅲ级者，预后最差。

（卓　刚　丁运良）

目 标 检 测

1.名词解释　大红肾、大白肾、肾病综合征、肾小球集中现象

2.简述急性弥漫性增生性肾小球肾炎、慢性肾小

3.阐述肾盂肾炎的病因和发病机制、病理变化。

4.简述尿石症、肾细胞癌、膀胱移行细胞癌的临

球肾炎的病理变化及临床病理联系。

床病理联系。

5.病例讨论

（1）患儿男，7岁。因眼睑浮肿、尿少3天入院。10天前在室外玩耍时，右膝关节皮肤严重擦伤，2天后局部皮肤化脓，随后进行局部消炎处理，10天后出现上述症状。体格检查：血压130/90mmHg，眼睑浮肿，双下肢浮肿。实验室检查尿常规示红细胞（+），尿蛋白（++），红细胞管型0～2个/HPF；24小时尿量400ml；尿素氮11.2mmol/L，（正常值＜9mmol/L）；肌酐192μmol/L（＜178μmol/L），均高于正常。B超检查示双肾对称增大。肾活检病理检查示肾小球毛细血管内皮细胞和系膜细胞增生，中性粒细胞、单核细胞浸润，细胞数量增多，毛细血管腔狭窄或闭塞。病理诊断：弥漫性毛细血管内增生性肾小球肾炎。

问题： 弥漫性毛细血管内增生性肾小球肾炎病变特点是什么？患者出现高血压、水肿、少尿、血尿、蛋白尿的改变机制？

（2）患者女，35岁，发热，腰痛、尿频、尿急3天。实验室检查：尿中见白细胞管型。经抗生素治疗后痊愈。

问题： 患者患的是什么病？临床症状与肾病理变化有何关系？

第23章 肾衰竭

学习要求

掌握急、慢性肾功能不全、尿毒症的概念，分类和发病机制；理解急性肾功能不全的发生机制及功能、代谢变化；了解急、慢性肾功能不全的病因。

肾功能不全（renal insufficiency）是指各种病因引起肾功能严重障碍时，出现水、电解质和酸碱平衡紊乱，代谢产物及毒物在体内潴留，伴有肾脏内分泌功能障碍的病理过程。

肾功能不全与肾衰竭及尿毒症只是程度上的差别，没有本质区别。由轻到重的全过程，而后者指的是肾功能不全的晚期阶段。肾功能不全可分为急性和慢性肾功能不全。

第1节　急性肾衰竭

急性肾衰竭（acute renal failure，ARF）是指由多种原因引起短期内（数小时或数天）肾脏泌尿功能急剧下降，以致严重内环境紊乱的病理过程，由肾小球滤过率急剧减少或肾小管发生变性、坏死而引起。临床表现有水中毒、氮质血症、高钾血症和代谢性酸中毒。

一、衰竭的原因及分类

1. **肾前性**　由肾血液灌流量急剧减少引起的肾小球滤过率下降。常见于失血、失液、急性心力衰竭引起的休克早期。此时肾无器质性病变，一旦肾血流恢复，肾功能随之恢复，又称功能性急性肾衰竭。

2. **肾性**　由肾的器质性病变引起即器质性急性肾衰竭：①广泛的肾小球损伤，如急性肾小球肾炎、狼疮性肾炎等；②急性肾小管坏死，如持续性肾缺血及肾毒物等。

3. **肾后性**　从肾盂到尿道口的尿路急性梗阻。梗阻导致肾盂积水，肾小囊内压增高致肾小球滤过率减少，因而发生氮质血症和代谢性酸中毒。

二、发生机制

急性肾衰竭发病机制（图23-1）的关键是肾小球滤过率（GFR）降低。现以肾缺血、肾毒物引起的急性肾衰竭加以阐述（图23-1）。

1. **肾血流灌注减少**

（1）肾灌注压下降：肾灌注压的特点是受全身血压影响很大，当全身血压低于10.7kPa，也就是80mmHg时，肾血流失去自身调节，肾灌注压明显下降。

（2）肾血管收缩：①肾素-血管紧张素系统活性增高，有效循环血量降低，交感神经兴奋直接刺激可引起肾素分泌增加并继发血管紧张素增加，使肾血管收缩，导致肾小球滤过率下降。②体内儿茶酚胺增加，肾缺血或肾毒物中毒时，机体因受到强烈刺激而导致交感-肾上腺髓质系统兴奋，血中儿茶酚胺急剧增加，肾血管收缩。

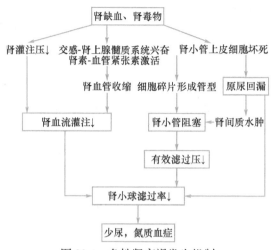

图 23-1 急性肾衰竭发生机制

2.肾小管阻塞 肾缺血、肾毒物、异型输血、挤压综合征等引起急性肾衰竭时，肾小管内有坏死脱落的上皮细胞碎片、肌红蛋白、血红蛋白形成的管型，引起广泛肾小管阻塞，使原尿不易通过，引起少尿。同时，阻塞上段的肾小管扩张，管腔内压升高，使肾小球滤过压降低，导致肾小球滤过率下降。

3.肾小管的原尿回漏 肾小管坏死后，原尿可经坏死部位向肾间质回漏。原尿在间质中积聚，也可引起肾间质水肿，肾间质压升高，从而压迫肾小管和肾小管周围的毛细血管，不仅阻碍原尿在肾小管通过，使肾小球滤过率进一步降低，进一步加重肾损害。

三、机体的功能代谢变化

（一）少尿型急性肾功能不全

少尿型急性肾功能不全按其病程演变，一般可分为少尿期、多尿期、恢复期三个时期。

1.少尿期 尿量减少伴有严重的内环境紊乱是此期的特点，为病程中最危险的阶段，少尿期持续时间越长，预后越差。

（1）尿的变化。①尿量：患者尿量迅速减少，出现少尿（24小时尿量小于400ml）、无尿（24小时尿量少于100ml）；②尿相对密度：尿相对密度低且固定在1.010～1.012，多由于肾小管坏死，对水重吸收功能降低及原尿的浓缩功能障碍；③尿钠含量高：与肾小管上皮细胞受损有关；④尿蛋白和尿沉渣检查：尿蛋白不同程度增加，尿中可见红、白细胞及各种管型。

功能性急性肾衰竭和器质性急性肾衰竭均可出现少尿，前者少尿主要是 GFR 显著降低所致，后者则同时有肾小球和肾小管功能障碍。但两者少尿发生的机制及尿液成份均存在不同点，临床上注意鉴别（表23-1）。

（2）水中毒：急性肾衰竭时，发生水中毒是由于：①少尿和无尿，

表 23-1 功能性和器质性急性肾衰竭少尿期尿变化特点

	功能性急性肾功能不全	器质性急性肾功能不全
尿相对密度	＞1.020	＜1.015
尿渗透压（mmol/L）	＞500	＜400
尿钠含量（mmol/L）	＜20	＞40
尿肌酐/血肌酐	＞40	＜10
尿蛋白及镜检	正常	尿蛋白(+)、各种管型、红细胞、上皮细胞
补液原则	充分扩容	量出为入
补液后反应	尿量迅速增加，症状改善	尿量持续减少，病情恶化

水排出减少；②体内分解代谢增强，内生水生成增加；③摄入或输入液体过多。

（3）高钾血症：是急性肾衰竭患者最危险的变化，是少尿期患者死亡的主要原因。引起高钾血症的因素：①尿量减少，钾的排出也显著减少；②钾的来源增多，输入库存血，摄入含钾的食物和药物；③体内钾转移，组织损伤，细胞分解代谢增强，钾从细胞内转到细胞外；④患者发生酸中毒，细胞内钾离子外逸。

（4）代谢性酸中毒：急性肾衰竭时，肾小球滤过率严重降低，体内酸性产物蓄积。

（5）氮质血症：当血中尿素、尿酸、肌酐等非蛋白含氮物质的含量超过正常时，称为氮质血症。发生的原因主要与肾小球滤过率降低，该类物质不能从肾充分排出有关。

2. 多尿期　指尿量逐渐增多以至超过正常量的时期。当尿量超过 400ml/24h，显示肾功能开始恢复。持续时间 1～2 周，尿量多达 3～5L/d。多尿主要由于：①肾小球滤过功能逐渐恢复；②肾间质水肿消退，部分肾小管中管型被冲走肾小管阻塞解除；③新生肾小管上皮细胞功能不完善，重吸收钠水功能低下，原尿不能充分浓缩；④少尿期潴留，在血中的尿素等代谢产物经肾小球代偿性大量滤出，从而增高了原尿的渗透压，引起渗透性利尿。应该注意的是多尿期每天排出大量水和电解质，如不及时补充纠正可发生脱水、电解质紊乱。

3. 恢复期　此期患者的尿量和血中非蛋白氮含量都已基本恢复正常，代谢废物的潴留和水、电解质平衡紊乱以及酸碱平衡紊乱得到纠正，相应症状消失。但肾小管功能需要经数月甚至更长时间，才能完全恢复正常。

（二）非少尿型急性肾衰竭

近年报道有 30%～50% 的急性肾衰竭尿量在 400～1000ml/d，临床症状较轻，病程短，并发症少，病死率低，预后较好，也存在氮质血症。但由于尿量不少，容易漏诊。

第2节　慢性肾衰竭

慢性肾衰竭（chronic renal failure，CRF）是各种原因造成肾单位慢性进行性破坏，健存的肾单位不能充分排出代谢废物以维持内环境恒定，导致代谢产物潴留，水、电解质及酸碱平衡紊乱和肾内分泌功能障碍的病理过程。

何为透析？

透析是指通过小分子经过半透膜扩散到水（或缓冲液）的原理，将小分子与生物大分子分开的一种分离纯化技术。运用此种技术可使体液内的成分（溶质或水分）通过半透膜排出体外，以达到治疗目标。

链接

一、原　因

慢性肾小球肾炎是慢性肾衰竭最常见的原因（占 50%～60%），慢性肾盂肾炎、高血压性肾小动脉硬化症、系统性红斑狼疮也是常见的原因。此外，肾动脉狭窄、多囊肾、肾结核及结石、前列腺肥大、肿瘤、尿道狭窄所致慢性尿路阻塞，全身性代谢性疾病如糖尿病、痛风等也可引起慢性肾衰竭。

二、发展过程及机制

（一）发展过程

临床上根据病变发展及肾功能损害程度分为四个阶段。

1.代偿期　部分肾单位受损，但健存肾单位可以代偿已受损肾单位的功能，机体内环境尚能维持相对稳定，无氮质血症，临床基本无症状。内生肌酐清除率（尿中肌酐浓度 × 每分钟尿量 / 血浆肌酐含量）与肾小球滤过率的变化呈平行关系，在正常值的 30% 以上，血液生化指标无异常。

2.肾衰竭早期　肾储备代偿能力进一步降低，有轻度或中度氮质血症，出现临床症状，可有多尿或夜尿增多、乏力、头痛等表现。内生肌酐清除率降至正常的 25% ~ 30%。

3.肾衰竭中期（肾衰竭）　进入失代偿期，肾功能显著恶化，有较严重的氮质血症，内环境明显紊乱。患者出现疲乏、恶心、呕吐、腹泻、多尿，有轻度或中度代谢性酸中毒、水钠潴留、低钠血症、严重贫血等。内生肌酐清除率降至正常的 20% ~ 25%。

4.肾衰竭晚期（尿毒症）　肾衰竭进入晚期，出现严重的氮质血症，中毒症状明显加重，表现出严重的水、电解质和酸碱平衡紊乱，各器官出现功能障碍。内生肌酐清除率降至正常的 20% 以下。

（二）发生机制

慢性肾衰竭的机制迄今不甚明了，下面介绍两种主要学说。

1.健存肾单位学说　当发生慢性肾疾病时，很多肾单位不断遭受破坏而丧失功能，残存的部分肾单位轻度受损或仍属正常，称为健存肾单位。这些健存肾单位都发生代偿性肥大，增强其功能来进行代偿。随着疾病的进展，健存肾单位逐渐减少，即使加倍工作也无法代偿，随着健存肾单位的减少，肾衰竭进行性加重。

2.矫枉失衡学说　当肾损害引起肾单位进行性减少时，为了适应肾小球滤过率降低导致血中某些物质的含量升高，机体代偿性出现另一物质的增加（即矫枉过程）。这些代偿性变化又导致新的不平衡，使机体进一步受到损害。如肾小球滤过率降低（血磷升高），机体通过甲状旁腺素分泌增多，减少肾小球滤液中磷的重吸收增加磷的排出，使血磷趋于正常。但甲状旁腺素分泌增多又引起溶骨过程增强，导致肾性骨营养不良，即矫枉失衡。

此外，还有肾小球过度滤过学说、肾小管 - 间质损伤、尿毒症毒素学说、脂质代谢紊乱等发病机制。

三、机体的功能代谢变化

1.尿的变化　①夜尿：正常人白天尿量为 2/3，夜间尿量只占 1/3。慢性肾衰竭早期，夜间排尿增多，接近甚至超过白天。②多尿：24 小时尿量超过 2000ml。形成机制：健存肾单位代偿性过度过滤，滤过原尿量显著增加，且原尿流速快，通过肾小管时未能被及时重吸收。③少尿：当肾单位极度减少，尽管单个健存肾单位生成尿液多，但每日尿量少于 400ml。④尿的渗透压：早期患者浓缩功能障碍，出现低渗尿，尿相对密度最高为 1.020。随病情进展，浓缩和稀释功能均丧失，终尿的渗透压接近血浆渗透压，相对密度固定在 1.008 ~ 1.012，称等渗尿。⑤尿液成分改变：因肾小球滤过膜通透性增加，肾小管上皮受损，对滤过蛋白重吸收减少，出现蛋白尿，甚至出现血尿（尿中混有红细胞）、脓尿（尿沉渣有大量变性白细胞）。

2.氮质血症　血中非蛋白氮浓度超过正常时称氮质血症。当肾小球滤过率下降至正常 25% 以下时，尿素氮才明显升高，且升高与病情严重程序大致相当。肌酐不仅从肾小球滤过，还从肾小管排泄，因此血中肌酐升高较晚。

3.水、电解质及酸碱平衡紊乱

（1）钾代谢障碍：患者只要尿量不减少，血钾可较长时间处于正常水平。晚期患者尿量过少，肾小管不能充分泌钾导致高钾血症。

（2）钠代谢障碍：如钠摄入量适当，可无水肿及低钠。如过分限制钠盐，由于肾小管对钠的重吸收能力已降低，尿排钠大于摄入量，水分排出也多，导致细胞外液和血容量减少，致使肾小球滤过率进一步降低；如摄钠过多，由于肾小球滤过率很低，排钠不足，水钠潴留，引起水肿。

（3）钙磷代谢紊乱：因肾小球滤过率降低，血磷升高，继发甲状旁腺功能亢进。慢性肾衰竭时出现血钙降低，其原因有：①钙磷乘积为一常数，血磷高血钙低；②维生素 D_3 先在肝羟化，后在肾羟化，形成有活性的维生素 D_3，肾实质破坏使维生素 D_3 羟化障碍，影响肠道对钙的吸收；③血磷高、肠道分泌磷酸根增多和钙结合形成磷酸钙，妨碍钙吸收，同时伴代谢性酸中毒，骨盐溶解缓冲 H^+。以上诸因素综合引起肾性骨营养不良。

（4）代谢性酸中毒：由于肾小管泌 H^+ 减少，HCO_3^- 重吸收减少，血浆中的非挥发酸不能从尿中排出。

4. 肾性高血压　高血压是慢性肾衰竭常见症状之一，称肾性高血压。其发生机制：①钠水潴留，钠水潴留使血浆和细胞外液增多，血浆增多，心排血量增加，血压升高。②血浆肾素浓度增高，某些肾疾病患者，血浆肾素浓度持续升高，血管紧张素 II 形成增多，致血管收缩，外周阻力增加，血压升高。③肾分泌降压物质减少，正常肾髓质能产生前列腺素 A_2 和 E_2 等舒血管物质。当肾实质破坏时，这些物质分泌减少，导致血压升高。

5. 肾性贫血和出血

（1）肾性贫血：发生机制①促红细胞生成素减少，骨髓干细胞形成红细胞被抑制；②血液中毒性物质潴留，如甲基胍抑制红细胞生成引起溶血和出血。

（2）出血：患者出血主要是由于血小板功能障碍。①血小板第Ⅲ因子释放受抑制，因而凝血酶原激活物生成减少；②血小板黏附、聚集功能减弱。

第3节　尿毒症

尿毒症（uremia）是肾衰竭最严重的阶段，除水、电解质和酸碱平衡紊乱以及内分泌失调外，还因代谢终产物或毒性物质在体内堆积，引起一系列自身中毒症状。

一、尿毒症毒素

1. 胍类　主要是甲基胍和胍基琥珀酸，是体内精氨酸的代谢产物。正常情况下主要生成尿素、肌酐；肾衰竭时这些物质排泄障碍，通过另一途径生成胍类化合物。

2. 尿素　血中尿素水平持续升高会引起厌食、恶心、呕吐、糖耐量降低和出血倾向。

3. 甲状旁腺激素　患者有甲状旁腺功能亢进，认为甲状旁腺激素是尿毒症的主要毒物。此外，还有胺类、酚类、中分子物质等对机体也有一定毒性作用。

二、临床病理联系

1. 神经系统　①中枢神经系统：早期常有疲劳、乏力、头痛、头晕、表情淡漠、理解力和记忆力减退，严重时出现烦躁不安、肌肉颤动、抽搐，最后发生嗜睡、昏迷，称为尿毒症性脑病。②周围神经病变：患者常有下肢麻木、刺痛及灼痛，随后出现肢体运动无力、腱反射减弱、最终引起运动障碍。

2. 消化系统　出现最早、最突出的症状。表现为厌食、恶心、呕吐、腹泻、口腔溃疡及消化道出血。

3.心血管系统　患者可发生心室肥大、心力衰竭、心律失常，晚期出现尿毒症性心包炎。

4.呼吸系统　患者呼吸加深加快，严重时呼吸中枢抑制出现潮式呼吸或深大呼吸。患者呼出气体有氨味，是由于尿素经唾液酶分解所致。

5.皮肤　患者因贫血和黑色素沉着，皮肤苍白或呈黄褐色并出现皮肤瘙痒。尿素随汗液排出，在汗腺开口处形成的细小白色结晶，称尿素霜。

6.免疫系统　患者常因免疫功能低下并发严重感染。

7.代谢紊乱　①糖代谢：约半数以上患者伴糖耐量降低；②蛋白质代谢：因毒性物质作用使蛋白质合成减少，分解加强，以及患者摄入不足而出现负氮平衡和低蛋白血症；③脂质代谢：血浆三酰甘油含量增加，出现高脂血症。

（刘　茜）

目 标 检 测

1.简述肾功能不全、尿毒症的概念，急、慢性肾功能不全的不同阶段类型、分期。

2.简述急、慢性肾功能不全和尿毒症的机体功能及代谢变化。

3.病例讨论

（1）患者男，65岁，因浮肿、无尿入院。入院前因感冒多次使用庆大霉素和复方新诺明而出现浮肿，尿量进行性减少。查体：眼睑浮肿，双下肢可凹性水肿。

问题：患者治疗后出现少尿、无尿和水肿等的原因是什么？

（2）患者男，72岁。患前列腺增生数年。最近食欲缺乏且伴双下肢浮肿。入院后发现患者尿量明显减少，血尿素氮显著增高。行前列腺切除术后病情缓减。

问题：患者出现临床表现的原因及其类型？

（3）患者女，42岁。患慢性肾盂肾炎12年，症状时轻时重。最近因频繁恶心、呕吐、疲乏无力而入院治疗。Hb为45g/L，BUN为27mmol/L，扑翼样震颤（+），双下肢痛觉显著降低，皮肤瘙痒明显。

问题：患者出现上述表现的原因是什么？

第24章　生殖系统疾病与乳腺疾病

学习要求

掌握子宫颈癌、乳腺癌、葡萄胎的病理类型、扩散与转移特点；理解慢性子宫颈炎的病因及病理类型，尖锐湿疣、子宫内膜异位症、子宫腺肌病、绒毛膜上皮癌、乳腺增生病、前列腺增生症的概念和病理特点；了解子宫内膜增生症、恶性葡萄胎、前列腺癌的病理特点。

第1节　女性生殖系统疾病

一、慢性子宫颈炎

慢性子宫颈炎（chronic cervicitis）是子宫颈的慢性炎，常见的妇科病，主要症状为白带增多，其发病与局部病原微生物感染、损伤、激素紊乱、血液循环障碍等因素有关。

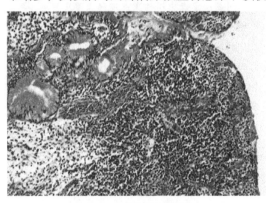

图 24-1　慢性子宫颈炎
密集的淋巴细胞及中性粒细胞浸润，新血管形成，扩张血管积聚大量白细胞

与慢性宫颈炎有关的病原微生物主要有链球菌、肠球菌、大肠埃希菌、葡萄球菌，少见的病原微生物包括沙眼衣原体、淋球菌、单纯疱疹病毒、人乳头状瘤病毒、巨细胞病毒等。机械损伤是慢性子宫颈炎的诱发因素。

基本病理变化为宫颈黏膜充血水肿，间质淋巴细胞、单核/巨噬细胞、浆细胞等慢性炎细胞浸润，可有淋巴滤泡形成，常伴有腺上皮增生、脱落和鳞状上皮化生（图 24-1）。

根据病变特点，将慢性子宫颈炎分为以下几种类型。

1. 子宫颈糜烂（cervical erosion）　是指子宫颈阴道部的鳞状上皮坏死脱落，黏膜上皮缺损，称为真性糜烂，临床较少见。常见的子宫颈糜烂多为假性糜烂，是在青春期随着子宫和宫颈的发育，宫颈管内膜的柱状上皮外移进入阴道部，由于被覆的单层柱状上皮很薄，上皮下血管容易暴露而呈红色，并且这种改变边界清楚，故常被认为子宫颈糜烂。进入阴道部的柱状上皮受到致炎因子的损伤，柱状上皮下的储备细胞增生，并发生鳞状上皮化生，取代原有的柱状上皮而愈合，称为腺体的鳞状上皮化生，亦称糜烂愈复。肉眼观，子宫颈黏膜充血水肿，呈颗粒状。镜下观，子宫颈间质内淋巴细胞、单核细胞及浆细胞浸润，伴不同程度的宫颈腺上皮增生及鳞状上皮化生（图24-2）。上皮的损伤、修复和化生反复进行，可发生上皮内瘤变，个别病例甚至进展为子宫颈癌。

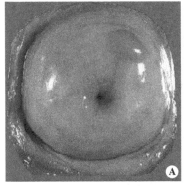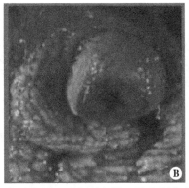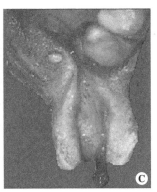

图 24-2　正常子宫颈、子宫颈糜烂、子宫颈息肉比较

A. 正常子宫颈表面光滑；B. 子宫颈糜烂的外口充血、红色；C. 子宫息肉（带蒂肿物）

2. 子宫颈息肉（cervical polyp）　由于慢性的炎症刺激，子宫颈黏膜、腺体和固有层纤维结缔组织呈局限性增生，形成向表面突起、带有细蒂的小肿物，称为子宫颈息肉。肉眼观，息肉可单发或多发，呈粉红色或粉白色，大小多在 1cm 之内。镜下观，息肉由腺体、结缔组织构成，并有充血、水肿和慢性炎细胞浸润，表面被覆单层柱状上皮或鳞状上皮（图 24-2）。

3. 子宫颈肥大（cervical hypertrophy）　由于炎症长期刺激，子宫颈结缔组织和腺体明显增生致子宫颈肥大。结缔组织增生明显，则子宫颈变硬。

4. 子宫颈腺囊肿（nabothian cyst）　慢性子宫颈炎时，腺体分泌亢进。腺体被化生的鳞状上皮阻塞，或腺管被周围增生的结缔组织或瘢痕压迫，使腺管变窄甚至阻塞，腺体分泌物引流受阻、潴留形成囊肿。

二、子宫颈鳞状细胞癌

子宫颈鳞状细胞癌（squamous cell carcinoma of the cervix）是女性生殖系统常见的恶性肿瘤之一。发病年龄多为 40～60 岁，45 岁为最高峰年龄。由于子宫颈脱落细胞学检查的推广和普及，使许多癌前病变和早期癌得到早期防治，晚期癌较过去明显减少，5 年生存率和治愈率显著提高。但近年来，我国子宫颈癌的发病率呈上升趋势，尤其是 20～30 岁妇女的发病率明显上升。子宫颈癌的发病，一般认为与早婚、多产、性生活紊乱、子宫颈裂伤、包皮垢刺激、人类乳头状瘤病毒（16、18、31 型）感染、吸烟等因素有关。近 20 年来研究发现，经性传播 HPV 感染已成为宫颈癌的主要致病因素之一。

1. 病理变化　鳞状细胞癌占 80%～95%，腺癌占 10%～20%，其他类型癌很少。①原位鳞癌：子宫颈全层上皮被癌细胞占据，但尚未突破基膜（图 24-3A）。②早期浸润癌：少数肿瘤细胞突破基膜并浸润到基膜下方的间质内，浸润深度不超过基膜下 5mm，无血管浸润和淋巴道转移。早期浸润癌多数无明显症状，预后良好（图 24-3B）。③浸润癌：癌细胞突破基底膜，明显浸润间质，浸润深度超过基底膜下 5mm，并伴有临床症状。肉眼观，主要表现为内生浸润型、溃疡型或外生乳头型、菜花型（图 24-3C）。镜下观，按癌组织分化程度分为高分化（约占 20%）、中分化（约占 60%）、低分化（约占 20%）三级（图 24-3D）。

2. 扩散及转移　宫颈癌主要扩散途径为直接蔓延和经淋巴道转移，血道转移较少。其中直接蔓延浸润破坏整个子宫颈段、阴道穹隆、阴道壁、膀胱、直肠、阔韧带、子宫旁及盆腔壁组织。淋巴道转移首先由子宫颈旁淋巴结至闭孔、髂外淋巴结，然后至髂总、深腹股沟或骶前淋巴结，晚期可至锁骨上淋巴结。血道转移很少见，主要转移部位是肺、骨、肝。

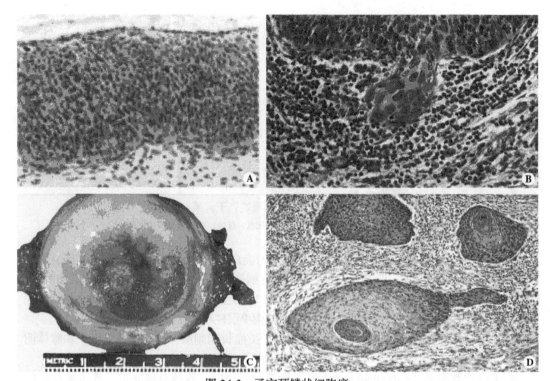

图 24-3 子宫颈鳞状细胞癌
A.原位癌；B.早期浸润癌；C.肉眼观；D.浸润癌

3.临床病理联系 早期多无自觉症状，检查时仅见局部黏膜粗糙，临床表现主要为接触性出血、阴道排液增多。晚期，癌组织破溃、坏死、继发感染，有大量恶臭白带。病灶累及盆腔可出现尿频、尿急、肛门坠胀等压迫症状。到疾病末期，患者常出现恶病质。

三、子宫内膜增生症

子宫内膜增生症（endometrial hyperpasia）是由异常激素条件诱导的良性到恶性前增生性病变的一系列形态学改变。多见于青春期和围绝经期妇女。

1.病因和发病机制 一般认为与长期的雌激素刺激有关。雌激素增高可以是内源性的（反复的无排卵性月经、雌激素相关的卵巢肿瘤、多囊卵巢综合征），也可以是外源性的（无孕酮拮抗的雌激素治疗）。其中，无排卵性月经是最常见的原因。复杂性增生的病因和发病机制与单纯性增生大致相似。但也可以发生在正常或萎缩的子宫内膜中。上皮内瘤变与复杂性增生相似，但部分病例可缓慢发展为子宫内膜癌。

2.病理变化 肉眼观：子宫内膜呈弥漫性或灶性增厚，其厚度常超过 5mm，表面光滑或有小息肉形成，质地柔软，湿润者似天鹅绒，有的质地较硬，但不脆。镜下观：子宫内膜增生根据腺体结构复杂程度分为单纯性增生或复杂性增生（腺瘤性）；根据细胞学特征（核）分为单纯增生和上皮内瘤变。①单纯性增生：局部或弥漫性的腺体增多、密集，腺体结构不规则，有的腺腔扩张呈囊状。腺上皮呈高柱状或增生呈假复层，细胞无异型性（图 24-4），约有 1% 可发展为子宫内膜癌。②复杂性增生：腺体拥挤，可以"背靠背"，间质明显减少。腺体轮廓不规则，或形成腺腔内乳头状结构（图 24-5）。腺上皮细胞无异型性，约有 3% 可发展为子宫内膜癌。③非典型增生：呈局灶性或多灶性分布，腺体增多，轮廓不规则，间质减少。腺上皮细胞排列紊乱。细胞核增大变圆，不规则，核仁明显；胞浆丰富嗜酸性（图 24-6）。

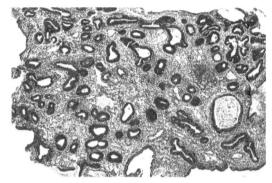

图 24-4　子宫内膜单纯性增生（镜下观）

腺体密集、扩张、不规则，细胞无异型性

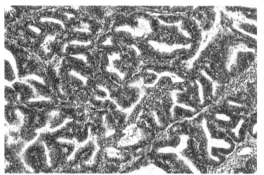

图 24-5　子宫内膜复杂性增生（镜下观）

3. 临床病理联系　临床主要表现为功能性子宫出血，即月经不规则、经期延长、月经量过多或绝经后流血等。出血期无下腹疼痛或其他不适，出血多或时间长者常伴贫血，妇科检查子宫大小正常。

四、子宫内膜异位症

子宫内膜异位症（endometriosis）是指子宫内膜的腺体和间质出现于子宫内膜以外的部位。80% 发生于卵巢，其余依次发生于子宫阔韧带、直肠阴道陷窝、盆腔腹膜、腹部手术瘢痕、脐部、阴道、外阴和阑尾等。好发于青年妇女与不孕症妇女。主要症状为痛经。病因未明，有以下几种学说：月经期子宫内膜经输卵管反流至腹腔器官；子宫内膜种植在手术切口或经血流播散至远方器官；异位的子宫内膜由体腔上皮化生而来。异位的子宫内膜随月经周期变化，反复出血，在局部形成陈旧异位囊肿（也称巧克力囊肿）。囊肿若继续增大可破裂，引起腹腔出血和附近组织粘连。镜下观，在囊壁内可找到典型的子宫内膜腺体及间质。如子宫内膜的腺体和间质出现在子宫肌层中（至少距子宫内膜基底层 2～3mm 以上），称为子宫腺肌病，病灶局限者亦称腺肌瘤（图 24-7）。

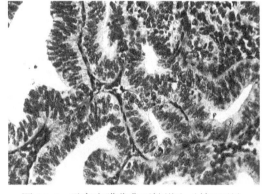

图 24-6　子宫内膜非典型性增生（镜下观）

腺体密集，腺体之间几乎完全没有间质，结构特征是复杂性
增生，腺上皮层次增多伴细胞学不典型性

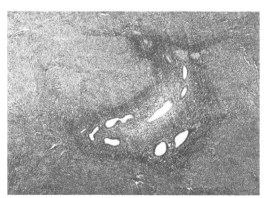

图 24-7　子宫腺肌病（镜下观）

肌层中有多少不等的子宫内膜腺体和间质

五、妊娠滋养层细胞疾病

妊娠滋养层上皮细胞疾病（gestational trophoblastic disease，GTD）是一组与妊娠有关，以滋养层细胞异常为病变特点的疾病，包括葡萄胎、侵蚀性葡萄胎、绒毛膜上皮癌及胎盘部位滋养细胞肿瘤。

（一）葡萄胎

葡萄胎（hydatidiform mode）是指妊娠后绒毛间质高度水肿，滋养层细胞不同程度增生为特征的一种良性疾病，又称水泡状胎块，多发生于 20 岁以下和 40 岁以上的妇女。临床主要表现为闭经或阴道排出水泡状物，分为完全性葡萄胎和部分性葡萄胎。

1. 病因及发病机制　原因尚不明确。通过细胞遗传学结合病理学研究认为，染色体异常在葡萄胎发病中起主要作用。完全性葡萄胎染色体核型 80% 以上为 46XX，10% 以上为 46XY，两种情况的完全性葡萄胎均为男性遗传起源，即卵子在卵原核缺失或卵原核失活（空卵）的情况下与精子结合后发育形成，称为空卵受精，发展成为一个无胚胎妊娠。部分性葡萄胎染色体核型为三倍体（80% 为 69XXY，其余为 69XXX 或 69XYY），这可能为一个正常卵子与双精子结合或第一次减数分裂失败的精子与正常卵结合受精。

2. 病理变化　肉眼观，绒毛水肿，形成直经在数毫米至 2cm、大小不等、壁薄含清亮液体的成串的囊泡，状似葡萄，故称葡萄胎。完全性葡萄胎无胎儿和胎盘。部分性葡萄胎可见部分胎盘组织。镜下观，组织学结构有三个特点：①多灶性、环绕性滋养叶细胞增生；②绒毛间质水肿，中央池形成；③间质内一般无血管或有少数无功能性毛细血管。完全性葡萄胎呈弥漫性改变（图 24-8）。部分性葡萄胎则为局灶性改变，部分绒毛水肿，滋养细胞常为局灶性或轻度增生，有时还可见胎儿成分。

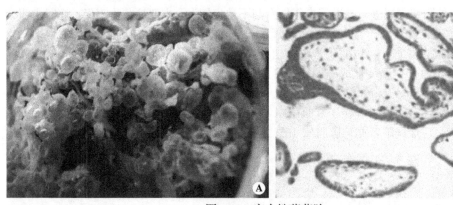

图 24-8　完全性葡萄胎
A. 肉眼观；B. 镜下观

3. 临床病理联系　由于水泡状胎块充满宫腔，致子宫明显增大，程度超过正常妊娠月份子宫大小，质地变软。多数患者停经后发生不规则阴道流血，有时可自然排出水泡状组织。因滋养层细胞高度增生，产生大量绒毛膜促性腺激素（HCG），使血清、尿中 HCG 浓度通常大大高于正常妊娠相应月份值。

4. 预后　经彻底清宫后 80% ～ 90% 葡萄胎患者可痊愈。完全性葡萄胎约 15% 可发展为侵蚀性葡萄胎，2% ～ 3% 可发展为绒毛膜癌，部分性葡萄胎约为 4% 发展为侵蚀性葡萄胎，一般不发展为绒毛膜癌。对葡萄胎患者在彻底刮宫后必须连续监测血及尿中 HCG 水平，进行随防。

（二）侵蚀性葡萄胎

侵蚀性葡萄胎（invasive mole）是指葡萄胎组织侵入子宫肌层局部甚至子宫外，因其生物学行为似恶性肿瘤，故又称恶性葡萄胎。肉眼观，子宫肌壁内可见侵入的大小不等的水泡状胎块（图 24-9），有时穿透子宫引起出血。部分患者可见阴道、外阴及肺转移结节。镜下观，在子宫肌壁内可见滋养层细胞浸润、增生，细胞异型性显著，绒毛间质水肿。常见出血坏死。大多数侵蚀性葡萄胎对化学药物敏感，治疗效果较好。

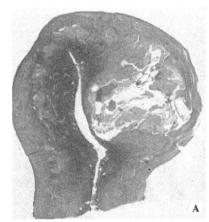
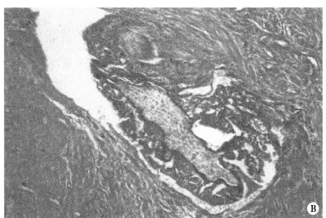

图 24-9　侵蚀性葡萄胎

A. 肉眼观；B. 镜下观

（三）绒毛膜上皮癌

绒毛膜上皮癌（choriocarcinoma）是一种滋养层细胞混合增生的高度恶性肿瘤，简称绒癌。主要特点是滋养层细胞（细胞滋养层细胞、中间滋养层细胞和合体滋养层细胞）高度增生，不形成绒毛或水泡状结构，肿瘤广泛侵入子宫肌层或转移至其他脏器及组织。约 50% 的绒癌发生于水泡状胎块后，25% 发生于流产后，22.5% 发生于正常分娩后，2.5% 发生于异位妊娠后。以 30 岁左右青年女性多见，发病机制不详。

1.病理变化　肉眼观，肿瘤呈出血坏死性改变，常深藏在子宫壁内，也可突入宫腔，呈息肉状，表面有溃烂，也可侵透子宫浆膜引起腹腔内出血（图 24-10）。镜下观，肿瘤由高度增生的细胞滋养层细胞及合体滋养层细胞构成，细胞异型显著，呈团片状排列，常见核分裂，缺乏水泡状结构。肿瘤自身无间质血管。常广泛侵犯宫壁肌层，病灶周围常有大片出血、坏死（图 24-11）。

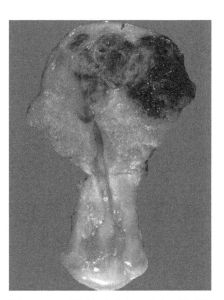

图 24-10　子宫绒毛膜上皮癌（肉眼观）

癌组织位于子宫底部，呈暗紫红色结节状，可见出血坏死

2.转移　绒癌多通过血道转移到肺、阴道、外阴、脑、肝及骨等。

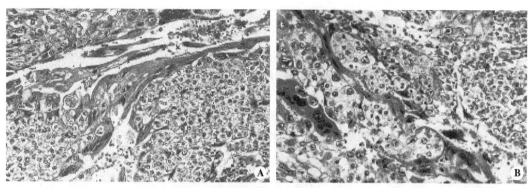

图 24-11　绒毛膜上皮癌（镜下观）

细胞滋养层细胞及合体滋养层细胞高度增生，异型显著，呈团片状排列，不含血管及间质，大片出血坏死

第 2 节　男性生殖系统疾病

一、前列腺增生症

前列腺增生症（hyperplasia of prostate）是以前列腺腺体和间质增生为特征，又称前列腺肥大。该病是 50 岁以上男性的常见疾病，发病率随年龄增长而递增。其发生与激素平衡失调有关。主要临床表现为尿道梗阻或尿流不畅。

1.病理变化　肉眼观，增生多发生于前列腺的内区、移行区和尿道周围区。呈结节状，颜色和质地与增生的成分有关，以腺体增生为主则呈淡黄色，质地较软，切面可见大小不一的蜂窝状腔隙，挤压可见奶白色前列腺液体溢出；以纤维平滑肌增生为主则呈灰白色，质地较韧，和周围正常前列腺组织界限不清。镜下观，前列腺增生的成分主要由纤维组织、平滑肌和腺体组成。增生的腺体和腺泡相互聚集或在增生的间质中散在随机排列，腺上皮由两层细胞构成，内层细胞呈柱状，外层细胞呈立方或扁平形，周围有完整的基膜包绕。上皮向腔内出芽呈乳头状或形成皱褶。腔内常含有淀粉小体（图 24-12）。此外，可见鳞状上皮化生和小灶性梗死。间质和腺体周围常可见灶性淋巴细胞浸润。

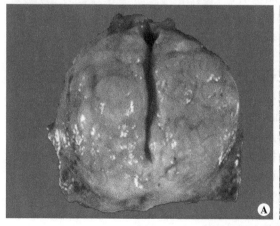
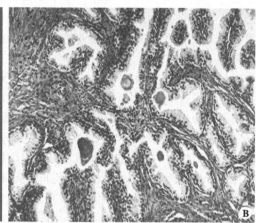

图 24-12　前列腺增生

A.肉眼观；B.镜下观，以腺体增生为主，平滑肌轻度增生，腺体呈囊性扩张，腔内含有淀粉小体或钙化小结

2.临床病理联系　由于前列腺增生多发生在前列腺的中央区和移行区，常压迫尿道前列腺部而产生尿道梗阻症状和体征，患者可有排尿困难，尿流变细，滴尿，尿频和夜尿增多。继而可导致尿潴留、膀胱扩张、尿路感染、肾盂积水，甚至肾衰竭。

二、前　列　腺　癌

前列腺癌（carcinoma of the prostate）是源自前列腺上皮的的恶性肿瘤，好发于 50 岁以上中老年人，发病率随着年龄的增长逐步提高。在欧美男性其发病率和死亡率仅次于肺癌，居所有恶性肿瘤的第二位。我国目前有逐渐增多的趋势。病因及发病机制尚不清楚。一般认为激素因素在前列腺癌的发生中具有一定作用；5% ～ 10% 的前列腺癌和基因相关。前列腺增生与前列腺癌无直接关系。

1.病理变化　肉眼观，75% 的前列腺癌发生在前列腺外周区，呈结节状，质地硬韧，与周围前列腺分界不清。镜下观，基本表现为前列腺正常的小叶、导管和腺泡结构紊乱，瘤细胞呈片状、条索状、管状、乳头状、腺泡状，甚至呈单行或散在排列。高分化腺癌的腺泡呈单层结构，基底层细胞消失，腺上皮细胞核仁增大。可见脉管、神经侵犯（图 24-13）。

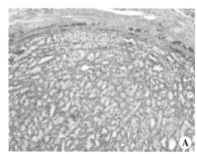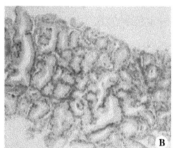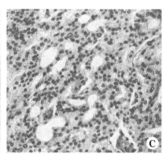

图 24-13　前列腺腺癌（镜下观）
A.高分化；B.中分化；C.低分化

2.临床病理联系　由于前列腺癌多发生于前列腺外周部腺体，所以肿瘤早期症状不明显，有时当出现转移时才被发现。晚期出现排尿困难、血尿、局部疼痛等症状。

3.转移及扩散　早期可浸润包膜，晚期可侵犯邻近组织，如精囊、膀胱、尿道等。但直肠侵犯较少。淋巴道转移首先至闭孔淋巴结，随之到内脏淋巴结、胃底淋巴结、髂骨淋巴结、骶骨前淋巴结和主动脉旁淋巴结。血道转移主要转移到骨，尤以脊椎最常见，其次是股骨近端、盆骨和肋骨。男性的骨转移应首先想到前列腺来源。

第 3 节　乳 腺 疾 病

一、乳 腺 增 生 病

乳腺增生病（breast hyperplasia disease）是以乳腺实质和间质不同程度以增生为表现的病变，是十分常见的乳腺非炎症非肿瘤性疾病。30 ～ 40 岁为本病的发病高峰年龄，绝经期后下降。目前，认为本病的发生与卵巢内分泌失调、黄体酮水平低下、雌激素水平升高，刺激乳腺实质和间质不同程度增生有关。

乳腺增生性疾病具有非常复杂的病理改变，根据乳腺增生的病理形态特点通常分为乳腺组织增生、乳腺腺病和乳腺囊性增生症。

1. **乳腺组织增生**　为本病早期病变。临床表现为乳腺周期性疼痛,多见于30～40岁妇女。在病变部位可触及弥散性颗粒,无明显硬结。肉眼观,无明显变化。镜下观,乳腺小叶大小不等,形态不规则,末梢导管呈牙状增生,导管轻度扩张,腺泡增多,小叶间质纤维组织中度增生。

2. **乳腺腺病**　以乳腺小叶腺泡、末梢导管、结缔组织均发生不同程度增生为特征,乳腺小叶结构基本保存。多为单发,肿物质地较硬,边界不清。切面呈灰白色,无包膜。依其组织学变化不同阶段可分为三型。①小叶增生型:为腺病的早期。以上皮增生为主,间质几乎不增生,小叶数目也增多;小叶间质为疏松结缔组织而小叶外为致密结缔组织;小叶内及小叶周围可有数量不等的淋巴细胞浸润(图24-14)。②纤维腺病型:多由小叶增生型腺病演变而来。早期,小叶结构基本保存,小叶间质纤维组织增生、较致密,小叶内腺管因而彼此离散;导管上皮可明显增生并有微囊形成;部分纤维组织可呈肿瘤样增生,有时呈现形成纤维腺瘤或腺纤维瘤的趋势。③硬化性腺病型:一般由纤维腺病演化而来。多发生于育龄和围绝经期妇女。通常病变较小,质地较韧,无包膜。光镜下呈多结节状,结节保持着圆形或卵圆形的小叶结构,小叶内导管和纤维组织增生。导管衬覆腺上皮和肌上皮细胞,无异型。导管腺泡因纤维组织增生而萎缩、扭曲变形,管腔消失,间距变宽(图24-15)。④乳腺囊性增生症:以小叶末梢导管和腺泡高度扩张成囊肿为特征。囊肿多少不等,大小不一。肉眼观,可见多个散在分布的小囊肿形成。囊肿上皮异型增生时,可演化为乳腺癌,应视为癌前病变。

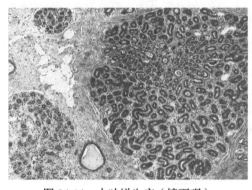

图 24-14　小叶增生症(镜下观)

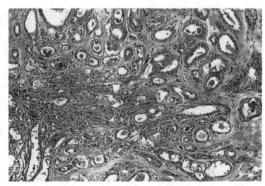

图 24-15　硬化性腺病(镜下观)

二、乳腺纤维腺瘤

乳腺纤维腺瘤(fibroadenoma of breast)是乳腺最常见的良性肿瘤,可发生于青春期后的任何年龄,多在20～35岁。通常单个发生,偶为多发。肉眼观,圆形或卵圆形结节状,与周围组织界限清楚,切面灰白色、质韧,可见裂隙状区域。镜下观,增生的纤维间质和腺体组成。腺体呈圆形或卵圆形,或被周围的纤维结缔组织挤压呈裂隙状。间质通常较疏松,也可较致密,发生玻璃样变或钙化。需要手术切除。

三、乳　腺　癌

乳腺癌(carcinoma of breast)是起源于乳腺终末导管小叶单元上皮的恶性肿瘤。常见于40～60岁的妇女。近年来其发病率呈上升趋势,尤以经济发达国家更为明显。在我国的发病率已超过子宫颈癌,居女性恶性肿瘤的第一位。常发生于乳腺外上象限。

1. **病因及发病机制**　可能与雌激素长期作用有关。此外,环境因素、生育方式、饮食营养、家族遗传因素及长时间大剂量接触放射线亦与乳腺癌的发生关系密切。

2. **病理变化及分类**　根据其基本结构分为导管癌、小叶癌及特殊类型癌三种类型。根据是否浸润，分为非浸润癌（原位癌）及浸润癌。

（1）浸润性导管癌：乳腺导管内癌的癌细胞突破了基膜侵入间质称为浸润性导管癌，是乳腺癌最常见的类型，约占乳腺癌的 70%。肉眼观，肿瘤界限不清，质硬，切面灰白灰黄色，有硬粒感。位于乳头下的癌肿，可使乳头下陷，肿块与表面皮肤粘连，导致皮肤出现不规则浅表凹陷，呈"橘皮样"改变。镜下观，癌细胞呈腺样、巢状、条索状或实性大片状分布；癌细胞大小形态各异，多形性常较明显，核分裂象多见。间质多少不等，常有大量胶原纤维形成，可伴有淋巴细胞浸润（图 24-16）。

根据改进的 Patley & Scarff 分级方案，通过对腺管形成比例、核多形性和核分裂象计数 3 项指标的评估，把浸润性导管癌和其他类型的乳腺浸润癌分 3 级，Ⅰ、Ⅱ、Ⅲ级分别代表高、中、低分化。乳腺癌的分级有助于治疗方案的选择和对其预后的评估。

（2）浸润性小叶癌：小叶原位癌的癌细胞突破了基底膜向间质浸润性生长，称为浸润性小叶癌，约占浸润性乳腺癌的 10%。临床可触及肿块。肉眼观，肿瘤往往边界不清，切面呈橡皮样，色灰白柔韧。镜下观，癌细胞缺乏黏附性，呈单个散在浸润于成束的纤维组织之间，或呈单行条束状排列，有时癌细胞条束呈靶环样围绕残存导管呈向心性排列。癌细胞小，呈圆形、卵圆形，大小及染色较一致，核异型性不明显（图 24-17）。90% 以上的典型小叶癌具有小叶原位癌的特征。

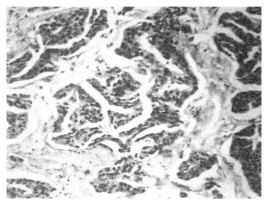

图 24-16　乳腺浸润性导管癌（镜下观）
癌组织呈条索状或岛屿状分布，在间质内浸润生长

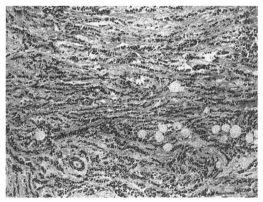

图 24-17　浸润性小叶癌（镜下观）
癌细胞呈单个或单行线状浸润于纤维间质中，中央可见残存的小叶内导管

（3）特殊类型癌：种类较多，组织构型较特殊，如经典髓样癌、黏液癌、微乳头状癌、小管癌、派杰（Paget）病和乳腺炎症样癌等。

3. 扩散及转移　乳腺癌的扩散有直接蔓延、经淋巴道及血道转移。①直接蔓延：乳腺癌可浸润乳腺实质、乳头、皮肤、筋膜、胸肌甚至胸壁其他结构。②淋巴道转移：是乳腺癌最常见的转移途径，早期转移到同侧腋窝淋巴结，晚期常转移到锁骨上、下淋巴结及纵隔淋巴结。③血道转移：晚期乳腺癌沿血道转移至肺、骨、肝、肾上腺、脑等器官。

4. 临床病理联系　患者早期为无痛性肿块。晚期表现为乳头下陷，皮肤呈"橘皮样"外观。乳头下陷是由于癌肿位于乳头下并伴有大量纤维组织增生，牵拉乳头所至。"橘皮样"外观是由于乳腺皮肤淋巴管被癌细胞阻塞，导致淋巴回流受阻，皮肤水肿，而毛囊、汗腺处的皮肤则因皮肤附件和竖毛肌的牵拉相对凹陷所至。

（石娅莉）

目 标 检 测

1. 名词解释 子宫颈糜烂、纳博特囊肿、巧克力囊肿、子宫腺肌病

2. 比较葡萄胎、侵蚀性葡萄胎、绒毛膜癌的病变特点。

3. 简述前列腺增生、前列腺癌的病理变化特点及临床病理联系。

4. 简述子宫内膜增生症、子宫内膜异位症的病理变化特点。

5. 简述乳腺癌的病理类型及扩散和转移特点。

6. 病例讨论

（1）患者女性，46岁。无意中发现右乳房无痛性肿块。右乳房较对侧抬高，乳头下陷，外上象限皮肤凹陷（酒窝征），局部可触及约3cm大小肿块，质地硬，边界不清，活动度差，右腋下触及约 1cm×1cm 大小淋巴结 2 个，质稍硬、活动。手术中快速病理检查：肿块直径约 3cm，灰白色，质硬，界限不清。镜下观，肿瘤呈浸润性生长，瘤细胞异型性明显。

问题：诊断结果是什么？腋窝淋巴结肿大的原因可能是什么？

（2）患者女性，53 岁，已婚，阴道不规则流血 3 个月，两年前绝经。阴道镜检查：子宫颈病变处黏膜潮红、颗粒状、质脆、触之出血。子宫、双侧附件及阴道壁未见异常。宫颈活检病理检查：癌细胞累及宫颈鳞状上皮全层，并蔓延至子宫颈腺体内，局部区域癌细胞向间质内浸润，深度约 3mm。

问题：诊断结果是什么？怎样防治宫颈癌？

第25章 传 染 病

学习要求

掌握结核病、原发性肺结核病、原发综合征、继发性肺结核病的概念，结核病的基本病理病变，原发性肺结核的转归，继发性肺结核病的病变类型；理解结核病的病因、发病机制及基本病变的转变规律，伤寒病、细菌性痢疾、流行性脑脊髓膜炎、流行性乙型脑炎的病理变化；了解常见的肺外结核病、伤寒病、细菌性痢疾、流行性脑脊髓膜炎、流行性乙型脑炎、流行性出血热、尖锐湿疣、淋病、梅毒、艾滋病的病因、发病机制和病理临床联系。

传染病是指由各种病原体（如细菌、病毒、寄生虫等）引起的能在人与人之间或人与动物之间传播的一类疾病。自从有人类，就有了传染病，传染病的历史和人类的历史一样漫长。在浩瀚的历史长河中，传染病肆虐人间，不仅给人类带来痛苦，有的也使社会衰退，甚至让国家消亡。随着人类医疗水平的进步，传染病有所控制。21世纪以来，由于人口的流动增加、病原体的抗药性、生态环境遭到破坏等原因，部分传染病（如结核、疟疾等）死灰复燃，新的传染病（如艾滋病、非典型肺炎等）陆续出现。据统计，目前传染病仍然是导致人类死亡的第二位原因和危害人类健康的第一位原因。全球每年因传染病死亡的人数占总死亡数的三分之一。本章将从病理学的角度介绍几种常见的传染病。

第1节 结 核 病

结核病（tuberculosis）是由结核杆菌（tubercle bacillus）引起的一种慢性传染病。结核病又称为痨病和"白色瘟疫"。以肺结核最为常见，但全身各器官也可发生。病理上属于慢性肉芽肿性炎，典型病变为结核结节或伴有不同程度干酪样坏死。

一、病因及发病机制

1. 病原体　结核杆菌分为人型（图25-1）、牛型、鼠型和鸟型，人类结核病的致病菌主要是人型，少数是牛型。结核杆菌无侵袭性酶，不产生内外毒素，其毒力与菌体含的脂质、蛋白质和多糖类等化学成分有关，上述三者结合成为糖脂和糖肽脂（蜡质D）。

2. 传染源　结核病患者和带菌者。

3. 传播途径　主要经呼吸道传播，少数经消化道传染，偶经皮肤伤口传染。

4. 发病机制　结核病的发生、发展取决于：①感染的菌量及其毒力；②机体的免疫力；③结核菌所致的变态反应。结核病的免疫反应和变态反应（Ⅳ型）同时发生或相伴出现。人体对结核菌的免疫反应以细胞免疫为主，结核杆菌第一次作用于T淋巴细胞使其致敏，当再次与结核杆菌相遇时，致敏的淋巴细胞可很快分裂、增殖，并释放出各种淋巴因子，如巨噬细胞趋化因子、聚集因子、移动抑制因子及激活因子等，这些因子作用于巨噬细胞，使其吞噬消灭结核菌。但机体在形成抗结核杆菌免疫的同时，也形成了对结核菌的迟发型变态反应。变态反应的出现提示机体已获得免疫力，对病原菌有抵抗力，然而变态反应同时伴随局部组织干酪样坏死和全身中毒症状。已致敏的个体动员机体防御反应较未致敏的个体快，但组织坏死也更明显，因此机体对结核杆菌感染所呈现的临床表现决定于不同的反应，若以保护性反应为主，则病灶局限，结核杆菌被杀灭。若主要表现为组织破坏性反应，则机体呈现有结构和功能损害的结核病。结核病基本病变与机体的免疫状态的关系见表25-1。

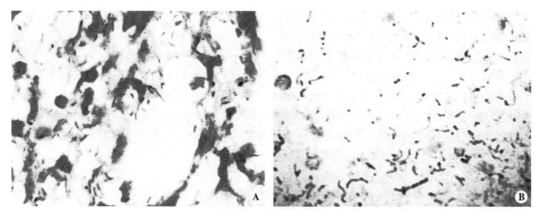

图 25-1　结核病灶中的结核杆菌（镜下观）
A. 抗酸染色；B. 银染

表 25-1　结核病基本病变与机体的免疫状态的关系

病变	机体状态		结核杆菌		病理特征
	免疫力	变态反应	菌量	毒力	
渗出为主	低	较强	多	强	浆液性或浆液纤维素性
增生为主	较强	较弱	少	较低	结核结节
坏死为主	低	强	多	强	干酪样坏死

全球结核病控制行动在进行

　　1993 年，世界卫生组织（WHO）宣布全球结核病进入紧急状态，并号召各国政府和非政府组织行动起来，与结核病的危机进行斗争。1995 年，确定每年的 3 月 24 日为世界防治结核病日。1998 年，WHO 提出遏止结核病全球性伙伴合作。2000 年，22 个结核病高负担国家部长级会议在荷兰阿姆斯特丹召开，提出阿姆斯特丹宣言：结核病已不再仅属于卫生界关注的事，已经成为严重的社会问题。2001 年，美国华盛顿部长级会议：号召各国及合作伙伴将采取特别行动，会议提出 50 天、50 周、50 月、50 年具体行动。2002 年，遏制结核病，与贫穷作斗争。2003 年：人类与结核病，督导短程化疗（DOTS）治愈我的病，也能治好你的病。2004 年：控制结核病，让每一次呼吸更健康。2005 年：防治结核，早诊早治，强化基层。2006 年：防治结核，坚持不懈。2007 年：结核流行广泛，控制从我做起。2008 年和 2009 年：控制结核，人人有责。2010 年：遏制结核，健康和谐。2011 年：遏制结核，共享健康。

链接

二、基本病理变化

1.渗出为主性病变　发生在结核性炎症的早期或机体抵抗力低、菌量多、毒力强或变态反应较强时。好发于肺、浆膜、滑膜和脑膜等处，表现为浆液性或浆液纤维素性炎。渗出物可完全吸收或转变为增生为主的病变，变态反应剧烈时，转变为坏死为主的病变。

2.增生为主的病变　当人体免疫力较强、菌量少、毒力较低或变态反应较弱时，病变组织发生以增生为主的变化，形成具有一定诊断特征的结核结节。单个结核结节不易看到，三四个结节融合起来才能看到。肉眼观，境界分明，约粟粒大小，呈灰白色或浅黄色。镜下观，典型结核结节中央常见干酪样坏死，周围绕以呈放射状排列的类上皮细胞和一些朗汉斯巨细胞、纤维母细胞、淋巴细胞（图25-2）。

3.坏死为主的病变　当机体抵抗力低、菌量多、毒力强或变态反应强时，病变组织发生干酪样坏死。干酪样坏死物呈浅黄色，均匀细腻，质地松脆似奶酪样。镜下观，细胞坏死、崩解，呈一片红染无结构的颗粒状物质（图25-3）。干酪样坏死可长时间保持凝固状态，也可发生液化，一旦液化，结核杆菌可大量繁殖，成为结核杆菌播散、结核病恶化原因之一。

上述三种病变往往同时存在，以其中一种病变为主，并在一定条件下可以相互转化。

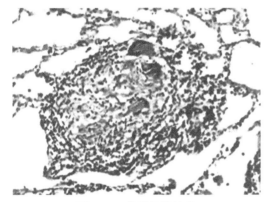 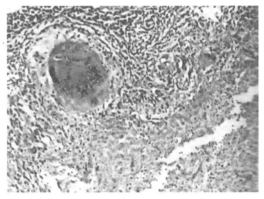

图25-2　典型结核结节　　　　　　　　　　图25-3　结核结节伴干酪样坏死
中央干酪样坏死不明显，周围见类上皮细胞和朗汉斯巨细胞　右下角为大片干酪样坏死，周围见类上皮细胞和朗汉斯巨细胞

三、结核病基本病变的转化规律

1.转向愈合

（1）吸收、消散：是渗出性病变愈合的主要方式，渗出物经淋巴管、血管吸收，使病灶缩小或消失。较小的干酪样坏死灶及增生性病灶，经积极治疗也有吸收、消散的可能。临床上称吸收好转期。

（2）纤维化、纤维包裹及钙化：小的干酪样坏死灶及未被吸收的渗出性病变可以通过纤维化形成瘢痕而愈合。较大的干酪样坏死灶则发生纤维包裹，中心坏死部分发生钙化。钙化灶内仍残存结核杆菌，日后可能复发为活动性病变。临床上称为硬结钙化期。

2.转向恶化

（1）病灶扩大：病灶恶化进展时，周围出现渗出性病变，进而形成干酪样坏死，病变逐渐扩大。临床上称为浸润进展期。

（2）溶解播散：干酪样坏死物受蛋白酶的作用发生溶解、液化。液化物中的结核杆菌可经支气管、淋巴道及血道播散。临床上称为溶解播散期。

四、肺结核病

结核杆菌大多通过呼吸道感染，故肺结核病最常见。由于初次感染与再次感染结核菌时机体反应性不同，肺部病变的发生和发展各有不同，可分为原发性和继发性肺结核病两类。

（一）原发性肺结核病

原发性肺结核病指机体初次感染结核杆菌而发生的肺结核病。多见于儿童，也称儿童型肺结核病。偶见于未感染过结核杆菌的青少年或成人。

1.病变特点　结核杆菌经支气管到达肺组织最先引起的病变，称为原发性病灶，通常有一个，直径约1cm，位于通气较好的右肺上叶的下部或下叶的上部靠近胸膜处。病变开始为渗出性病变，继之中央发生干酪样坏死，周围形成结核结节。因机体缺乏对结核杆菌的免疫力，结核杆菌很快侵入淋巴管，到达肺门淋巴结，引起肺门淋巴结明显肿大。肺的原发病灶、淋巴管炎和肺门淋巴结结核三者合称为原发综合征（图25-4），X线检查呈哑铃样结构。

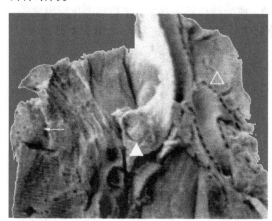

图25-4　肺结核原发综合征

右肺胸膜下的干酪样坏死为原发灶（↑），肺门淋巴结见干酪样坏死灶（▲），气管旁淋巴结播散（△）

2. 发展和结局

（1）自然痊愈：约98%原发性肺结核病症状轻微而短暂，在不知不觉中，随着机体免疫力逐渐增强，通过完全吸收、纤维化、纤维包裹或钙化等方式痊愈。

（2）病变恶化：少数患者因营养不良或患其他传染病，使机体抵抗力下降，病情恶化，临床上出现明显结核中毒症状。肺内及肺门淋巴结病变继续扩大，并通过以下途径播散。①支气管播散：引起邻近或远隔的肺组织的多发性小叶性干酪样肺炎；②淋巴道播散：累及多数肺门淋巴结及纵隔淋巴结。还可进一步累及腹膜后肠系膜淋巴结、颈部淋巴结；③血道播散：引起血源性结核病，如全身粟粒性结核病、肺粟粒性结核病、肺外器官结核病等。

（二）继发性肺结核病

继发性肺结核病是指机体再次感染结核杆菌后所发生的肺结核病。主要见于成年人，又称成人型肺结核。其感染源有外源性再感染和内源性再感冒。①外源性再感染：即结核杆菌由外界再次入侵机体；②内源性再感染：即结核杆菌来自体内原有的结核病灶。目前认为，多认为以内源性感染为主。

1.继发性肺结核病的病变特点　病变多开始于肺尖部，而且右肺多见。这是由于此处局部血液循环较差，加之通气不畅，以致局部组织抵抗力较低，结核菌易于在此处繁殖而发病。由于变态反应，病变发展迅速而剧烈，易发生干酪样坏死。当免疫力较强，在坏死灶周围形成结核结节。免疫反应使病变局限化，防止结核菌沿淋巴道和血道播散，病变在肺内主要通过受累的支气管播散。病程较长，随着机体免疫力和变态反应的消长，病情呈波浪式起伏，病变轻重、新旧不一，复杂多样，上重下轻。

继发性肺结核系再次感染，机体对细菌已有一定的免疫力，所以其病变与原发性肺结核相比，有所不同。原发性结核病与继发性肺结核病的比较见表 25-2。

表 25-2　原发性结核病与继发性肺结核病的比较

类别	原发性结核病	继发性肺结核病
结核菌感染	初次	再次
好发人群	儿童	成人
特异性免疫力	低	一般较高
病变特征	原发综合征	新旧病灶并存，较局限
病理性质	渗出、坏死为主	肉芽肿形成和坏死为主
播散途径	淋巴道、血道	支气管
病程	短，多自愈	长，需治疗
起始病灶	上叶下部、下叶上部近胸膜处	肺尖部

2. 病变的类型　继发性肺结核病根据其病理变化特点及临床经过，分为以下几种类型。

（1）局灶型肺结核：属于无活动性肺结核，是继发性肺结核的早期改变，多位于右肺尖下，病变可为单个或多个，0.5～1cm 大小，多数以增生性病变为主，常发生纤维化、钙化而痊愈。

（2）浸润型肺结核：属于活动性肺结核，是继发性肺结核中最常见的类型，多由局灶型肺结核发展而来。病变中央有不同程度的干酪样坏死灶，周围为渗出性炎（图 25-5）。镜下观，病灶中央常发生干酪样坏死。肺泡充满浆液、单核细胞、淋巴细胞和少数中性粒细胞。本型病变的转归视机体的免疫力强弱而异，一般经过治疗和休息，可经吸收或纤维化、包裹、钙化痊愈。如患者的抵抗力下降，则可形成大量的干酪样坏死，坏死物液化后，可侵蚀临近的支气管并排出，并形成急性空洞。空洞大小不等、形状不规则、壁薄、洞壁坏死层内含大量细菌，经支气管播散，可引起干酪性肺炎，因容易造成传染，即所谓开放性肺结核。急性空洞一般较小，经适当治疗后，肉芽组织填满形成瘢痕而痊愈。急性空洞若经久不愈，可发展为慢性纤维空洞型肺结核。

（3）慢性纤维空洞型肺结核：属于开放性肺结核，在浸润型肺结核形成急性空洞的基础上发展而来。主要病变特点是：①在肺内有一个或多个厚壁慢性空洞形成。洞壁分三层，内层为干酪样坏死物质，其中有大量结核杆菌；中层为结核性肉芽组织；外层为增生的纤维结缔组织（图 25-6）。②同侧或对侧肺组织可见由支气管播散引起的很多大小不等、新旧不一、病变类型不同且愈往下愈新鲜的病灶。③后期肺组织严重破坏，广泛纤维化、胸膜肥厚并与胸壁粘连，使肺体积缩小、变形，肺功能降低或缺失。

因空洞与邻近的支气管相通，成为结核病的传播源，故此型又有开放性肺结核之称。临床上，病程常历时多年，时好时坏。体积较大的空洞治疗后，洞壁结核性肉芽组织逐渐转为纤维瘢痕组织，空洞仍存在，但已无菌，故这种愈合方式称开放性愈合。

（4）干酪样肺炎：机体免疫力低、对结核杆菌变态反应过高时，由浸润型肺结核或急性、慢性空洞内的结核杆菌经支气管播散而致。按病变范围大小的不同，可分为小叶性和大叶性干酪性肺炎。镜下主要为广泛的干酪样坏死，肺泡腔内有大量浆液纤维素性渗出物，内含以巨噬细胞为主的炎性细胞。患者因吸收了组织坏死崩解产物而产生严重中毒症状，如未及时治疗，可迅速死亡。此型已很少见。

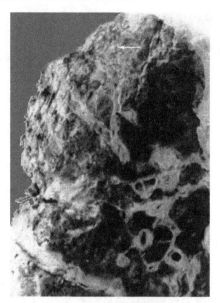

图 25-5　浸润性肺结核

病变位于肺尖部，为渗出性，界线不清楚，可见结核结节

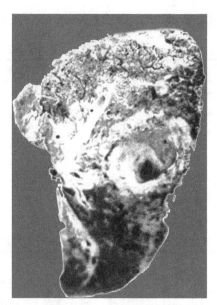

图 25-6　慢性纤维空洞型肺结核（肉眼观）

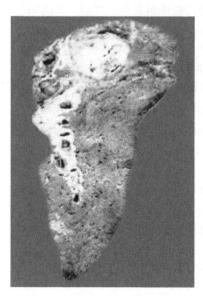

图 25-7　肺结核球（肉眼观）

（5）结核球：又称结核瘤（tuberculoma），是孤立的有纤维包裹、境界分明的球形干酪样坏死灶，直径 2～5cm，常位于肺上叶，相对静止，临床多无症状（图 25-7）。抗结核药物治愈可能性小，临床上多采用局部手术切除。

（6）结核性胸膜炎：在原发性和继发性结核病的各个时期均可发生，分为渗出性和增生性两种。①渗出性结核性胸膜炎：又称湿性结核性胸膜炎，较为多见。患者多为青年，由肺内的原发病灶或肺门淋巴结病灶中的结核分枝杆菌播散至胸膜所致。病变主要表现为浆液纤维素性炎。浆液渗出量多可出现胸水，为草绿色或血性。如渗出物中纤维素较多，可发生机化而使胸膜增厚粘连。②增生性结核性胸膜炎：又称干性结核性胸膜炎，由肺结核病灶直接蔓延至胸膜所致，常发生纤维化而痊愈，常使局部胸膜增厚粘连。

五、肺外结核病

肺外结核病，除淋巴结结核是由淋巴道播散所致，消化道结核可由咽下含有结核杆菌的食物或痰液直接感染，皮肤结核可通过损伤的皮肤感染外，其他各器官的结核病，多为原发性肺结核病经血道播散所致。

（一）肠结核病

肠结核病可分为原发性和继发性。原发性少见，常发生于小儿，因饮用带结核杆菌的牛奶而引起原发性综合征（肠原发性结核性溃疡病、结核性淋巴管炎及肠系膜淋巴结结核），以回盲部为其好发部位，与该部位淋巴组织丰富、食物停留时间长、易发生机械损伤有关。绝大多数继发性肠结核继发于活动性空洞型肺结核病。依病变特点的不同分为两型。①溃疡型：多见，为发生干酪样坏死，破溃后形成溃疡。由于结核菌随肠壁环形淋巴管播散，因此溃疡多呈环状，与肠长轴垂直。溃疡愈合后常因为瘢痕形成和收缩引起肠腔狭窄。②增生型：较少见，为回盲部大量结核性肉芽组织增生，并引起肠壁纤维化致肠壁增厚、肠腔狭窄。

（二）结核性腹膜炎

结核性腹膜炎多见于青少年，大多继发于溃疡型肠结核、肠系膜淋巴结结核或输卵管结核，分为湿性和干性。①湿性结核性腹膜炎：以渗出为主，除腹膜大量结核结节外，腹腔内可见大量黄色混浊或带血性腹水。②干性结核性腹膜炎：以增生为主，腹膜上可见大量结核结节及大量纤维素性渗出物，机化后引起腹腔器官广泛粘连。

（三）结核性脑膜炎

结核性脑膜炎以小儿多见，成人较少。主要由结核杆菌血行播散所致，常为全身粟粒性结核病的一部分。肉眼观，脑膜充血，脑回变平，以脑底最为明显。蛛网膜下腔内有多量灰黄色混浊胶样渗出物积聚，偶见粟粒大小的灰白色结核结节。镜下观，蛛网膜下腔内炎性渗出物，主要由浆液、纤维素、巨噬细胞和淋巴细胞组成，常见干酪样坏死，偶见典型结核结节形成。渗出物多时蛛网膜下腔阻塞，影响脑脊液循环，可引起脑积水。临床上可有头痛、喷射性呕吐等颅内高压的症状。

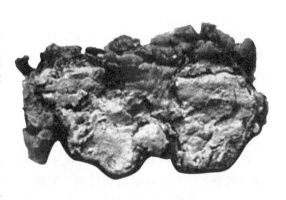

图 25-8　肾结核（肉眼观）
病灶呈干酪样，累及整个肾，残存肾萎缩

（四）肾结核病

肾结核病患者多为 20～40 岁，男性多于女性。多为单侧，双侧者约为 10%。病变始于肾皮、髓质交界处或肾乳头，坏死物破入肾盂沿尿路排出，形成空洞（图 25-8）。结核杆菌随尿液下行，累及输尿管和膀胱。结核菌也可逆行感染对侧肾。

（五）生殖系统结核病

生殖系统结核病男性多由尿道感染所致，以附睾结核多见；女性多由血道或淋巴道播散所致，以输卵管结核多见，其次是子宫内膜和卵巢结核。均可引起继发性不孕或不育症。

（六）骨与关节结核病

多由血源播散所致，常见于儿童和青少年。

1. 骨结核　以脊椎结核最常见，多侵犯第 10 胸椎至第 2 腰椎。①干酪样坏死型：病变起于椎体，常发生干酪样坏死，破坏椎间盘和邻近椎体。液化的干酪样坏死物可沿筋膜间隙向下流注，至远离病变部位（腰大肌鞘膜下、腹股沟韧带下及大腿部）形成"冷脓肿"（图25-9）。②增生型：较少见，主要形成结核性肉芽组织。

2. 关节结核　多数继发于骨结核，通常开始于骨骺端，发生干酪样坏死。当病变发展侵入关节软骨和滑膜时则成为关节结核。关节滑膜内有结核性肉芽组织形成，关节腔内有浆液、纤维素性渗出物，关节附

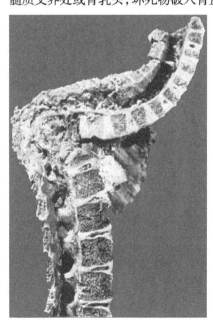

图 25-9　脊椎结核（肉眼观）
椎体和椎间盘干酪样坏死，造成椎体塌陷及后凸畸形

近的软组织呈水肿和慢性炎症，关节明显肿胀，可造成关节强直。

（七）淋巴结结核病

淋巴结结核病淋巴结结核多见于儿童和青年。以颈部淋巴结最为多见，其次是肺门、气管旁和肠系膜的淋巴结。颈部淋巴结结核（俗称瘰疬），结核分枝杆菌多来自肺结核原发病灶中肺门淋巴结，也可来自口腔、咽喉的结核病灶。淋巴结常成群受累，粘连成较大包块，病灶内可有结核性肉芽肿形成及干酪样坏死，坏死物液化后可穿破颈部皮肤，形成窦道。

第2节　伤　寒

伤寒(typhoid fever)是由伤寒杆菌引起的一种急性传染病。病变的主要特点为全身单核 - 巨噬细胞系统的增生和肉芽肿的形成，以回肠淋巴组织增生最为明显。病后可获得稳固免疫力，很少再次感染。

一、病因及发病机制

1.病因　伤寒杆菌为革兰阴性杆菌，能产生强烈的致病内毒素，含有菌体"O"抗原、鞭毛"H"抗原和表面"Vi"抗原，能刺激机体产生相应的抗体，以"O"及"H"抗原性较强，故可用血清凝集试验（肥达反应，Widal reaction）来测定血清中抗体的增高，可作为临床诊断伤寒的依据之一。传染源为伤寒患者和带菌者。传播途径为消化道，苍蝇为虫媒。

2.发病机制　当伤寒杆菌进入消化道后，如机体的抵抗力或消化功能失调，未被杀灭的细菌进入肠腔，穿过小肠黏膜侵入肠壁淋巴组织，然后蔓延到肠系膜淋巴结，并生长繁殖，部分细菌经胸导管侵入血液引起菌血症，并很快进入肝、脾、骨髓和淋巴结等处繁殖。此时无症状，潜伏10天左右，称为潜伏期。当细菌及其毒素由全身单核 - 巨噬细胞系统再次进入血流而引起败血症时，全身出现中毒症状和各器官的病变。在发病的第2～3周，胆囊内的细菌再次进入小肠，使致敏的肠黏膜淋巴组织坏死脱落而形成溃疡。

二、病理变化

全身单核 - 巨噬细胞系统急性增生，增生的巨噬细胞体积大，胞质内常有被吞噬的伤寒杆菌、红细胞、淋巴细胞和坏死细胞碎片，而吞噬红细胞的作用尤为明显，这种巨噬细胞称为伤寒细胞。很多伤寒细胞聚集成结节状，称为伤寒小结或伤寒肉芽肿（图25-10），是伤寒的特征性病变，具有病理诊断价值。

（一）单核 - 吞噬细胞系统的病变

1.肠道病变　以回肠末端集合淋巴小结和孤立淋巴小结的病变最显著。可分为4期，每期大约持续1周（图25-11）。

（1）髓样肿胀期：发病第1周。肉眼观，肠壁充血水肿，淋巴组织明显增生肿胀，凸出于黏膜表面，呈圆形或椭圆形，灰白色、质软，表面凹凸不平，状似脑回，故称为"髓样肿胀"。镜下观，病灶内伤寒细胞增生形成伤寒肉芽肿。周围组织充血水肿，淋巴细胞、浆细胞浸润。

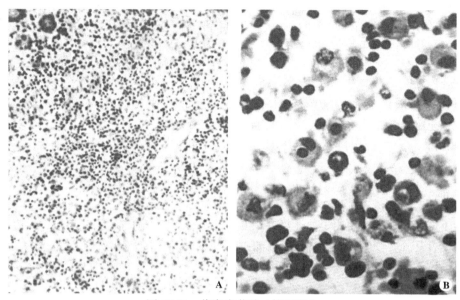

图 25-10 伤寒肉芽肿（镜下观）

大量伤寒细胞增生，其胞质内可见吞噬的淋巴细胞及组织碎片

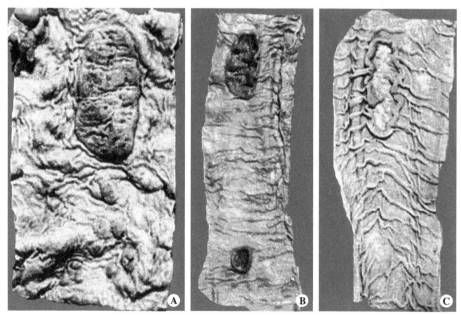

图 25-11 伤寒肠道病变（肉眼观）

A.髓样肿胀期；B.坏死期；C.溃疡期

（2）坏死期：发病第 2 周。肉眼观，肿胀的淋巴组织及表面的黏膜发生坏死，呈灰黄或黄绿色。镜下观，坏死组织呈一片无结构的红染物质，周围和底部可见典型的伤寒肉芽肿。

（3）溃疡期：发病第 3 周。坏死灶溶解、脱落形成溃疡，肉眼观，溃疡呈圆形、椭圆形，长轴与肠道长轴平行，深浅不一，严重者可引起肠穿孔。

（4）愈合期：发病第 4 周。坏死组织完全脱落，底部和边缘长出肉芽组织将溃疡填平。周围黏膜再生覆盖而愈合。

2.单核-巨噬细胞系统的其他组织病变

（1）肠系膜淋巴结：回肠下段肠系膜淋巴结肿大、质软。镜下观，淋巴窦扩大，充满伤寒细胞，并有伤寒肉芽肿形成。

（2）脾：增大、质软、包膜紧张，切面暗红。镜下观，大量的伤寒细胞增生，并有伤寒肉芽肿形成。

（3）肝：增大、质软、包膜紧张。镜下观，肝细胞变性、灶状坏死及伤寒肉芽肿形成。肝窦扩张充血，汇管区巨噬细胞、淋巴细胞浸润。

（4）骨髓：可见伤寒肉芽肿和局灶性坏死，粒细胞系统被增生的巨噬细胞代替，故中性粒细胞减少。

（二）其他器官的变化

由于细菌毒素侵入血流，可以造成全身其他脏器的中毒损害。心肌可发生变性坏死，收缩力下降，加之毒素使迷走神经兴奋，可出现相对缓脉。脑毒素引起小血管内膜炎，神经细胞变性坏死，胶质细胞增生。其他如皮肤出现淡红色小丘疹，膈肌、腹直肌、股内收肌发生蜡样坏死。

三、临床病理联系

由于菌血症、毒血症逐渐加重，体温持续上升，患者可出现稽留热、表情淡漠、迟钝、谵妄昏迷。可出现相对缓脉，脾大，玫瑰疹，中性粒细胞和嗜酸性粒细胞减少等。此外细菌在胆囊内大量繁殖并不断向肠道排出，成为伤寒病的主要传染源。

四、结局及并发症

伤寒患者可有肠出血、肠穿孔、支气管肺炎等并发症，败血症、肠出血和肠穿孔是本病的主要死亡原因。如无并发症，一般经 4～5 周痊愈。慢性感染病例亦可累及关节、骨、脑膜及其他部位。

第3节 细菌性痢疾

细菌性痢疾（bacillary dysentery）是由痢疾杆菌引起的肠道传染病，主要病变为结肠黏膜的纤维素性炎，以大量纤维素渗出形成假膜为特征，简称菌痢。

一、原因及发病机制

1.病因 致病菌痢疾杆菌，为革兰阴性短杆菌，我国以福氏菌多见。患者和带菌者为传染源。传播途径为粪-口传染。

2.发病机制 痢疾杆菌进入消化道后，大部分被胃酸杀灭。少数未被杀灭的病菌进入肠道，由于肠黏膜上皮分泌的特异性抗体的排斥作用，使其不能侵入肠黏膜而发病。但当人体全身或局部抵抗力降低时（过度疲劳、暴饮暴食、胃酸缺乏），进入肠道的痢疾杆菌可侵入肠黏膜，并在其中繁殖，释放毒素，引起肠壁急性炎和全身毒血症反应。痢疾杆菌对黏膜上皮的侵袭力和细菌裂解产生的内毒素是主要致病因素。

二、病 理 变 化

发病部位主要在直肠和乙状结肠。

1. 急性菌痢病变特点　初期为肠黏膜的黏液卡他性炎，黏液分泌增多。随后发展为纤维素性炎，坏死的上皮、纤维蛋白、红细胞、白细胞共同凝集成假膜（图 25-12）。约发病 1 周后假膜脱落，形成大小不等、形状不一的"地图状"表浅溃疡，很少累及肌层。最终黏膜上皮再生修复。

2. 慢性菌痢病变特点　肠道病变此起彼伏，新旧病变常同时存在。慢性溃疡可达肌层，边缘黏膜过度增生形成息肉，肠壁反复损伤修复形成瘢痕，使之增厚变硬甚至狭窄。

3. 中毒性菌痢　肠道病变不明显。

三、临床病理联系

1. 急性菌痢　早期因急性卡他性炎排水样黏液便，后因小血管损伤，排黏液脓血便。由于炎症刺激直肠壁内的神经末梢和肛门括约肌，患者可出现腹痛和里急后重。细菌毒素吸收可出现发热、头痛、乏力、食欲减退，甚至发生中毒性休克。

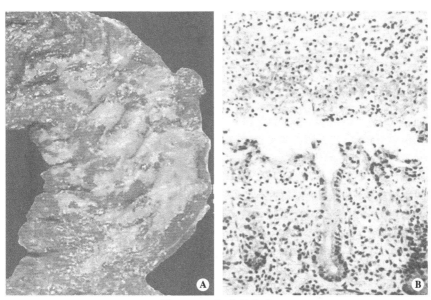

图 25-12　细菌性痢疾
A. 黏膜表面呈糠样外观；B. 假膜由纤维素和炎细胞构成

2. 慢性菌痢　可出现不同程度的肠道症状，如腹痛、腹泻或腹泻与便秘交替进行。

3. 中毒性菌痢　肠道病变轻，全身症状重，可出现中毒性休克、脑疝、呼吸及循环功能衰竭而致死亡。

第 4 节　流行性脑脊髓膜炎

流行性脑脊髓膜炎（epidemic cerebrospinal meningitis）是由脑膜炎奈瑟菌引起的脑脊髓膜的急性化脓性炎，简称流脑。以冬春季节发病多见，多好发于 10 岁以下的儿童。

1. 病因及发病机制　致病菌为脑膜炎奈瑟菌，为革兰阴性球菌，存在于患者和带菌者的鼻咽部，由飞沫经呼吸道传播。当人体抵抗力降低时，细菌经呼吸道黏膜侵入血流，少数经血 - 脑屏障进入脑脊髓膜引起病变。

2. 病理变化　肉眼观，脑脊髓膜高度充血，蛛网膜下腔有灰白、灰黄色脓性渗出物，

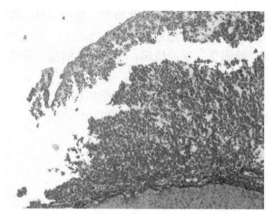

图 25-13 流行性脑脊髓膜炎（镜下观）

脑膜表面血管高度扩张、充血，蛛网膜下隙内见大量的脓性渗出物

脑室也可积脓。镜下观，蛛网膜下腔有大量中性粒细胞、少量淋巴细胞、单核细胞及纤维素渗出物，小血管扩张充血（图 25-13）。

3. 临床病理联系　因败血症和脑脊髓膜病变，患者出现寒战、高热、头痛、呕吐、昏迷、抽搐、小儿前囟饱满等颅内高压症状。脊神经根受刺激可出现颈项强直、凯尔尼格征等脑膜刺激征。少数患者可出现休克和皮肤、黏膜、双肾上腺广泛出血及急性肾上腺皮质功能衰竭，称沃 - 弗综合征（Waterhouse-Friederichsen syndrome）。

4. 结局及并发症　由于磺胺类药物和抗生素的广泛应用，如及时治疗，多数患者均能痊愈。目前死亡率已至 5% 以下。如治疗不当，病变可由急性转为慢性，并可发生以下后遗症。①脑积水：由于脑膜粘连，脑脊液循环障碍所致；②颅神经受损麻痹：如耳聋、视力障碍、面神经麻痹等；③脑底部动脉炎所致的阻塞性病变，引起相应部位脑梗死。

第 5 节　流行性乙型脑炎

流行性乙型脑炎（epidemic encephalitis B）是由乙型脑炎病毒引起的脑实质的变质性炎，简称乙脑。

1. 病因及发病机制　乙型脑炎病毒为嗜神经 RNA 病毒。传染源为患者和中间宿主，蚊类为虫媒，当带病毒的蚊叮人吸血时，病毒即进入人体血液中，如果进入人体的病毒少、毒力低或人体抵抗力强，可形成隐性感染，反之病毒侵入中枢神经系统而致病。

2. 病理变化　主要广泛累及脑实质，以大脑皮质、基底核、视丘最重，小脑、延髓、桥脑次之，脊髓最轻。肉眼观，软脑膜及脑实质充血水肿，严重者可有小的坏死灶。镜下观，①神经细胞变性坏死，周围有增生的胶质细胞围绕，称神经胶质细胞卫星现象，小胶质细胞及中性粒细胞侵入变性坏死的神经细胞，称噬神经细胞现象（图 25-14）。坏死的神经组织最后变为筛网状的软化灶。②脑血管扩张充血，周围间隙增宽，有以淋巴细胞为主的炎细胞呈袖套状浸润（图 25-15）。③胶质细胞灶性或弥漫性增生。

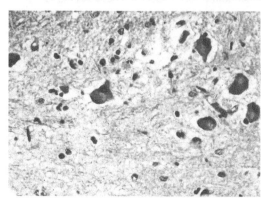

图 25-14 流行性乙型脑炎噬神经现象（镜下观）

退变的神经细胞质中可见小胶质细胞浸润

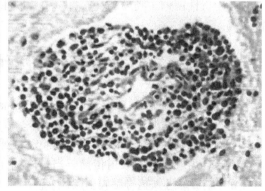

图 25-15 流行性乙型脑炎（镜下观）

脑血管周围炎细胞呈袖套状浸润

3. 临床病理联系　病毒血症可引起高热、全身不适。神经细胞变性坏死可出现嗜睡、昏迷、抽搐。脑充血、水肿可引起颅内高压症状。脑膜刺激症状较轻。流行性脑脊髓膜炎和流行性乙型脑炎的鉴别（表 25-3）。

表 25-3　流行性脑脊髓膜炎和流行性乙型脑炎的鉴别

	流行性脑脊髓膜炎	流行性乙型脑炎
病原体	脑膜炎奈瑟菌	流行性乙型脑炎病毒
传染途径	呼吸道	虫媒（蚊类）
流行季节	冬春	夏秋
病理特点	脑脊髓膜化脓性炎	脑实质变质性炎
临床特点	颅内高压和脑膜刺激征为主	嗜睡、昏迷等脑实质损害症状
结局	多数治愈，少数转为慢性，后遗症有脑积水、脑神经受损、脑底动脉炎所致的阻塞性病变	多数痊愈，少数留有痴呆、言语障碍、肢体瘫痪等后遗症

4. 结局及并发症　乙脑患者经过治疗，大多数在急性期后痊愈。部分患者由于病变较重，可出现痴呆、言语障碍、肢体瘫痪等，这些表现经数月之后多能恢复正常，少数严重病例不能恢复可留下后遗症。

第6节　流行性出血热

流行性出血热（epidemic hemorrhagic fever，EHF）是由病毒引起的自然疫源性传染病，病理变化为全身小血管的出血性炎。

1. 病因及发病机制　病原体为汉坦病毒，由黑线姬鼠等鼠类传播。病毒由破损的皮肤、呼吸道或消化道侵入人体，引起病毒血症。同时还通过 I 型、III 型变态反应引起人体的损伤。

2. 病理变化　为全身广泛的小血管损害，表现为充血、出血和水肿，常伴有多个器官的灶性坏死，间质炎症反应轻微，主要为淋巴细胞和单核细胞浸润。器官的变化主要为肾髓质、垂体前叶、肾上腺髓质的严重充血、出血和坏死以及心房内膜下的弥漫性出血。

3. 临床病理联系　①发热：主要为病毒血症所致。②出血：主要为皮肤、内脏出血，与血管壁损伤、血小板异常及 DIC 有关。③休克：病毒血症所致血管壁损伤、DIC 使血容量减少，垂体、肾上腺损伤使升压物质减少，心脏病变致心肌收缩力下降，多因素综合促使休克的发生。④急性肾衰竭：一方面是肾本身病变所致，另一方面也是休克引起的重要反应。

第7节　常见性传播疾病

性传播疾病（sexually transmitted diseases，STD）是通过性接触而传播的一组传染性疾病（中医学称之为"花柳病""杨梅疮"）。传统的性病只包括梅毒、淋病、软下疳、性病性淋巴肉芽肿和腹股沟淋巴肉芽肿。近十余年来性病病谱增宽，已达 20 余种，还包括尖锐湿疣、生殖器疱疹、获得性免疫缺陷综合征（艾滋病）等。

性病在全世界流行

近二十年来，人们生活方式改变，如性开放、同性恋、性犯罪、吸毒等，使性病急剧增加，估计全球每天新增性病病例超过 100 万人。在我国，20 世纪 80 年代后随着对外开放及旅游业的发展，性病又死灰复燃，监测表明我国发病率正逐年增高，占全国人口 1/6 的年轻人，正日益受到性病的威胁，已成为我国严重的公共卫生问题。我国常见的性病包括淋病、梅毒、非淋性尿道炎、生殖器疣、生殖器疱疹。

一、尖锐湿疣

尖锐湿疣（condyloma acuminatum）是由人乳头瘤病毒感染引起的良性疣状物，是一种常见的性传播疾病。发病率逐年增高，最常发于 20～40 岁年龄组。

1. 病因及发病机制　主要由 HPV6、11、16、18 型及 33 型引起。HPV 具有高度的宿主特异性和组织特异性，只侵袭人体皮肤和黏膜，不侵犯动物。尖锐湿疣主要通过性接触而传播，并且可由生殖器部位自体接触传播到非生殖器部位。患有尖锐湿疣的妇女妊娠分娩时，可感染新生儿而发生喉头疣。潜伏期长短不一，从 1～2 个月到半年以上，平均约 4 个月。

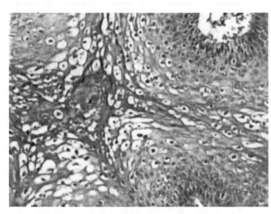

图 25-16　尖锐湿疣（镜下观）
鳞状上皮呈乳头状增生，棘细胞增生明显，浅棘层内见灶性挖空细胞

2. 病理变化　好发于潮湿温暖的黏膜和皮肤交界部位。男性常见于阴茎冠状沟、龟头、系带、尿道口或肛门附近。女性多见于大小阴唇、阴道、尿道口、宫颈和肛周。肉眼观，初为散在小而尖的乳头，逐渐增大、增多，表面凸凹不平，可互相融合形成鸡冠状或菜花状团块，质软，湿润，呈粉红色、暗红色或乌灰色，顶端可因细菌感染而溃烂，根部有蒂，触之易出血。镜下观，鳞状上皮增生呈现乳头状结构，典型者为细长的尖乳头。表皮角质层轻度增厚、角化不全。棘层肥厚，呈乳头瘤样增生，表皮浅层挖空细胞出现有助诊断。挖空细胞较正常细胞大，胞质空泡状，细胞边缘常残存带状胞质。核大居中，可见双核或多核（图 25-16）。尖锐湿疣可长得很大，称为巨大型尖锐湿疣，临床表现颇似鳞状细胞癌，具有组织破坏性，但在病理组织学上仍为良性。

二、淋　　病

淋病（gonorrhea）是指由淋球菌引起的急性化脓性炎。该病是最常见的性病，多发于 15～30 岁年龄组。

1. 病因　淋球菌为革兰阴性菌，成人几乎全部通过性交传染。此外，污染的衣裤、被褥、毛巾、寝具等也可传染。男女皆可发病，以男性多见。

2. 病理变化及临床病理联系　基本病理改变为化脓性炎。急性期的主要表现为急性尿道炎。肉眼见，尿道口及其周围黏膜充血、水肿，附有黏液或脓性分泌物，严重时尿道黏膜自尿道口外翻，龟头、包皮发生破溃、糜烂。镜检见，尿道黏膜下充血、水肿及大量中性粒细胞浸润。若炎症蔓延，可引起尿道球腺炎、前列腺炎。感染若经输精管逆行可引起精囊炎、附睾炎，造成不育。

急性期淋病，有脓尿、尿痛、尿频、尿急等症状，全身则有发热、白细胞增高等表现。急性淋病若治疗不彻底可转变成慢性。慢性淋病性尿道炎，由于结缔组织增生，逐渐形成瘢痕，造成尿道狭窄，因而出现排尿困难，甚至出现尿潴留或并发尿道瘘。

母婴传播可引起新生儿淋病性结膜炎，重者可引起角膜溃疡甚至失明。淋球菌还可侵入血液造成淋球菌性败血症，并发淋球菌性皮疹、腱鞘炎、关节炎、心内膜炎、脑膜炎等。

三、梅 毒

梅毒（syphilis）是梅毒螺旋体引起的一种慢性传染病，通常通过性交传播。病原体由皮肤或黏膜侵入人体，引起灶性闭塞性动脉内膜炎、小血管周围炎及树胶样肿（gumma）。本病流行于世界各地，我国解放后经积极防治基本消灭了梅毒，但近年来又有新的病例发现，尤其在沿海城市有流行趋势。

1.病因及发病机制　病原体为梅毒螺旋体（苍白密螺旋体），传染源为梅毒患者，传播途径95%以上经性交传播，少数可经输血、接吻、母婴垂直传播（先天性梅毒）等方式传播。

梅毒螺旋体从破损处进入机体后，先侵入皮肤淋巴管附近的淋巴结，后经血循环播散全身。机体对病原体产生细胞免疫和体液免疫，免疫力的强弱决定疾病的痊愈、隐伏或加重。晚期可导致树胶样肿的形成。

2.病理变化及临床病理联系　基本病理改变为闭塞性动脉内膜炎、小血管周围炎和梅毒树胶样肿，浆细胞浸润是其特点之一。分为先天性和后天性梅毒两种。

（1）后天性梅毒：分为3期。Ⅰ、Ⅱ期为早期，传染性强；Ⅲ为晚期，常累及内脏。

Ⅰ期梅毒：病原体侵入人体后3周左右发生。侵入部位发生炎症反应，形成下疳。下疳常为单个，直径约1cm，表面可发生糜烂或溃疡，基底洁净，边缘稍隆起，质硬，又称硬下疳（图25-17），多见于冠状沟、龟头、子宫颈、阴唇等外生殖器部位。镜下观，溃疡底部可见闭塞性小动脉内膜炎和血管周围炎。下疳出现后1～2周，局部淋巴结肿大，无痛、质硬，下疳经1个月左右多自然消退，局部肿大淋巴结也消退。临床上处于无症状的潜伏状态，但体内病菌仍然继续繁殖。

Ⅱ期梅毒：常发生于下疳消退后3～4周，体内病原体又大量繁殖并进入血循环，主要引起全身皮肤、黏膜广泛的梅毒疹和全身淋巴结肿大。镜下为增生性动脉内膜炎和血管周围炎，病灶内易查见病原体。故此期梅毒传染性大。梅毒疹几周后可自行消退。

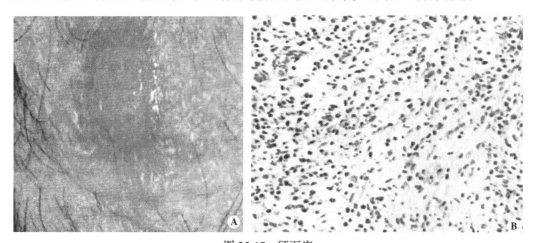

图 25-17　硬下疳

A.外阴硬下疳；B.淋巴细胞，浆细胞浸润，血管炎

Ⅲ期梅毒：常发生于感染后4～5年，可侵犯任何内脏组织和器官，特别是心血管

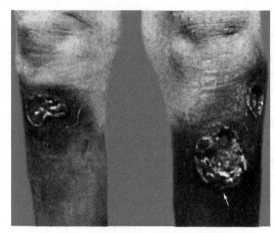

图 25-18　Ⅲ期梅毒树胶样肿（肉眼观）
下肢胫前上段皮肤组织坏死，溃疡形成，质韧、有弹性，状如树胶

和中枢神经系统。病变主要为树胶样肿形成（图 25-18），呈灰白色，大小不一，小者仅见于镜下，大者达数厘米。镜下似结核结节，中央为凝固性坏死，但坏死不彻底，周围有多量淋巴细胞和浆细胞浸润，上皮样细胞和朗汉斯巨细胞较少，外围以致密的纤维组织包裹。后期树胶样肿发生纤维化，瘢痕收缩，可引起器官变形和功能障碍。

（2）先天性梅毒：根据被感染胎儿发病的早晚分为早发性和晚发性。①早发性先天性梅毒：指胎儿或幼儿期发病的先天性梅毒。病原体在胎儿和胎盘中大量繁殖，可引起死胎、晚期流产或早产。皮肤和黏膜可见广泛的大疱、大片剥脱性皮炎及多种梅毒疹；内脏病变表现为淋巴细胞和浆细胞浸润，动脉内膜炎，间质弥漫性纤维组织增生和发育不良等。肺呈弥漫性纤维化，间质血管床减少而呈灰白色，称为白色肺炎。肝、脾、胰等脏器也有类似病变。长骨骺板有梅毒肉芽肿形成，从而破坏软骨骨化过程。②晚发性先天性梅毒：患儿发育不良、智力低下，可引起间质性角膜炎、神经性耳聋及楔形门齿，并有骨膜炎及马鞍鼻等。

四、艾　滋　病

艾滋病是由人类免疫缺陷病毒（human immunodeficiency virus，HIV）感染引起的一种获得性免疫缺陷综合征（acquired immunodeficiency syndrome，AIDS）。AIDS 潜伏期长，从 HIV 感染到出现症状要 5 年甚至更长的时间。死亡率几乎 100%。由于 HIV 感染的检测仅限于高危人群，因此全球 HIV 感染人数应为报告人数的 2～3 倍。

1. 病因及发病机制　人类免疫缺陷病毒（HIV），病毒由皮肤破口或黏膜进入人体血液，主要攻击和破坏的细胞是辅助性T细胞，病毒对辅助性T细胞有亲和力，穿入该细胞后可使其破裂、溶解、消失，从而使机体的辅助性 T 细胞减少，致使细胞免疫功能缺陷，易于发生条件致病菌感染及恶性肿瘤。此外，HIV 具有嗜神经性，可侵犯神经系统，感染脑和脊髓，出现神经系统症状。

2. 病理变化

（1）淋巴组织的变化：淋巴结皮质及副皮质区的淋巴细胞明显减少，小血管增生，生发中心零碎分割，伴浆细胞浸润。晚期的淋巴结，呈现出一片荒芜，淋巴细胞几乎消失殆尽。脾、胸腺、回肠、骨髓中淋巴细胞减少甚至仅见组织支架。

（2）继发性感染：表现为多发性条件致病性感染，感染范围广泛，可累及各器官，其中以中枢神经系统、肺、消化道继发感染最常见。病原体种类有病毒、细菌、霉菌、原虫等。一般常有两种以上病原体同时感染。

（3）恶性肿瘤：本病常伴有卡波济（Kaposi）肉瘤（图 25-19），该肿瘤起源于血管内皮，广泛累及内脏，以下肢易见。

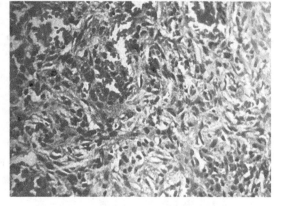

图 25-19　Kaposi 肉瘤（镜下观）
瘤细胞呈梭形，围成裂隙样毛细血管，腔内有红细胞

肉眼观，呈暗蓝色或紫棕色结节。镜下观，成片的由梭形细胞构成的毛细血管样腔隙，其中有红细胞。少数患者还可伴有霍奇金淋巴瘤和脑原发性淋巴瘤等。

3.临床病理联系 ①肺部感染：主要为卡氏肺孢子虫感染，约占80%，患者有发热、咳嗽、呼吸困难等呼吸系统症状。②脑膜炎症状：头痛、呕吐、意识障碍、抽搐等。③消化系统症状：常为隐孢子虫引起的慢性肠炎，表现为腹痛、腹泻、里急后重、脓血便等。④其他症状：病程后期患者持续发热、消瘦、乏力等，伴明显条件致病性感染及恶性肿瘤。

（秦 皓）

目 标 检 测

1.名词解释 结核结节、原发综合征、伤寒肉芽肿、噬神经细胞现象。

2.简述继发性肺结核类型。

3.简述伤寒的发病机制。

4.病例讨论

（1）患者男，13岁。呕吐、发热10天，嗜睡4天。其父亲患肺结核病多年。X线胸片示双肺弥漫粟粒大小结节，右上肺下部近胸膜处有一直径1.5cm灰白圆形结节病灶，纵隔增宽，肺门淋巴结增大。可见肺原发灶和肺门呈哑铃状阴影。

问题：该患儿所患疾病？诊断依据？病变特点？

（2）患儿男，5岁。10天前出现发热、腹痛、腹泻、稀便混有黏液，近2天来排脓血便，伴里急后重，体温高达40℃。在当地医院先后用抗生素治疗8天，疗效不佳。近2天病情加重，高热不退，来本院就诊。入院查体：体温38℃，神志清，精神差，急性病容，腹平软，左下腹压痛，肠鸣音亢进。

粪便检查：黏液（++），白细胞（+++），红细胞（+++）。粪便培养：痢疾杆菌（+）。

问题：该患者所患哪种疾病？病因是什么？传播途径是什么？

（3）患者男，34岁，偶然发现阴茎冠状沟散在小而尖的乳头状突起，逐渐增大、增多，融合形成较软、粉红色鸡冠状团块。曾有嫖娼行为。经医院检查，诊断为尖锐湿疣。

问题：什么是尖锐湿疣？其病因和发病机制是什么？

第26章 寄生虫病

学习要求

掌握肠阿米巴病、血吸虫病的病因和发病机制；理解病理变化；了解主要脏器的病理变化及结局。

寄生虫病（parasitosis）是以寄生虫为病原体引起的在人与动物之间传播的疾病。传播受到生物因素、自然因素和社会因素的影响。具有地理分布的区域性、明显的季节性和人畜共患的自然疫源性等特点。寄生虫病可分为急性和慢性，多数呈慢性经过。部分宿主感染寄生虫后可以不表现症状，称隐性感染或带虫者。本章主要介绍阿米巴病、血吸虫病。

第1节 阿米巴病

阿米巴病（amoebiasis）是由溶组织内阿米巴原虫感染引起的一种寄生虫病。病原体可经血液或直接侵袭肝、肺、脑等处，引起相应的阿米巴病。病变主要累及结肠，引起肠阿米巴病。农村多于城市，儿童多于成年，男性多于女性。本节主要介绍肠阿米巴病。

肠阿米巴病（intestinal amoebiasis）是溶组织内阿米巴原虫侵犯结肠并引起的病变。因临床上常出现腹痛、腹泻和里急后重等痢疾症状，故也称肠阿米巴痢疾。

一、病因及发病机制

阿米巴在其生长过程中有滋养体和包囊两种形态。滋养体为致病型，可被胃酸杀死，不能引起传染。包囊为传染型，随食物入胃后能抵抗胃酸的消化，在小肠下段碱性消化液的作用下，虫体脱囊而出，形成滋养体。当机体抵抗力降低时，滋养体凭借其伪足和酶的水解作用，侵入肠壁并大量繁殖引起病变。如肠壁内滋养体侵入血流，则引起肠外阿米巴病。

其发病机制与下列因素有关：①阿米巴产生肠毒素损伤肠黏膜；②滋养体表面的伪足附着、破坏组织并吞噬和降解已破坏的细胞。

二、病 理 变 化

肠阿米巴病变主要发生在盲肠、升结肠，其次为乙状结肠和直肠。病理变化主要是肠壁组织液化性坏死，形成口小底大的烧瓶状溃疡。

1.急性期　肉眼观，早期肠黏膜表面有散在分布的点状坏死或表浅溃疡（图26-1），随着病变的进展，阿米巴穿过黏膜肌层到达黏膜下层并向四周蔓延，引起更广泛的组织坏死，形成烧瓶状的溃疡，边缘呈潜行性，对本病具有诊断意义（图26-2），甚至相邻溃疡相互沟通形成黏膜下隧道，其表面黏膜大块坏死脱落形成巨大溃疡，可引起肠出血、肠穿孔。镜下观，坏死组织周围有少量的淋巴细胞和浆细胞浸润，在与正常组织交界处可找到阿米巴滋养体（图26-3）。

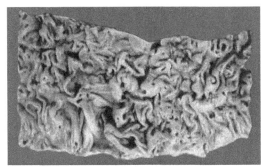

图 26-1　结肠急性阿米巴痢疾（肉眼观）

肠黏膜上可见许多散在分布、大小不等的圆形溃疡，边缘略隆起

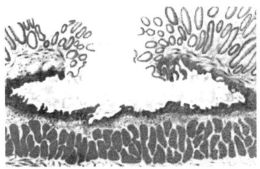

图 26-2　肠阿米巴病（镜下图）

结肠黏膜内可见口小底大的潜行性溃疡形成，液化性坏死

2.慢性期　病变复杂，部分溃疡愈合，部分溃疡扩大，肠壁纤维组织增生及肠黏膜息肉形成，使肠壁增厚、变硬，肠腔狭窄。

三、临床病理联系

阿米巴病急性期，因肠壁受炎症刺激蠕动增强、黏液分泌增多，患者可出现腹痛、腹泻，大便呈果酱样，有腥臭味。如阿米巴侵入血流，可发生肠外阿米巴病，如阿米巴性肝脓肿、肺脓肿、脑脓肿。

细菌性痢疾与阿米巴痢疾的鉴别（表 26-1）。

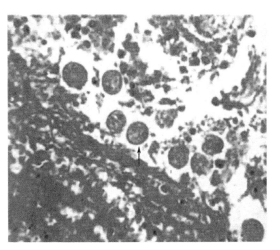

图 26-3　结肠阿米巴病（镜下图）

肠黏膜发生液化、坏死、溃疡边缘部见阿米巴滋养体

表 26-1　细菌性痢疾与阿米巴痢疾的鉴别

类别	细菌性痢疾	阿米巴痢疾
病原体	志贺菌属	溶组织内阿米巴
发病部位	乙状结肠、直肠	盲肠、升结肠
病理变化	纤维素性炎，溃疡较浅，大小不一	液化性坏死，溃疡较深，烧瓶状
临床表现	毒血症、腹痛、里急后重	毒血症、腹痛、里急后重不明显
大便检查	量少，黏液脓血便	量多，棕红色、腥臭味

四、结局及并发症

肠阿米巴病的并发症有肠穿孔、肠出血、肠腔狭窄、阑尾炎及阿米巴肛瘘等，亦可引起肝、肺、脑等肠外器官的病变。肠出血较常见，多因病变破坏肠壁小血管所致，大血管被破坏导致大出血者则很少见。肠穿孔亦较少见，而且因本病病变发展较缓，在穿孔前溃疡底的浆膜层常与邻近组织粘连，故穿孔时仅形成局限性脓肿，很少引起弥漫性腹膜炎。

第2节 血吸虫病

血吸虫病（schistosomiasis）是由于血吸虫寄生于人体引起的寄生虫病。

一、病因及发病机制

在我国血吸虫病是由日本血吸虫引起，当人体接触疫水时，尾蚴钻入人体渐变为童虫，童虫随静脉或淋巴管进入血液循环，分布到全身，引起病变。发病机制为：尾蚴分泌毒素及死后崩解物的刺激，成虫对寄生部位的机械性刺激及其代谢物引起的免疫性损害，虫卵也可以引起免疫性损害。

二、病理变化

尾蚴引起的病变为真皮过敏性炎症，表现为皮肤红色小丘疹，镜下真皮毛细血管充血、出血、炎细胞浸润。童虫引起的病变为血管炎及血管周围炎。成虫可引起静脉内膜炎及静脉周围炎。本病的主要病变是虫卵沉积在结肠壁和肝内形成急、慢性虫卵结节。

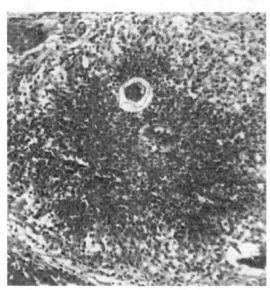

图 26-4 嗜酸性脓肿（镜下观）

结节中央有数个成熟的虫卵，周围大量嗜酸性粒细胞浸润

（1）急性虫卵结节：肉眼观，呈灰黄色、颗粒状，直径 0.5～4mm 大小。镜下观，结节中央可见多个成熟的虫卵，卵壳薄，有折光性，表面附有放射状嗜酸性棒状体。虫卵周围可见大量嗜酸性粒细胞聚集并发生坏死，形成嗜酸性脓肿（图 26-4）。病灶中可见菱形或多面形有折光性的蛋白性晶体，由嗜酸性粒细胞的嗜酸性颗粒互相融合而成，即夏科 - 雷登（Charcot-Leyden）结晶。随后毛蚴死亡，脓肿周围出现肉芽组织增生，并有大量的嗜酸性粒细胞及少量淋巴细胞、巨噬细胞浸润。随着病变的发展，巨噬细胞逐渐代替嗜酸性粒细胞，并出现向结节中央呈放射状排列的类上皮细胞，构成晚期急性虫卵结节。

（2）慢性虫卵结节：在晚期急性虫卵结节的基础上，结节内的坏死物被吸收，虫卵破裂或钙化，周围类上皮细胞增生并出现异物巨细胞，周围有淋巴细胞浸润，其形态类似结核结节。最终，结节内纤维组织增生并逐渐纤维化，其中死亡钙化的虫卵可长期存留，成为病理学上诊断血吸虫病的依据。

三、临床病理联系

1. 结肠病变 主要累及直肠和乙状结肠，临床上可出现腹痛、腹泻、便血等症状。晚期肠壁增厚变硬，部分黏膜呈息肉状增生，少数病例可并发管状或绒毛状腺瘤甚至癌变。

2. 肝 虫卵随血流侵入肝脏，可致血吸虫性肝硬化。

3. 脾 成虫代谢产物刺激单核 - 巨噬细胞系统，加之肝硬化门脉高压，可致脾大、脾功能亢进。

4.肺　大量虫卵沉积于肺时，形成虫卵结节，周围伴有炎症反应。见于严重感染的早期病例。

（秦　皓）

目 标 检 测

1.名词解释　阿米巴肿、嗜酸性脓肿
2.简述阿米巴病、血吸虫病的病理变化及临床病理联系。
3.病例讨论

患者男性，29 岁，因右下腹疼痛、腹泻、低热 7 天就诊。大便呈果酱样、腥臭。粪便检查：红细胞（++），白细胞（+），查见阿米巴滋养体。

问题：患者所患哪种疾病？主要病理变化是什么？常见并发症是什么？

步宏 . 2012. 病理学与病理生理学 . 第 3 版 . 北京：人民卫生出版社

陈杰 . 2008. 病理学 . 北京：人民卫生出版社

陈命家，丁运良 . 2014. 病理学与病理生理学 . 北京：人民卫生出版社

丁运良 . 2009. 病理学 . 西安：第四军医大学出版社

丁运良 . 2010. 病理学 . 第 2 版 . 北京：人民卫生出版社

丁运良 . 2010. 病理学实验教程 . 西安：世界图书出版有限公司

丁运良 . 2010. 病理学学习指导 . 北京：人民卫生出版社

丁运良 . 2013. 病理学与病理生理学 . 上海：第二军医大学出版社

丁运良 . 2014. 病理学与病理生理学 . 北京：中国科学技术出版社

丁运良 . 2014. 病理学与病理生理学 . 第 3 版 . 北京：高等教育出版社

丁运良 . 2014. 病理学与病理生理学 . 南京：江苏科学技术出版社

丁运良、高冰 . 2015. 病理学 . 北京：人民卫生出版社

金惠铭 . 2010. 病理生理学 . 第 7 版 . 北京：人民卫生出版社

李玉林 . 2013. 病理学 . 第 8 版 . 北京：人民卫生出版社

刘彤华 . 2006. 诊断病理学 . 第 2 版 . 北京：人民卫生出版社

王斌，陈命家 . 2014. 病理学与病理生理学 . 第 7 版 . 北京：人民卫生出版社

王恩华 . 2008. 病理学 . 北京：高等教育出版社

王庸晋 . 2014. 内科学 . 第 7 版 . 北京：人民卫生出版社

张学斌 . 2008. 病理科手册 . 北京：人民卫生出版社

《病理学与病理生理学》教学基本要求

一、课程性质和任务

病理学是研究人体疾病的发生原因、发病机制、病理变化、经过和转归的科学，属医学基础学科，也是基础医学与临床医学之间的联系桥梁。

病理学的内容包括基本病理过程及其发生发展的基本规律和各系统常见病、多发病的特殊规律。其主要任务是根据培养目标的要求，使学生获得本学科的基本知识、基本理论和基本技能，为后续专业课的学习和临床疾病的诊治提供必要的理论基础。

病理学根据研究的侧重不同，可分为病理解剖学和病理生理学两门分支学科。前者着重研究疾病过程中机体在形态结构方面的变化，并进一步分为总论（共性）和各论（个性）两部分；后者则主要研究疾病过程中机体在功能、代谢方面的变化。

二、课程教学目标

（一）知识教学目标

1.熟练掌握疾病过程中共同的基本病理变化。

2.熟练掌握各系统、器官疾病的病理变化。

3.熟练掌握疾病过程中机体的功能、代谢变化。

4.掌握临床病理联系。

5.熟悉疾病发生的原因。

6.了解疾病发生的机制与结局。

（二）能力培养目标

1.能辨认常见疾病的肉眼病理变化。

2.能初步辨认疾病的镜下病理变化。

3.初步掌握病理学的基本操作技能。

4.具有运用病理学的理论知识分析、解释和解决临床问题的能力。

（三）思想教育目标

1.通过正确认识疾病过程中细胞、组织和器官形态结构、功能和代谢的变化，培养辨证唯物主义世界观。

2.通过对疾病现象的认识，树立珍视生命、关爱患者、爱岗敬业的职业观。

3.具有良好的职业道德修养、人际沟通能力和团结协作精神。

4.具有严谨的学习态度、实事求是的科学态度和敢于创新的精神。

三、教学内容与要求

教学内容	了解	理解	掌握	教学内容	了解	理解	掌握
绪论				第3节　栓塞			
一、病理学与病理生理学的教学内容	√			一、栓子的运行途径		√	
二、病理学与病理生理学在医学中的地位		√		二、栓塞的类型及对机体的影响			√
三、病理学与病理生理学的主要研究方法			√	第4节　梗死			
四、病理学与病理生理学的学习方法	√			一、梗死形成的原因和条件	√		
五、病理学与病理生理学的发展简史	√			二、梗死的类型及病变		√	
第1章　疾病概论				三、梗死对机体的影响和结局			√
一、健康、亚健康和疾病			√	第4章　水、电解质代谢紊乱			
二、病因学	√			第1节　水、钠代谢紊乱			
三、发病学		√		一、脱水			√
四、疾病的经过			√	二、高容量性低钠血症(水中毒)		√	
第2章　细胞、组织的适应、损伤与修复				三、高容量性高钠血症(盐中毒)	√		
第1节　细胞、组织的适应				第2节　钾代谢紊乱			
一、萎缩			√	一、低钾血症		√	
二、肥大		√		二、高钾血症			√
三、增生		√		第3节　镁代谢紊乱			
四、化生	√			一、低镁血症	√		
第2节　细胞、组织的损伤				二、高镁血症	√		
一、变性		√		第5章　水肿			
二、细胞死亡			√	一、水肿的原因及发生机制		√	
第3节　损伤的修复				二、水肿的特点及对机体的影响			√
一、再生		√		三、常见水肿的类型及特点		√	
二、肉芽组织			√	第6章　炎症	√		
三、创伤愈合		√		第1节　炎症的原因			
第3章　局部血液循环障碍				第2节　炎症的基本病理变化			
第1节　充血和淤血				一、变质			√
一、充血		√		二、渗出			√
二、淤血			√	三、增生			
第2节　血栓形成				第3节　炎症的类型及病理变化特点			
一、血栓形成的条件及机制	√			一、炎症的临床类型		√	
二、血栓形成的过程、类型及血栓的形态		√		二、炎症的病理学类型及其特点		√	
三、血栓的结局		√		第4节　炎症的局部临床表现和全身反应			
四、血栓对机体的影响			√	一、局部临床表现			√
				二、全身反应			√
				第5节　炎症的结局和意义			

续表

教学内容	教学要求			教学内容	教学要求		
	了解	理解	掌握		了解	理解	掌握
一、炎症的结局			√	三、缺血-再灌注损伤时机体的功能及代谢变化		√	
二、炎症的意义	√			第14章　黄疸			
第7章　酸碱平衡紊乱				一、黄疸的类型、原因及发生机制	√		
一、反映酸碱平衡的常用指标及其意义	√			二、黄疸的皮肤表现及对机体的影响		√	
二、单纯型酸碱平衡紊乱			√	第15章　肿瘤			
三、混合型酸碱平衡紊乱		√		第1节　肿瘤的概念		√	
第8章　发热				第2节　肿瘤的基本特征			
一、发热的原因和发生机制		√		一、肿瘤的形态特征			√
二、机体功能和代谢变化			√	二、肿瘤细胞的代谢特点		√	
第9章　缺氧				三、肿瘤的生长与扩散			√
一、常用的血氧指标	√			四、肿瘤的复发		√	
二、缺氧类型、原因及特点		√		第3节　恶性肿瘤的病理分级和临床分期		√	
三、机体功能和代谢变化			√	第4节　肿瘤对机体的影响			
四、氧疗与氧中毒		√		一、局部影响		√	
第10章　休克				二、全身性影响		√	
一、休克的原因与分类		√		第5节　良性肿瘤与恶性肿瘤的区别			√
二、休克的发展过程及其发生机制			√	第6节　肿瘤的命名和分类			
三、休克时细胞代谢改变及器官功能障碍		√		一、肿瘤的命名		√	
四、临床病理联系		√		二、肿瘤的分类			√
第11章　弥散性血管内凝血				三、癌与肉瘤的区别		√	
一、原因和发生机制		√		第7节　癌前病变、上皮内瘤变、原位癌及早期浸润癌			
二、影响弥散性血管内凝血发生、发展的因素		√		一、癌前病变		√	
三、弥散性血管内凝血的分期和分型	√			二、上皮内瘤变		√	
四、弥散性血管内凝血的临床表现			√	三、原位癌及早期浸润癌			√
第12章　应激				第8节　肿瘤的病因及发病机制			
一、应激反应的基本表现	√			一、肿瘤发生的分子生物学基础			√
二、应激损伤与应激相关疾病		√		二、环境致癌因素及致癌机制	√		
第13章　缺血-再灌注损伤				三、影响肿瘤发生发展的内在因素	√		
一、缺血-再灌注损伤的原因和条件	√			第9节　肿瘤的预防原则			
二、缺血-再灌注损伤的发生机制		√		一、一级预防			
				二、二级预防			
				三、三级预防			

续表

教学内容	了解	理解	掌握	教学内容	了解	理解	掌握
第10节 常见肿瘤举例				三、心力衰竭的发生机制		✓	
一、上皮组织肿瘤		✓		四、机体的功能与代谢的变化			✓
二、间叶组织肿瘤		✓		五、心力衰竭的预防护理原则	✓		
三、其他组织肿瘤举例	✓			第18章 呼吸系统疾病			
第16章 心血管系统疾病				第1节 慢性阻塞性肺疾病			
第1节 动脉粥样硬化				一、慢性支气管炎			
一、病因和发病机制		✓		二、肺气肿			
二、病理变化			✓	三、支气管哮喘			
第2节 冠状动脉粥样硬化与冠心病				四、支气管扩张			
一、心绞痛			✓	第2节 肺炎			
二、心肌梗死			✓	一、细菌性肺炎			✓
三、心肌纤维化			✓	二、病毒性肺炎		✓	
四、冠状动脉性猝死				三、支原体肺炎	✓		
第3节 原发性高血压				第3节 肺硅沉着病			
一、病因及发病机制		✓		一、病因及发病机制	✓		
二、类型与病理变化		✓		二、病理变化		✓	
第4节 风湿病				三、分期及病变特征			✓
一、病因及发病机制		✓		四、并发症		✓	
二、基本病理变化			✓	第4节 慢性肺源性心脏病			
三、风湿性心脏病			✓	一、病因及发病机制			
四、其他组织器官病变		✓		二、病理变化			
第5节 感染性心内膜炎				三、临床病理联系			
一、急性感染性心内膜炎		✓		第5节 呼吸系统常见肿瘤			
二、亚急性感染性心内膜炎		✓		一、鼻咽癌			
第6节 心瓣膜病				二、肺癌			
一、二尖瓣狭窄		✓		第19章 呼吸衰竭			
二、二尖瓣关闭不全		✓		一、原因及发生机制	✓		
三、主动脉瓣狭窄		✓		二、主要的代谢功能变化		✓	
四、主动脉瓣关闭不全		✓		第20章 消化系统疾病			
第7节 心肌炎和心肌病				第1节 胃炎			
一、心肌炎				一、急性胃炎	✓		
二、心肌病				二、慢性胃炎		✓	
第17章 心力衰竭				第2节 消化性溃疡病			
一、原因、诱因及分类	✓			一、病因及发病机制	✓		
二、发生过程中机体的代偿反应		✓		二、病理变化		✓	
				三、临床病理联系			✓

教学内容	教学要求			教学内容	教学要求		
	了解	理解	掌握		了解	理解	掌握
四、结局及并发症			√	第23章　肾衰竭			
第3节　病毒性肝炎				第1节　急性肾衰竭			
一、病因及发病机制		√		一、原因及分类		√	
二、基本病变		√		二、发生机制		√	
三、临床病理类型			√	三、机体的功能代谢变化			√
第4节　肝硬化				第2节　慢性肾衰竭			
一、门脉性肝硬化			√	一、原因	√		
二、坏死后性肝硬化		√		二、发展过程及机制		√	
三、胆汁性肝硬化	√			三、机体的功能代谢变化			√
第5节　消化系统常见恶性肿瘤				第3节　尿毒症			
一、食管癌				一、尿毒症毒素		√	
二、胃癌				二、临床病理联系		√	
三、大肠癌				第24章　生殖系统疾病与乳腺疾病			
四、原发性肝癌				第1节　女性生殖系统疾病			
第21章　肝性脑病				一、慢性子宫颈炎		√	
一、原因及分类		√		二、子宫颈鳞状细胞癌	√		
二、发生机制			√	三、子宫内膜增生症			
三、肝性脑病的诱因	√			四、子宫内膜异位症		√	
第22章　泌尿系统疾病				五、妊娠滋养层细胞疾病			
第1节　肾小球肾炎				第2节　男性生殖系统疾病			
一、病因及发病机制	√			一、前列腺增生症	√		
二、基本病变		√		二、前列腺癌		√	
三、临床病理联系			√	第3节　乳腺疾病			
四、肾小球肾炎的分类		√		一、乳腺增生病	√		
第2节　肾盂肾炎				二、乳腺纤维腺瘤			
一、病因及发病机制	√			三、乳腺癌		√	
二、类型		√		第25章　传染病			
第3节　尿石症				第1节　结核病			
一、结石的类型				一、病因及发病机制	√		
二、结石形成的原因及发生机制				二、基本病理变化		√	
三、病理变化及对机体的影响				三、结核病基本病变的转化规律			√
第4节　泌尿系统常见肿瘤				四、肺结核病		√	
一、肾细胞癌				五、肺外结核病		√	
二、肾母细胞癌				第2节　伤寒			
三、膀胱移行细胞癌							

续表

教学内容	教学要求			教学内容	教学要求		
	了解	理解	掌握		了解	理解	掌握
一、病因及发病机制	√			三、梅毒		√	
二、病理变化		√		四、艾滋病			√
三、临床病理联系			√	第26章 寄生虫病			
四、结局及并发症		√		第1节 阿米巴病			
第3节 细菌性痢疾		√		一、病因及发病机制		√	
第4节 肠阿米巴病		√		二、病理变化		√	
第5节 血吸虫病		√		三、临床病理联系		√	
第4节 流行性脑脊髓膜炎		√		四、结局及并发症		√	
第5节 流行性乙型脑炎		√		第2节 血吸虫病			
第6节 流行性出血热		√		一、病因及发病机制		√	
第7节 常见性传播疾病				二、病理变化		√	
一、尖锐湿疣		√		三、临床病理联系		√	
二、淋病			√				

四、教学大纲说明

（一）适用对象与参考学时

本教学大纲主要供护理、助产等专业使用，也可供药学、医学检验技术、口腔工艺技术、医学影像技术等专业使用，总学时为72个，其中理论教学54学时，实践教学18学时。

（二）教学要求

1. 本课程对理论教学部分要求有熟练掌握、掌握、熟悉、了解四个层次。熟练掌握是指能灵活地综合运用知识和解决临床实际问题。掌握是指能深刻认识、分析知识的联系和区别。熟悉是指能够解释、领会概念的基本含义和理解知识的内容。了解是指能够简单理解、记忆的知识。

2. 本课程突出以培养能力为本位的教学理念，在实践技能方面分为熟练掌握和学会两个层次。熟练掌握是指能够独立娴熟地进行正确的实践技能操作。学会是指能够在教师指导下进行实践技能操作。

（三）教学建议

1. 在教学过程中要积极采用现代化教学手段和标本等，加强直观教学，充分发挥教师的主导作用和学生的主体作用。注重理论联系实际，并组织学生开展必要的临床案例讨论，以培养学生的思维能力，提高分析问题和解决问题的能力，同时加深学生对教学内容的理解和掌握。

2. 实践教学要充分利用教学资源，结合标本、切片、幻灯片、多媒体等，采用讲授、标本观察、案例讨论等教学形式，充分调动学生学习的积极性和主观能动性，强化学生动手能力和专业实践技能操作的训练。

3. 教学评价应通过课堂提问、实验报告、单元测试、案例讨论、实践考核、期末考试等多种形式，对学生进行学习能力、思维能力、实践能力和应用知识能力的综合考核，以期达到教学目标提出的各项要求。

4. 课时数按 18×4（教学周 × 周学时）计算为 72 学时，各章的课时分配见下表。各校可根据实际情况对教学内容进行取舍，学时分配也可做相应的调整。

学时分配建议（82 学时）

序号	教学内容	学时数		
		理论	实践	合计
	绪论	1		1
1	疾病概论	2		2
2	细胞、组织的适应、损伤与修复	3	2	5
3	局部血液循环障碍	3	2	5
4	水、电解质代谢紊乱	2	1	3
5	水肿	2		2
6	炎症	4	2	6
7	酸碱平衡紊乱	2		2
8	发热	2		2
9	缺氧	2		2
10	休克	2	1	3
11	弥散性血管内凝血	1		1
12	应激	1		1
13	缺血 - 再灌注损伤	1		1
14	黄疸	1		1
15	肿瘤	4	2	6
16	心血管系统疾病	4	2	6
17	心力衰竭	2		2
18	呼吸系统疾病	3	2	5
19	呼吸衰竭	2		2
20	消化系统疾病	4	2	6
21	肝性脑病	1		1
22	泌尿系统疾病	3	2	5
23	肾功能不全	2		2
24	生殖系统疾病与乳腺疾病	2	2	4
25	传染病	3	2	5
26	寄生虫病	1		1
	总计	60	22	82